生物医学工程学

主　编　常向荣　陈俊英

西南交通大学出版社
·成都·

图书在版编目（ＣＩＰ）数据

生物医学工程学 / 常向荣，陈俊英主编. —成都：
西南交通大学出版社，2019.11
ISBN 978-7-5643-7208-8

Ⅰ. ①生… Ⅱ. ①常… ②陈… Ⅲ. ①生物医学工程
－高等学校－教材 Ⅳ. ①R318

中国版本图书馆 CIP 数据核字（2019）第 243819 号

Shengwu Yixue Gongchengxue
生物医学工程学

主　编／常向荣　陈俊英

责任编辑／牛　君
助理编辑／赵永铭
封面设计／何东琳设计工作室

西南交通大学出版社出版发行

（四川省成都市金牛区二环路北一段 111 号西南交通大学创新大厦 21 楼　610031）
发行部电话：028-87600564　028-87600533
网址：http://www.xnjdcbs.com
印刷：成都中永印务有限责任公司

成品尺寸　185 mm×260 mm
印张　16.75　字数　415 千
版次　2019 年 11 月第 1 版　　印次　2019 年 11 月第 1 次

书号　ISBN 978-7-5643-7208-8
定价　42.00 元

课件咨询电话：028-81435775

前　言

生物医学工程学是运用自然科学和工程技术的原理和方法，研究人的生理、病理过程，揭示人体的生命现象，并从工程角度解决防病治病问题的一门综合性学科。我国科学家顾方舟在《中国生物医学工程的今天与明天》中写道："生物医学工程学是这样一门学科：它把人体各个层次上的生命过程看作是一个系统的状态变化的过程；把工程学的理论和方法与生物学、医学的理论和方法有机地结合起来去研究这类系统状态变化的规律，并在此基础上，应用各种工程技术手段，建立适宜的方法和装置，以最有效的途径，人为地控制这种变化，以达到预定的目标。"

20世纪50年代以来，随着电子学、材料学、工程力学、信息科学和电子计算机等多个学科的进步，并在医学和生物学领域广泛应用，生物医学工程学科才逐渐形成和发展起来。电子学的渗入使心电、脑电、心脏起搏器、B超等逐步应用于临床；与材料科学的结合，成功研制出如人工关节、人工心脏瓣膜、血管支架等人体功能辅助材料以及卫生保健材料；工程力学原理的应用，使人们能够定量研究人体力学性能、细胞流变特性等，不仅有助于对人体生理、病理过程的了解，而且还能为人工器官的设计和制造提供科学依据。

生物医学工程学涉及的专业基础知识内容繁多，包括物理学、化学、生物学、医学、数学、材料学、力学、信号处理、图像处理等。各高校生物医学工程专业偏重点不同。在有限的教学时数内，对教学内容进行合理取舍，相对全面地介绍生物医学工程基础的知识，可为学生进一步深入学习专业课程打下基础。编者结合近年来的教学和科研经验，最后完成了这本导论性质的书。

本书以生物医学工程学的基本原理、应用技术为主要内容。全书共8章，第1章绪论；第2章生物力学，主要包括骨力学、软组织力学、细胞流变学；第3章生物医用材料，主要从生物医用材料的界面关系、医用无机材料、高分子材料、金属材料的性能和医学应用进行阐述；第4章人工器官，包括人工关节、人工肺、心脏瓣膜与血管支架、组织工程人工器官等；第5章生物医学数学模型，包括经典数学模型、医学统计模型、模糊数学模型的医学应用；第6章生物医学传感器基础，从材料学角度分析各种传感器及其医学应用，包括敏感材料与传感器、生物传感器信号转换器等基本原理；第7章生物医学测量基础，包括人体自身的电、磁场的特性及应用，外加能量对人体的作用机理，常见的电与非电量测量方法；第8

章医学成像基础，概述了常规医学成像原理。本书用较大篇幅讲述了生物医学材料及相关技术的应用，同时兼顾生物医学工程专业其他学科方向。

西南交通大学生物医学工程系的老师在本书编写的过程中给予了支持和帮助，在此表达由衷的感谢。本书内容跨度大，虽经过多方努力，仍存在不足之处，恳请业内专家和广大读者不吝赐教。

编　者

2019 年 3 月

目　录

第1章 绪 论

生物医学工程学（Biomedical Engineering，BME）是包含多种技术并相互交叉融合的一门学科。它综合了生物学、医学与工程学的理论和方法，研究生命体的构造、功能、状态和变化，研究新材料、新技术、新仪器设备，用于防病、治病、保护人类健康和提高医学水平。其涉及科学领域广泛，除生物学、医学外，还有电子学、现代计算机技术、化学、高分子、力学、近代物理学、光学、放射学、精密机械等学科。纵观医学发展史，可以清楚地看到科学技术、工程的手段始终伴随并推动它的发展。工程师对跨学科的认识，并开展相关研究，将医学与工程学整合起来进行有机结合，极大地促进了生物医学工程学的发展。

1.1 生物医学工程学的发展历史

在整个人类对疾病与自身的探索过程中，人们不断尝试用工程技术方法服务于医学。相传古有"伏羲制九针"一说，现存较早的古籍《黄帝内经》首次记载了有关九针的论述，这是我国利用工程技术服务于人类的先例。16世纪，意大利医学家桑克托留斯（Sanctorius）把伽利略发明的温度计加以改良并用于医疗中，用它来测量病人的体温，作为诊断疾病的依据。1816年，法国名医雷奈克（Lenex）用一本薄笔记本卷成圆筒，发明了听诊器。1905年，俄国人尼古拉·特洛特科夫发明了裹臂式血压测量方法。

显微镜的发明和使用，大大扩充了人类的视野。17世纪，列文虎克（Lee Wenhock）发明了光学显微镜，推动解剖学向微观层次发展，使人们不但可以细致了解人体解剖结构，而且可以进一步观察研究其细胞形态结构的变化。随着光学显微镜的出现，医学领域相继诞生了细胞学、组织学、细胞病理学，从而将医学研究提高到细胞形态学水平。普通光学显微镜的分辨能力只能达到微米（μm）级水平，难以分辨病毒及细胞的超微细结构、核结构、DNA等大分子结构。20世纪60年代出现的电子显微镜，使人们能观察到纳米（nm）级的微小个体，研究细胞微结构。随着科学技术发展，扫描探针显微镜（Scanning Probe Microscope，SPM）的放大倍数可以达到10亿倍，可以直接观察物质的分子和原子，这就为人类对微观世界的进一步探索提供了有利的工具。

纵观人类医疗体系发展史，远古时期人们对疾病的认识与诊治往往借助于对神灵的礼拜与祷告，巫医利用巫术进行诊治。治病材料借助于植物或动物，这些治病术士或巫师们通过观察疾病的性质、凭借经验形成了原始医学。16世纪文艺复兴时期，开始了疾病测量时代，对人体的研究从经验或定性到定量。20世纪中期，信息技术、计算机、工程制造快速发展，使得医疗器械发展突飞猛进。工程学与医学交叉的重要历史事件如表 1.1 所示。

表 1.1　工程学与医学交叉的典型历史事件

时间	历史事件
1592 年	伽利略发明温度计、脉搏计
1676 年	列文虎克发现细菌等微生物
1894 年	荷兰生理学家爱因托芬发明心电描记仪
1895 年	德国物理学家伦琴发现 X 射线
1927 年	Drinker 发明呼吸机
1940 年	美国医师和生理学家安烈·考尔南德和迪金森·查理兹研制了右心导管，开创了右心导管术
1942 年	超声医学诊断仪在临床应用
1953 年	沃森和克里克发现脱氧核糖核酸（DNA）结构
1956 年	Anger 发明伽马照相机
1958 年	第一个人工心脏植入式心脏起搏器临床应用
1963 年	美国数学家 Cormack，将图像重建理论应用于放射医学，促进 CT 发明
1972 年	英国豪斯费尔德发明了 X 射线计算机断层扫描仪（X-CT）
20 世纪 80 年代	单光子发射性计算机断层成像（SPECT）
20 世纪 80 年代	正电子发射性断层成像（PET）
20 世纪 80 年代	磁共振成像快速发展
1997 年	伊索在比利时布鲁塞尔完成了第一例腹腔镜手术，成为 FDA 批准的第一个清创手术机器人
2012 年	谷歌公司发布一款 Google glass，可穿戴电子产品在接下来几年内大量出现
近年来	精准医疗：通过基因检测确诊疾病；利用基因技术研制针对基因修复的靶向药物进行治疗
近年来	人工智能：医疗机器人，智能药物开发，智能诊疗，智能影像识别，智能健康管理等

现如今，我们可以清楚地看到，科学技术的发展对医疗卫生行业产生了巨大影响。智慧医疗离人们的生活越来越近。基于科技基础上的移动医疗与可穿戴设备正深入人们的生活，将会成为未来就医新模式。这些先进医疗仪器、技术都是医学工程研究成果的应用，它们显著提高了临床医学诊断和治疗水平，有力地促进着医学科学的发展，并加速了医学科学的现代化。

1.2　什么是生物医学工程学

1.2.1　生物医学工程学的内涵

生物医学工程学可以描述为："综合运用现代自然科学和工程技术的原理、方法，从工程学的角度，在多种层次上研究生物体，特别是人体的结构、功能和其他生命现象，揭示和论证生命运动的规律，深化对生命系统的认识，提供防病、治病、人体功能辅助及卫生保健的人工材料、制品、装置和系统的新兴交叉学科。"几乎所有工程学科和基础学科都可以与生物医学相互结合，用以研究人类生理学、组织与器官的病理学，提供治疗与预防的最佳手段。

生物医学工程的主要任务是以临床医学为对象，以数、理、化、生等学科为基础，融材料、电子、机械、化工、计算机信息、力学为一体，为临床诊断、治疗和预防疾病做出巨大的贡献。生物医学工程学从理论研究到创新应用，其工作包括了研究、开发、实现和运行。生物医学工程师有一个重要作用，就是发现医疗保健系统中目前还存在哪些可用现有工程技术解决的问题和需求。生物医学工程专业主要培养三类人才：医疗保健系统的临床工程师；工业界的生物医学设计工程师；研究型科学家。临床工程师和设计工程师是"解题人"，他们为医学工作人员提出的问题提供知识和技术服务。生物医学工程设计工程师通过考察生物学和医学某些前沿领域问题，自己寻找和确定先进技术可以发挥作用的地方，自己提出问题，然后解决问题，并开发出完备的产品服务于人类，则称为"技术企业家"。生物医学工程师必须熟练掌握工程技术专业知识，同时学到足够多的生物医学基础知识。生物医学工程基础的学习将为你今后的研究做铺垫。

1.2.2 生物医学工程学的研究领域和基本任务

1.2.2.1 生物医学工程学的主要研究领域

生物医学工程和其他工业领域一样，很难用单一学科专业完成研究工作，根据目前国内外生物医学工程学研究发展趋势，大致可归纳为以下几个研究领域。

1. 医学测量

医学测量包括生物电测量和非电量测量。生物电测量需要用到各种电极，主要有心电、脑电、眼电、肌电、胃电等。非电量需要用各种传感器，先将各物理量转换为电量，然后进行信号处理。主要有声、振动的测量；流量、流速的测量；位移、压力测量；化学、生物化学测量；放射线测量；超声测量；生物磁测量；高、低温度测量等。信号通过传感器转换为电信号，利用高共模抑制比的采集装置，将信息放大处理、显示，以服务于医生。

2. 医学信息、传递和处理

医学信息学是对生物医学信息、数据和知识存储、检索并有效利用，并在卫生管理、临床掌控和知识分析过程中做出决策和解决问题的学科。主要任务是借助于医学科学研究中获得的知识，开发和评估有关获取、处理和解释病人数据的方法和系统。应用领域主要包括电子病例、生物信号分析、临床支持系统、医学决策系统、医院信息管理系统、卫生信息资源、图像识别和处理、生物医学数据的处理和传递等。

3. 功能辅助和修复

功能辅助和修复包括人工器官、智能假肢、感官辅助装置、器官保存以及人体各系统模拟装置等。主要研究模拟人体器官的结构和功能，用人工材料和电子技术制成部分或全部替代人体自然器官的机械装置和电子装置，当人体器官病损而用常规方法不能医治时，使用人工制造的器官来取代或部分取代病损的自然器官，补偿或修复或辅助其功能。

4. 生物刺激及治疗

生物刺激及治疗设备包括电磁场治疗仪器，心脏起搏器、心脏除颤仪，紫外线、可见光、红外线治疗仪器，超声治疗仪器，放射线治疗仪器，激光及等离子体治疗仪器，高温、低温治疗设备，高压氧治疗设备，水疗设备，负离子发生器，以及各种康复治疗设备等。

5. 生物医学材料与器件

生物医学材料和器件包括自然生物材料、医用高分子材料、医用金属材料、医用非金属材料，及其制品等。生物材料是研制人工器官及一些重要医疗技术的物质基础，每一种新型生物材料的发现都会引起人工器官及医疗技术的飞跃。

6. 医疗器械及装置

医疗器械和装置主要覆盖了医用电子仪器（心电图仪、脑电图仪、多参数监护仪等）、临床检验类仪器、医学成像设备（X射线成像、B型超声影像学、磁共振成像、放射性核素成像、红外出成像等）、康复工程等医疗仪器或装置。

1.2.2.2 生物医学工程学的基本任务及层次

生物医学工程学的基本任务是运用工程技术手段，研究和解决生物学和医学中的有关问题。首先需要完成对生命的探讨，而生命的活动可分为若干层次。作为生物医学工程学研究的主体，人体更是一个多层次的庞大系统。从微观上看，有分子层次、细胞层次；从宏观来看，有整体、群体以至于环境；在二者之间，有组织层次、器官层次、系统层次等。因此，概括地说，可以将生物医学工程学分为三个层次，即整体层次、器官与组织层次以及微观层次。

在整体层次上，可将人体与周围的环境看作一个整体。主要研究有人体与外界环境的热量交换、质量交换、动量交换（即力学的作用），有声、光、电、热、味的信息交换，有环境对于人体的作用，有人与生活环境及工作环境的相互关系，有人对于环境的能动作用等。

器官和组织层次是目前生物医学工程的主要对象与研究主体。生物医学工程的主要内容，如生物力学、生物材料、生物信号、人工器官、控制、建模、康复、组织工程等都发生在这一层次。

在微观层次上，是指细胞和细胞以下如分子、大分子等为对象的生物医学工程研究内容。细胞生物力学、分子生物力学、组织工程等可划入这一范畴。

1.2.3 生物医学工程学的特点

（1）生物医学工程学具有新兴、综合、交叉与边缘科学的特点。

说它新兴，是因为它在近几十年才从医学中独立出来，形成一门独立学科。当代高新科技的飞速发展，为它提供了强有力的理论与实践基础。特别是它的发展结合了生命科学、信息科学、能源科学、电子学、当代力学、环境科学以及当代工程学。例如，致力于生物传感器开发的生物医学工程师可能会与开发假肢的工程师联合，以便研究检测和利用生物电信号驱动假肢的方法。再比如致力于临床生化检验自动化的工程师也许会与那些开发专家系统的工程师合作，以便设计专家系统，辅助临床检验医生根据检验结果做出诊断。这也体现了新兴、综合、交叉的边缘学科特点。

（2）医学和其他学科的发展互为动力。

生物医学工程学一方面为医学、生物学提供技术设备，另一方面又为医学和生物学的发展开辟新路。例如，人工心脏瓣膜的成功研制，把风湿性心脏病的治疗提高到一个新的高度，每年挽救了数以万计的人的生命；人工关节用于置换、修复、替代失掉功能的天然关节，使每年数以百万计的人免于残缺；膜式人工肺的开发，不仅使心胸手术得以进行，而且使得体外呼吸辅助和体外循环成为可能。医学的高速发展也向工程学提出了新的要求，为工程学不断开创新的课题，促进了科学技术新方法、新理论的出现。

（3）生物医学工程是社会效益与经济效益的综合。

医学是一门公益事业，其重在社会效益。而工程的目的，就是以最低的成本最有效地解决问题。生物医学工程则是二者必然的结合。生物医学工程领域是各国竞相发展的高科技领域。

1.3　生物医学工程学的主要研究内容

生物学是研究生命现象的科学；医学是解决人类防病治病，保护人民健康的科学；工程技术是研究创造新材料、新工艺、新技术、新仪器设备的科学。

从目前发展来看生物医学工程学学科分类有两种趋势。

一是以应用范畴为依据的学科分类，可分为医学工程（Medical Engineering）、临床工程（Clinical Engineering）、康复工程（Rehabilitation）、环卫工程（Environmental Engineering）、中医工程（the Engineering of Chinese Traditional Medicine）。

二是以学科专业为依据的学科分类，大致可分为生物力学（Biomechanics）、医用材料（或生物材料 Biomaterial）、人工器官（Artificial Organs）、生物信息（Bioinformation）、生物控制（Biocybernetic）、生物传感器（Biosensors）、生物反馈（Biofeedback）、生物能量与质量传递（Bioenergy and Mass Transfer）、医学电子（Medical Electronics）、医学仪器及装备（Medical device & Instrument）、人工智能（Artificial Intelligence）、医用超声（Medicical Ultrasound）、医用激光（Medical Laser）、辐照医学（Medical Radiation）、核医学（Nuclear Medicine）、医学图像处理（Medical Image Processing）以及医学物理（Medical Physics）等。

1. 生物力学

生物力学是研究生物体与力学关系的学科。生物力学在 20 世纪 60 年代才作为一门独立的学科兴起，然而人们对生命过程和生物医学中的力学问题的关注和研究却有很长的历史了。生物力学包括的内容非常广泛，涉及生物分子、细胞、组织、器官、系统、生物个体、个体与环境、生物群体甚至生物体与整个宇宙的关系及运动。所以当前生物力学可分为分子生物力学、细胞生物力学、组织生物力学、器官力学、系统力学、人与环境生物力学、生物流体力学等。

骨、牙和其他硬组织生物力学的发展，已提供了丰富的生物体运动及受力的知识；循环流体力学和呼吸力学大大地推动了心血管系统和呼吸系统的研究与疾病诊疗；体内各部分之间、体内与体外的动量、热量和质量的传递，已为新陈代谢等生理过程提供了定量的解释，为疾病的治疗和组织及器官的替代物奠定了基础；细胞力学的建立，使生物力学向微观发展，从细胞、分子水平上揭示生命体的运动规律；人工器官的力学研究，为进一步发展更高级的人工替代物奠定了理论基础；此外，生物力学在循环系统的动力学原理，心脑血管疾病防治、人工心脑瓣膜、人工关节、细胞应力与生长及组织工程等方面也取得较大成果；随着生物材料的发展，材料本身的力学特性以及材料在生物体内的力学性能，也成为生物力学的重要研究领域。

2. 生物材料学

生物材料学研究的对象是用于治疗、诊断和替代生命体的组织与器官的全部或部分功能，目前生物材料已成功地应用于人工骨与关节，医用导管、人工肾、人工心脏瓣膜、人工植入物（如血管类），齿科材料，药物释放载体等。常用材料有生物陶瓷、记忆合金、骨水泥、高分子中空纤维、聚氨酯、硅橡胶、生物梯度材料、生物降解材料、细胞与人造材料结合的杂化材料（组织工程活性材料）等。除了人工材料以外，也可以是天然的，如胶原、甲壳素等，或者是这些天然材料与人工材料相结合的材料，还可以是有生命的生物活性分子、细胞，或是活体组织与无生命功能材料（或杂化材料），或组织工程材料。

生物材料学研究涉及无机化学、有机化学、高分子化学、无机材料学、有机材料学、高分子材料学、金属材料学、生理解剖学、病理学、医药学、内外科学等。

3. 组织工程学

20世纪80年代末期发展起来的组织工程学，是应用生命科学和工程学原理和方法去认识动物的正常和病态组织结构与功能的关系，设计、构造、改良、培育、保养活组织，研制生物替代物，用以修复和重建器官的结构，维持与改善组织器官的一门新兴边缘学科，是综合细胞生物学、材料科学、生物化学、生物力学、移植学、临床医学等学科的交叉领域。组织工程学的出现为现代医学的发展与进步开辟了一个新领域。组织工程学带动了组织工程材料和仿生人工器官的出现。组织工程材料是利用组织工程技术将生物相容性材料作为骨架（或载体）和生物机体材料（如细胞、基因和生长因子）合成具有生命力的生物替代材料，用于制备组织工程化的组织与器官。应用组织工程技术研制的"真正的"仿生活性组织和人工器官，使人工器官的"活的"备件置换式的梦想成为可能。

4. 人工器官

广义上讲，人工器官是人造的或人工合成的可以部分或全部地、短期或长期地、体内或体外地用于替代人体自然器官的装置。至今为止，人体各个生理系统的大多数器官（大脑和少量器官除外）都有了人工替代物。狭义上讲，只有那些替换了原自然器官的位置，并能发挥其全部功能的人造装置才能称得上是真正的人工器官。目前使用与开发的人工器官多是广义的人工器官。狭义的人工器官还仅是人们的愿望和未来努力的方向。

人工器官有很多分类方法，按人体系统分，可将其分为心血管人工器官、呼吸系统人工器官、泌尿系统人工器官、消化系统人工器官、感觉系统人工器官、运动系统人工器官、神经系统人工器官、生殖系统人工器官等。按功能分类，可将人工器官分为支持运动功能的、支持血液循环功能的、支持呼吸功能的、具有血液净化功能的、支持消化功能的、支持排尿功能的、具有内分泌功能的、支持生殖功能的、具有神经传导功能的、具有感觉功能的人工器官等。

研究与开发人工器官，除了生物材料和生物力学的内容以外，还要涉及生命体的电、磁、热等信号，这些信号的识别、处理、反馈对于人工器官的开发是至关重要的。

5. 生物医学传感器

生物医学传感技术是把生物体的各种物理的、化学的生理活动信息，转换成与之有确定函数关系的电信息的变换技术，是拾取人体信息的测量装置的核心。生物医学传感技术常用的传感器大体分为三类，即物理型、化学型、生物型传感器。

生物医学传感技术已广泛地应用于基础医学、临床医学和生物医学工程的研究中，具有知识密集、可靠性高、工艺精细等特点。未来的生物医学传感器是向着微系统、多参数、智能化等方向发展，其应用涉及床边监测、在体监测、无损监测、细胞内监测、仿生传感器、基因探测等。化学传感器、酶电极、离子电极、气体电极、DNA 芯片等是现代传感器研究的新领域，它们有助于将人体生物分子变化的信息与传统的电子电路、电光混合电路、微电子技术等结合起来，以实现医疗仪器的自动化、智能化。

6. 生物医学信号检测、处理与识别

生物医学信号检测、处理与识别是研究生命原理和生物医学工程的主要手段之一。生物医学信号检测是对生物体中包含的生命现象、状态、性质和成分等信息进行检测和量化的技术。生物医学信号的特点：噪声强、信号弱。生物医学信号处理是从被干扰和噪声淹没的信号中提取有用的生物医学信息特征，需要借助于低噪声电子器件和高共模抑制比的差动放大电路，进行信号检测，并利用计算机信号处理技术进行弱信号提取。

研究主要集中在三个方面：一是使用高精密器件，降低传感器与放大器的固有噪声，尽量提高信噪比；二是研制适合弱信号检测的原理，并能满足特殊需要的器件；三是研究并采用各种弱信号检测技术和计算机算法。

7. 生物医学图像

生物医学图像研究分为医学成像和图像处理。成像主要是借助物理、机械和电子计算机把人体医学信息以图像的形式呈现出来。图像处理主要是借助计算机数字图像处理技术，对图像进行识别、分割、分类、解释与分析等，更利于医生做出判断。医学成像上按大类分主要有 X 射线成像、超声成像、磁共振成像、放射性同位素成像、红外热成像、内窥镜成像、显微图像、电阻抗成像等。每一大类成像都有其适合领域，它们通过互补、融合，更好地提供人体诊断信息。医学图像处理是计算机图像处理在医学上的应用，主要内容有数字图像的形成、医学数字图像处理系统的基本组成、医学图像的数据源、图像与视觉、图像的数据结构及基本统计特征、图像运算与变换、图像增强与应用、图像恢复及几何校正、图像的编码、图像分析、图像的几何尺寸测量与医学图像的重建、医学图像的 DICOM 结构等。

8. 生物系统的建模与控制

生物系统各个层次上的系统建模、仿真、辨识与控制，无论是传统的生物医药领域还是新兴的基因调控领域，大量的复杂现象都需要进行精确的定量描述。传统的方法是进行大量的重复试验来获取数据，从中寻找统计规律，可以充分利用这些数学、计算机工具，首先对

生物医药、基因调控中的生物信息进行储存、检索、分析、处理，再综合考虑建立数学模型，通过对数学模型的理论分析和数值计算，后为医疗诊断和生物医药的研制提供相关解决方案。生物系统建模和控制已广泛应用在人体循环系统、神经系统、呼吸系统、免疫系统和流行病研究等方面。

9. 物理因子的生物效应及治疗作用

物理治疗是康复医学中的一个重要组成部分，它包括物理因子治疗技术和运动治疗技术。物理因子治疗指利用天然或人工物理因子，如采用声、光、电、磁、辐射等手段作用于人体，以提高健康水平，预防和治疗疾病，恢复或改善身体功能与结构、活动以及参与能力，达到康复目的的治疗方法，已成为药物和手术治疗以外的重要治疗手段。放射性疗法、超声碎石、体外反搏、激光治疗等已在临床广泛应用。

10. 医疗器械

医疗器械是基于多学科、高新技术综合的产物，涉及机械、光学、电子、信息、材料等学科。医疗器械产业是事关人类生命健康的多学科交叉、知识密集、资金密集型的高新技术产业，其发展水平代表了一个国家的综合实力与科学技术发展水平。

11. 中医工程

应用现代科技手段使中医理论、临床诊治手段科学化、现代化。中医诊疗设备主要分为诊断和治疗两类。中医诊断设备有脉象仪、舌象仪、经穴探测仪、腹诊仪、呼吸动度检测仪、面诊仪、闻诊仪、耳诊仪等。中医治疗仪器是根据中医辨证的结果，利用中医的治疗原则提供相应的治疗参数，并在中医辨证施治的过程中发挥临床治疗作用的仪器如电针仪、灸疗仪和经络导平仪等。

12. 生化工程

将生物技术的实验室成果经工艺及工程开发，成为可供工业生产的工艺过程，常称为生化工程。生化工程是生物工程的重要组成部分，包括底物或营养液的准备、预处理、转化以及产品的分离、精制等工程和工艺问题。一般把发酵工程、动植物细胞的大规模培养、酶工程、生化反应工程、生物分离工程（下游工程）、生物功能元件（如酶电极）以及生物过程中的控制和优化都包括在生化工程之内。

大剂量生物反应器研究与设计已取得很大进展。生物反应器是利用酶或生物体（如微生物）所具有的生物功能，在体外进行生化反应的装置系统，是一种生物功能模拟机，如发酵罐、固定化酶或固定化细胞反应器等。基因工程又称基因拼接技术和 DNA 重组技术，是以分子遗传学为理论基础，以分子生物学和微生物学的现代方法为手段，将不同来源的基因（DNA 分子），按预先设计的蓝图，在体外构建杂种 DNA 分子，然后导入活细胞，以改变生物原有的遗传特性，获得新品种，生产新产品。基因工程技术为基因的结构和功能的研究提供了有力的手段。

13. 医学领域相关的其他内容

（1）心脑血管辅助装置的研究。

当前心脑血管病仍是威胁人类生命健康的一大杀手，防治心脑血管病仍是现代医学首要任务之一。心脏起搏装置不仅治疗心脏传导障碍有效，而向多功能起搏、除颤、埋植式自动电复律等方面发展。血管内窥镜干预技术、心室辅助装置（VAD）、人工心脏瓣膜防钙化、长寿命生物瓣、全碳质机械瓣、人工血管、心脏骤停的急救装置、脑血管病的介入诊疗装置等都是当前研究的重点。

（2）新型肿瘤检测、治疗装置。

开发新型有效、有助于尽早发现、诊断和治疗癌症的装置仍是目前生物医学工程研究的重点。利用影像学方法检测癌症，在早期发现癌症方面有一定限制。急需开展探测癌症诊断的新途径、新方法，新型癌症检测仪器以及癌症治疗装置的研究，如通过对癌干细胞的研究，已经研制出癌症疫苗、特效药、抑制剂等。

（3）医学人工智能和医学专家系统。

人工智能是计算机科学的一个分支，涉及的领域包括语音识别、图像识别、机器人、专家系统等。信息化和医疗数据的规模和质量推动了医疗健康的进步和发展。人工智能在医疗大数据领域的参与度非常高。相比人脑，人工智能的优越性在于可以更高效地处理海量数据，迅速找到一些特征和规律。在图像识别上，人工智能的优越性表现得特别突出。人工智能可以利用庞大的医学知识库和数据库，建立医生的临床辅助决策系统，帮助医生进行诊断。

（4）无创或微创诊疗技术。

为了减少诊疗中出现的损伤，现代医学从"有创"到"无创"是人类医学发展的必然趋势与永恒追求。这一诊疗技术的发展与介入医学的关系密切，它是以影像学为诊断基础，利用导管等技术，在影像监视下对一些疾病进行非手术治疗，也可以在影像监视下，利用导管等技术，取得组织学、细菌学、生理和生化资料，以明确器官病变性质。

（5）康复医疗装置。

康复医学和预防医学、保健医学、临床医学并称为"四大医学"，它是一门以消除和减轻人的功能障碍，弥补和重建人的功能缺失，设法改善和提高人的各方面功能的医学学科，也就是功能障碍的预防、诊断、评估、治疗、训练和处理的医学学科。康复医疗装置为健康身体，恢复伤残功能，发挥越来越大的作用，市场需求量大。

（6）意外事故的防护装置。

当前研制防护创伤保护人身安全的急救技术，是仅次于防治心脑血管病、癌症的又一重要领域。如高速保护系统，冲击力保护装置，加速度保护装置，高压、低压环境的安保，高温、低温环境的安保技术都是生物医学工程中出现的新课题，值得重视。

以上所列只是生物医学工程应用的部分方面，生物医学工程师可以发挥才干和技能的领域还有很多。

1.4 生物医学工程学的现状与发展趋势

1. 科学问题——从单因素向多因素问题转变

生命体是一个庞大的网络系统，生命体各组分间有广泛的相互作用，并受心理、社会、环境等外界因素的刺激和干扰。如意识形成、肿瘤形成、免疫与遗传疾病等，皆是生命体内因与外因相互关联、相互作用的结果。生命和疾病的多样性、复杂性决定了医学科学问题的多因素、复杂化属性。如当前高速发展的生物组学，在基因组学基本构建完成的基础上，由此发展出转录组学、蛋白质组学、代谢组学等领域，更加趋于复杂化和网络化。

2. 研究模式——从学科交叉走向学科聚合

近代生物医学发展经历了三次飞跃。第一次是以分子生物学的创立与发展为标志；第二次是以基因组的创立和发展为标志；我们正经历着第三次革命，是以生命科学与数理化和工程学的融合发展为标志，预示着科学聚合已成为当前生物医学领域研究模式的主要趋势。科学聚合是在学科交叉的基础上，以某一学科为主体，通过组建多学科背景的研究团队，它将打破学科之间固有的隔阂，将各学科资源有机整合，从而将发挥出比传统学科交叉更为突出的作用。在未来各学科将呈现系统化、整体化的融合发展。

3. 科学工具——生物医学与计算机科学融合发展

计算科学的迅猛发展将人类带入信息社会，信息技术已经覆盖到社会和科技的各个领域，计算机与生物医学的融合发展成为当前生物医学的一个显著特征。依靠计算机辅助医学诊断设备、三维图像重构、辅助药物设计、生物组学和数学医学等方面取得了跨越式进步。诊疗、研究模式发生根本性的改变。

医学大数据将改变传统的医学思维。现代医学的三个研究方法：循证医学，其核心思想是在医疗决策中将临床证据、个人经验与患者的实际状况和意愿三者相结合。临床证据主要来自大样本的随机对照临床试验和系统性评价或荟萃分析。转化医学，其核心是在从事基础医学发现的研究者和了解患者需求的医生、以及卫生工作者之间建立起有效的联系，特别集中在分子基础医学研究向最有效和最合适的疾病预防诊断、治疗和预防模式的转化。精准医学，通过基因组、蛋白质组等组学技术和医学前沿技术，对于大样本人群与特定疾病类型进行生物标记物的分析与鉴定、验证与应用，从而精确寻找到疾病的原因和治疗的靶点，并对一种疾病不同状态和过程进行精确分类，最终实现对于疾病和特定患者进行个性化精准治疗的目的，提高疾病诊治与预防的效益。这三种医学研究方法，其模式都遵从由局部到整体，从研究个体器官，再到考虑人体综合情况的医学科学。现在大数据提供新的科学途径，通过大数据看人体，人本身是一个整体，是一个复杂的生理大数据库，器官之间动态平和协调工作，从来不是孤立的，医学大数据能够很好地推动新的科学认知。

第2章 生物力学

生物力学（Biomechanics）是以力学的理论和方法研究生物和人体结构及功能的科学，是力学与生物学、生理学、医学等多种学科相互结合、相互渗透而形成的交叉学科。它从生物个体、组织、器官到细胞和分子等不同层次研究应力与运动、变形、流动及生长的关系。正如现代生物力学创始人冯元桢教授所指出的："生物力学帮助我们了解生命，启发我们观察自然、设计和制造各种设备以改善我们的生活质量，它是生物学和工程科学一个重要的组成部分。"只有掌握了生物力学的基本原理，才能更好地理解人体的生理功能，才能更深入地探索某些疾病的发病机制。

生物力学的兴起是以现代医学的需要和生物医学工程的发展为背景的。例如，通过解剖生理学的发展，人们逐渐认识到动脉粥样硬化总是发生在动脉弯曲、分枝部位，显然动脉粥样硬化与血流动力因素有关；癌症药物治疗效率不高的根源是病灶部位药物输运的生理障碍。这些研究都涉及力学与生物学的有机结合。生物力学研究的问题有人体各系统、器官、组织、细胞结构和功能中的力学问题，人体运动时的力学问题，植物生物力学问题等。各种生物肌体及其系统的复杂性和特异性使生物力学领域涵盖的研究范围非常广泛，包括生物材料、心血管和呼吸系统的生物力学、材料的特性、医用植入物与机体之间的相互作用、生物组织（如肿瘤等）的热传输和物质传输、调节新陈代谢和随意运动的生物控制系统、人体步态分析的运动学和动力学应用等。本章着重介绍骨骼肌肉生物力学、循环系统生物力学、细胞-分子生物力学、心血管生物力学及其应用等。

2.1 生物力学概论

2.1.1 生物力学简介

在人类文明发展进程中，科学家们早已对人体生命过程中出现的力学问题进行探索。英国生理学家哈维（William Harvey，1578—1657），首次在静脉中发现有瓣膜，认为瓣膜的作用是阻止血液从心脏流离出来，提出静脉的功能是血流回心脏。他用绵羊的心脏计算血液流量每小时搏出量245.4 kg，尽管他没有发现毛细血管，还不知道静脉和动脉之间怎么连接，推定必有一个循环系统存在。哈维提出心脏流体力学中的连续性原理，从理论上论证了血液循环的存在，被认为是第一位生物力学家。直到1661年，马尔皮基（Maloighi，1628—1694）在解剖青蛙时，在蛙肺中看到了微循环的存在，证实了哈维的论断。

博雷利（Giovanni Alqonso Borelli，1608—1678）是意大利的数学家、物理学家和生理学家，他对动物运动力学特别有兴趣，出版了两卷《论动物运动》的专著。他用杠杆和力学的基本原理分析肌肉的作用，讨论了人体运动时的力学问题。

英国物理学家、生物学家胡克（Robert Hooke，1635—1703）创立了胡克定律，阐明了弹性材料的应力与应变之间的关系，并在生物学中最先使用"细胞"这个词。

英国生理学家黑尔斯（Reverend Stephen Hales，1677—1761）测量了马的动脉血压，并且寻求血压与失血的关系，解释了心脏泵出的间歇流如何转化成血管中的连续流，他在血液流动中引进了外周阻力概念，并指出：产生这种阻力的主要部位在细血管处，他还估计出左心室收缩压，以及主动脉血流速度为 0.5 m/s。

杨（Thomas Young，1773—1829）是英国医生和物理学家，提出了弹性力学中的杨氏模量。他证明了光的波动原理，他设计了测定红细胞大小的装置。他研究了在直管和弯管里的液体流动，以及在弹性管上搏动波的传播，然后将这些规律应用到人体动脉上，论述了脉搏波传播的速度和动脉血管弹性关系。他还建立了关于声带发声的弹性力学理论。

亥姆霍兹（Hermann von Helmholtz 1821—1894）是德国科学家，他研究非常广泛，包括光学、声学、热力学、电动力学、生理学、医学，还包括神经传导速度的测量、肌肉收缩的产热等。

泊肃叶（Poi-seuille，1799—1869）法国生理学家，仔细观察血液在血管中的流动，建立了 Poiseuille 定律，是黏性流体力学发展的基石。

克罗赫（Krogh，1874—1949）丹麦生理学家，建立了微循环力学，并获得 1922 年诺贝尔生理学奖。

沃尔夫（Julius Wolff，1836—1902）为德国医生，他提出了著名的骨重建的"Wolff 定律"。他假设骨重建时被优化，以最小的质量提供最大的强度，认为骨将改变内部结构以影响外部的强制力和负荷，进而证明了松质骨和应力轨迹之间精确的相似性。

冯元桢（Yuan-Cheng Fung）1981 年出版了第一本生物力学经典教材《生物力学：活组织的力学性质》，1984 年出版了《生物动力学：血液循环》，1990 年出版了《生物力学——运动、流动、应力和生长》。

生物力学的兴起，从发展的进程来看，20 世纪 60 年代中期至 70 年代是生物力学开创和奠基阶段，其特点是将力学方法和生理学、病理学、解剖学等方法相结合，研究组织和器官层次上的生命现象。80 年代至 90 年代初，生物力学进入细胞范围，从医学、生物医学工程，扩展到生化工程、生物技术、细胞生物学等新的领域。90 年代以来，生物力学研究深入到细胞分子水平，逐渐形成了一个新兴学科"生物力学"。近年来特分子生物力学的突破性成就，极大促进了学科的发展。

2.1.2　生物力学研究领域

（1）如果按照力学经典的分类方法，生物力学可分为固体生物力学和流体生物力学。固体生物力学包括骨、关节生物力学，软组织生物力学，器官生物力学，运动生物力学，生物摩擦学等；流体生物力学包括血流动力学，血液流变学和生物流变学，心血管系统生物力学，淋巴液、脑脊液流动系统力学等。

（2）如果按照研究层次来分，生物力学又可分为整体宏观生物力学、系统生物力学、器官生物力学、组织生物力学、细胞和分子生物力学。

（3）按照研究对象主要涉及四个方面的研究。

① 以人的生命运动为核心的生物力学——生物力学的主体。主要涉及活组织力学、器官力学、循环动力学、呼吸动力学、泌尿流动、细胞分子力学、创伤力学、人-机-环境生物力学。其中活组织的流体力学特性研究对象主要包括骨和软骨，软组织（韧带、腱、皮肤、血管等），肌肉力学（骨骼肌、心肌、平滑肌），血液流变学（全血、血浆、血细胞、凝血、血栓等），血液微流变学，临床血液流变学，体液的黏弹性（关节滑液、黏液等），人工代用材料等；器官力学研究对象主要有器官，组织的功能，应力和生长（骨重建、零应力状态和残余应力），肺力学，心脏力学（人工瓣膜、左心辅助泵），脊柱力学，运动关节力学（人工关节、假肢），感觉器官力学（耳蜗力学）；循环力学研究对象包括大血管流体力学，微循环力学，毛细血管——组织间质的物质输运，淋巴流动，组织间质液的流动，左心室—动脉血液相互作用，肺血流，冠脉血流动力学，肾脏内部的血循环，肝血流，脑血流等；呼吸力学研究对象包括上呼吸道流体力学，气管树内气流的阻力及其分布，末梢支气管内的对流—扩散，气血交换，高频和低潮气量呼吸术。

② 研究绿色植物生物力学，主要有农业及农业工程、生存环境工程等。研究主要包括绿色植物的生理流动（蒸腾流和易位流，植物的呼吸，土壤渗流和根系吸收），植物组织和机体的力学性质（包括光合作用原料和产物的运输和储藏，根、枝、叶生长方向性的力学问题），声波对植物生长的影响，植被流体动力学，农业工程中的生物力学问题等。

③ 研究生物技术和生物化学工程中的流体力学问题，主要从实验室（生物技术）到产业（生物化学工程）的模型化、放大，生物反应器的设计和运行的优化，高效的分离、纯化技术，生物处理过程的自动控制和在线监测，空间制药等。

研究主题包括生物反应器内的流动、传质和传热；应力对细胞、微生物生长和功能的影响；生物制品分离过程中的流体力学问题；流动应力对生物大分子结构和功能的影响。

④ 动物运动的研究，主要包括鸟类和昆虫的飞行；水生动物的游泳力学，微生物的运动，陆生物的运动。

2.1.3　生物力学研究方向

随着时代的发展和科学的进步，生物力学的新领域不断被拓展，对生物力学发展提出了进一步的研究课题。

1. 虚拟力学人研究

建立人体全身的骨骼几何学模型、全身的肌肉模型，构成一个完整的人体全身生物力学系统，用该系统可以仿人体的各种运动行为和操作行为，计算出在一个行为过程中人体各部分的受力和各部分的应力状态，构建一个人体生物力学平台。

2. 组合式假体生物力学问题的研究

将现有人工材料假体和组织工程手段相结合，把人工材料假体构成部分降低到恰好满足早期临床功能重建的需求，而把组织工程培养的体外过程移植到体内培养。对于这样一种复合式的人工假体，生物力学起着重要的作用，它不仅需要满足假体早期承载功能，还要创造组织工程化组成部分的应力环境，形成一种专门的设计技术。

3. 人体摩擦学研究

进一步研究人体软组织之间的摩擦学行为，包括关节软骨面之间的摩擦力学问题；心脏、肺、胃等体内运动器官和周边静止部分界面的摩擦力学问题；红细胞和微血管壁之间的摩擦力学问题；以及在人体环境下各种内植物的摩擦力学问题。它将是各种植入人体内的人工假体以及组织工程化假体设计中起重要作用。

4. 临床生物力学研究

随着力学建模和分析手段的不断提高，人们将会越来越深入和精确地利用人体组织生长、病变和力学的关系，通过力学手段进行某些疾病的治疗，不仅会促成临床生物力学分支的发展，还会形成一系列的相关医疗设备和器械。运用生物力学知识和手段进行临床治疗将是未来临床医学的重要方向。

5. 细胞分子层次生物力学

细胞作为生命体的基本单元，始终处在各种不同的力学环境中，对外界力学刺激的响应是细胞发挥生物学功能的重要方面。生物大分子作为细胞生物学功能的主要执行器，其在外力作用下的力学行为与微观结构、分子组装与反应动力学是实现细胞功能的基础。细胞力学研究主要包括分子生物力学与力学—化学耦合、亚细胞—细胞层次力学、细胞力学—生物学耦合、细胞—分子生物力学工程等领域。

2.2 生物力学基础

这里介绍一些力学基础知识，包括基本概念、静力学和动力学，如需详细研究请参阅力学方面的专著。

2.2.1 力学基础

2.2.1.1 力学中的基本概念

力 物体之间的相互作用。力的量纲为：牛顿（N），力使物体产生整体运动或局部变形。

应力 材料单位面积上所受的作用力，譬如外力 F 作用于断面积为 S 的腱上，则其应力 σ 为：$\sigma = F/S$。按作用方式分为正应力与剪应力。正应力是与作用面垂直，正应力使物体体积变化；剪应力是与作用面平行，剪应力使物体形状改变。

应变 物体在外力作用下发生形状和大小的改变。应变是各种变形程度的量度，常见的变形有长度变化、体积变化、形状变化，从而引入张应变、体应变、剪切应变的概念。

张应变　物体受到一定外力拉伸时，发生长度变化 Δl 和物体原来长度 l_0 之比，称为应变（ε），即 $\varepsilon = \Delta l / l_0$。

体应变　物体受到压力，体积改变量，一般用 θ 表示。当体积 V 增大或者缩小 ΔV 时，体积应变可用下式标示 $\theta = \Delta V / V$。

剪切应变　在简单剪切的情况下，材料受到的力 F 是与截面 A 相平行的大小相等、方向相反的两个力，在此剪切力作用下，材料将发生偏斜。偏斜角 θ 的正切定义为剪切应变 γ，即 $\gamma = \tan\theta$。

弹性模量　材料在弹性变形阶段，其应力和应变成正比例关系（即符合胡克定律），其比例系数称为弹性模量。弹性模量的单位是达因每平方厘米。"弹性模量"是描述物质弹性的一个物理量，是一个统称，表示方法可以是"杨氏模量""体积模量"等。

泊松比　泊松比是指材料在单向受拉或受压时，横向正应变与轴向正应变的绝对值的比值，也叫横向变形系数，它是反映材料横向变形的弹性常数。

表面张力　液体表面任意两个相邻部分之间垂直于它们的单位长度分界线相互作用的拉力。表面张力的形成同处在液体表面薄层内的分子的特殊受力状态密切相关。

本构方程　材料固有的力与形变之间的关系（应力、应变或应变率之间的函数关系），是材料的固有力学特性。

2.2.1.2　运动和力

对生命现象所涉及的以位移为特征的机械运动，即使是细胞、亚细胞、组织，仍属于牛顿力学范畴。

牛顿第一运动定律：又称惯性定律。常见的完整表述是，任何物体都要保持匀速直线运动或静止状态，直到外力迫使它改变运动状态为止。

用数学公式表示为

$$\sum_i \overrightarrow{F_i} = 0 \Rightarrow \frac{\mathrm{d}v}{\mathrm{d}t} = 0 \qquad (2-1)$$

其中 $\sum_i \overrightarrow{F_i}$ 为合力，v 为速度，t 为时间。

牛顿第二运动定律：物体加速度的大小跟作用力成正比，跟物体的质量成反比。$\overrightarrow{F} = m\overrightarrow{a}$ 是一个矢量表达式，加速度和合力的方向始终保持一致。

牛顿第三运动定律：相互作用的两个物体之间的作用力和反作用力总是大小相等，方向相反，作用在同一条直线上。

2.2.1.3　质点系动力学

质点是具有一定质量而不考虑其形状大小的物体。质点系是由有限或无限个有着一定联系的质点组成的系统。自由质点系中各质点的运动不受约束的限制。非自由质点系的质点运动受约束的限制。质点系是力学中最普遍的抽象化模型。

动力学分为质点动力学和质点系动力学，质点动力学是质点系动力学的基础。任一物体均可看作由许多质点构成的一个系统，质点之间存在互相作用，质点动力学问题可归为两大类。第一类问题，已知质点的运动，求作用于质点的力。这是点的运动方程对时间求导的过程。第二类问题，已知作用于质点的力，求质点的运动，这类问题比较复杂，它是运动微分方程的积分过程。通常对于多数非自由质点，一般同时存在以上动力学的两类问题。

设任意物体质点总数为 k，作用于第 i 个质点的外力为 $\vec{F}_i^{(e)}$，且内力 $\vec{F}_{ij}$，则作用于第 i 个质点的力

$$\vec{F}_i = \vec{F}_i^{(e)} + \sum_{j=1}^{k-1} \vec{F}_{ij} \tag{2-2}$$

此方程适用于每一个质点，则 k 个这样的方程给出该质点系运动状态的总描述。要掌握质点运动的具体规律，必须知道质点之间的作用力 F_{ij} 的具体关系，这是由质点系的性质决定的。

2.2.1.4　刚体运动微分方程

刚体是一个特殊的质点系，由无数个相互间保持距离不变的质点组成，又称为不变质点系。刚体平动时，其中各质点的轨迹、速度、加速度全一样，所以刚体的平动可用其质心的运动来代表。刚体一般运动是对惯性坐标系而言的。设 C 为刚体的质心，C_{xyz} 为同刚体固联的质心惯性主轴坐标系。因刚体一般运动可分解为平动和绕质心的转动，故应用质心运动定理和对质心的动量矩定理，可以立即建立刚体一般运动的微分方程组。平动刚体的动力学方程实际上就是动量定理运用于质心运动：

$$\vec{F}_R = ma \tag{2-3}$$

这里 m 为整个刚体的质量，a 为加速度，$\vec{F}_R$ 表示刚体收到的合外力。

对质心的转动方程，在 xyz 坐标系与物体主轴一致的特殊情况下，有

$$\begin{cases} \sum M_x = I_{xx}a_x + (I_{zz} - I_{yy})\omega_y\omega_z \\ \sum M_y = I_{yy}a_y + (I_{xx} - I_{zz})\omega_z\omega_x \\ \sum M_z = I_{zz}a_z + (I_{yy} - I_{xx})\omega_x\omega_y \end{cases} \tag{2-4}$$

式中，M_i——静力矩；I_{ii}——物体相对于主轴的转动惯量；a_i——物体的角加速度；ω_i——物体的角速度。

刚体动力学方程可以用来研究人在走、跑、跳跃、负重、操作等运动过程中人体整体以及各肢体的运动规律，以改进动作，提高效率——如体育运动技术的优化。人在各种姿态、运动、操作等过程中，各肢体、关节的受力情况，是作力学分析（比如应力和应变的分布、应力和组织生长的关系等）的前提，也在卫生保健、人工关节和人造肢体的研制和设计等方面有重要意义。

例 2-1： Nachemson 和 Elfstrom（1970 年）用微型压力传感器测量了一个体重 70 kg 的人，在不同姿态和操作下腰椎了椎间盘上的载荷和受力问题如表 2-1 所示。发现不合理的举重动作，使腰椎的负荷剧增，达正常情况 2 倍以上，而人在大笑时腰椎所受的力为体重的 2 倍有余。

表 2-1　椎间盘上载荷和受力测试

姿态	椎间盘载荷/kg	姿态	椎间盘载荷/kg
仰卧	50	仰卧起床	140
仰卧牵引	35	大笑	150

姿态	椎间盘载荷/kg	姿态	椎间盘载荷/kg
站立	100	向前弯腰 20°	150
直立、背不靠	140	向前弯腰 20°，并双手各负重 10 kg	215
步行	115	举重 20 kg，背直膝弯	185
扭转	120	举重 20 kg，背弯膝直	390
侧弯	125	屈膝蹲起练习	210
咳嗽	140	两足分开屈膝蹲起	205
跳跃	140	俯身拱腰	180

2.2.1.5　连续介质力学

严格来说刚体只是一种近似，在外力作用下，物体形状总会发生变化。连续介质力学是研究连续介质（包括固体、流体、松散介质、颗粒体等）的变形和运动的科学，利用数学和实验方法，精确描述外界作用下物体的运动响应，以现实物体的理论模型作为研究对象，并力求使它能在本质上准确地描述客观物体的运动。

当连续介质运动时，与物质点相关的物理量（如温度 T，速度 v 等）随时间而变化，这些变化可用两种方法描述。一种方法是把所要考察的物理量（例如 T、v）表示成物质坐标和时间的函数，即，这种描述法称为物质描述法，也称为拉格朗日描述法。描述物质点 x 的坐标系称为物质坐标系。拉格朗日描述法是以作为研究对象的介质的物质点为着眼点来描述每个物质点自始至终的运动过程（即它们的位置随时间变化的规律），从而弄清整个介质运动状况。为此必须区别不同的物质点。

另一种描述连续介质运动的方法是观察固定位置处介质的变化，亦即把所要考虑的物理量，例如温度 T，速度 v 表示成位置和时间的函数，即这种描述法称为空间描述法，或称欧拉描述法。描述物质点的空间位置 x 的坐标系称为空间坐标系。欧拉描述法不是以介质的物质点为着眼点，而是以空间点为着眼点来描述每一空间点上介质运动随时间变化，从而弄清整个介质的运动状况。在这种描述法中所要描述的是相应的物理量在固定位置处作为时间函数的变化和空间的位置在不同时间被不同的物质点所占据，这种描述法在研究流体运动时是非常重要的。连续介质中常用欧拉方法。

2.2.2　流体力学基本原理

血液在血管中流动接近于层流，靠近周边的液体层流速度慢，靠近中间的层流快，这样在快慢两层之间形成了血流速度差，因而在流速不同的两液层的接触面上产生摩擦力，称为内摩擦力。

剪切应力　液体是一个层面，在单位面积上所承受的切变应力称为剪切应力，计量单位是达因/平方厘米。

切变率　液体快慢两层之间运动速度不一样，就可以找出它们之间的速度差和距离差，用一个参数表示，就是切变率，单位是 s^{-1}，计算公式：

$$切变率 = 速度差\left(\frac{cm}{s}\right) / 距离差(cm) \tag{2-5}$$

2.2.2.1 牛顿流体和非牛顿流体

实际流体是有黏滞性的。实际流体发生分层流动，因流速不同，相邻两层之间就有了相对滑动，之间存在与速度方向相切的相互作用力，我们称之为黏滞力或内摩擦力，其大小与该处的速度梯度有关，实验表明：

$$黏度\eta = \frac{切应力}{切变率} \tag{2-6}$$

此式称为牛顿黏滞定律，η 叫作流体的黏度或黏滞系数，单位为 Pa·s 或 P（1 P=0.1 Pa·s）。

满足切应力与切变率成正比，且当切变率为零时切应力也为零的流体，称为牛顿流体，而凡切应力和切变率不成比例的流体，或当切变率为零时，切应力不为零的流体统称为非牛顿流体。牛顿流体在任一点上的剪应力都同剪切变形率呈线性函数关系。其流体的流动曲线为通过坐标原点的一条直线，即在一定温度和较宽的剪切速率范围内，黏度值保持恒定。典型的牛顿流体有水、甘油、低分子量的成品油、空气等。牛顿流体内部结构特点是单相流体或分散相浓度很低的假均匀多相混合物流体。

2.2.2.2 质量守恒定律

质量守恒定律也叫作连续方程，是了解流体运动规律的起点。选取一个空间区域，称为控制体，包围这个控制体的边界面称为控制面，控制面允许流体流入或流出。质量守恒定律的表述为控制体内的任何质量变化等于流入控制体的流体质量减去流出控制体的流体质量。因此在给定时间 Δt 内，有：

$$流入的质量流率 - 流出的质量流率 = 流管中的质量变化率 \tag{2-7}$$

质量流率等于流体的密度乘以流量。对于一般的流体，特别是血液，我们通常认为是不可压缩，即流体的密度 ρ 为常数，加之控制体的尺寸不变，因而控制体内的质量变化率为零。

对于管道流，如刚性圆柱管内的流动，流动状态不随时间变化（定常流），且流体是不可压缩的。质量守恒定律告诉我们，任何时刻：

$$流进管道的流体 = 流出管道的流体 \tag{2-8}$$

例 2-2：在病人接受心导管插入术时，手术过程中需要将造影剂通过一长 2 m 的导管注入心脏，进行左心室的 X 线成像。问：

（1）如果注射造影剂所用注射器直径为 2 cm，那么注射器活塞的速度为多少时才能保证造影剂以 8.5 cm³/s 的速度注入？

（2）假如导管的直径为 2 mm，请问造影剂在导管内的平均速度为多少？

解：（1）假设造影剂的密度为常数且注射过程匀速稳定，根据质量守恒定律，可以得到体积流量 Q，即 Q=8.5 cm³/s。

由于导管末端只有一个出口，则 $Q = A_{活塞} \times V_{活塞}$

$$Q = A_{活塞} \times v_{活塞}$$

$$= \left[\frac{\pi(2 \text{ cm})^2}{4} \right] \times v_{活塞}$$

$$= 3.14 \text{ cm}^2 \times v_{活塞}$$

因此，$v_{活塞} = (8.5 \text{ cm}^3 / \text{s}) / 3.14 \text{ cm}^2$

（2）假设导管末端的流出速度是均匀的，也就是说在出口横截面的流出速度为常数，那么

$$Q = A_{导管} \times v_{导}$$

$$= \left[\frac{\pi(2 \text{ cm})^2}{4} \right] \times v_{导管}$$

$$= 0.0314 \text{ cm}^2 \times v_{导管}$$

因此，

$$v_{导管} = (8.5 \text{ cm}^3 / \text{s}) / 0.0314 \text{ cm}^2$$

$$= 271 \text{ cm/s}$$

2.2.2.3　动量守恒定律

动量守恒定律是由牛顿第二定律变化而来的，表述为：作用在物体上的合力 $\sum F$ 等于物体的质量 m 乘以物体的加速度 a：

$$\sum F = ma = m\left(\frac{\mathrm{d}v}{\mathrm{d}t}\right) = \frac{\mathrm{d}(mv)}{\mathrm{d}t} \tag{2-9}$$

即，系统外部所受到的合力=系统动量的时间变化率。

在一个大而离散的控制体内处理流体变量，质量和动量的平衡也被称为宏观的或者积分形式的平衡。为了得到这些方程更为通用的形式，以便展开整个流场空间中细节，我们需要采用微观的或者微分形式的分析方法，这样一来，便能得到流体力学中常用到的连续方程（质量守恒）和纳维-斯托克（Navier-Stokes）方程动量守恒的一般形式：

$$\rho \frac{\partial v}{\partial t} + \rho v \cdot \nabla v = -\nabla p + \rho g + \mu \nabla^2 v \tag{2-10}$$

式中，$\rho \dfrac{\partial v}{\partial t}$ 是局部加速度；$\rho v \cdot \nabla v$ 是对流加速度；$-\nabla p$ 是每单位体积上的压力；ρg 每单位体积上的体力；$\mu \nabla^2 v$ 是每单位体积上的黏性力。

动量定律告诉我们，如果没有外力作用，物体的动量保持不变。对管道流动来说，推动流体流动运动的是沿管道的压降。

图 2-1 所示的管道流动来说（坐标轴 x 与重力方向垂直），则推动流体运动的是沿长轴方向的静压差，或者说的更确切些，是压力梯度。而阻碍流动的是流体内部以及流体与管壁之间的摩擦力。这里应该强调指出，能够改变流体运动状态的是压力梯度，而不是压力本身，根据牛顿第二定律有

密度×流动加速度=-压力梯度+流体剪应力的空间变化率（散度）+

单位体积流体所受之重力 (2-11)

如果速度分布沿 x 方向是不变的，且管轴与重力方向垂直。此时

$$\text{压力梯度=流体剪应力的散度} \tag{2-12}$$

若流体的加黏性效应与惯性效应相比可以忽略，则

$$\text{密度×流动加速度=-压力梯度} \tag{2-13}$$

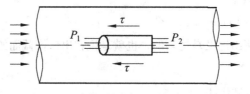

图 2-1　流体在刚性圆管里的流动

2.2.2.4　能量守恒定律

这里讨论流体力学的能量方程是指是在密度均匀情况下反映机械能守恒的方程。在考虑密度、温度、内能变化时，反映包含内能的能量守恒定律的方程（见热力学第一定律）。根据所考虑的因素多少，流体力学的能量方程具有不同的形式。对于系统绝热的管道流动来说，有

$$\text{进口压力-任意界面}(x)\text{上的压力}=\frac{1}{2}\text{密度}×[(x\text{处速度})-(\text{进口速度})^2]+$$
$$\text{比重}×[x\text{处和进口的高度差}]+\text{密度}×[\text{从进口到}\,x\,\text{处流体内能的变化率}]+$$
$$\text{从进口到}\,x\,\text{处的摩擦损失} \tag{2-14}$$

若取左心室主动脉半口为进口（$x=0$），而腔静脉与右心房的连接处 x（$\neq 0$），此时，进出口高度差可以忽略不计，同样进口和出口流速近乎相等，这样，有公式（2-14）可得

$$\text{主动脉瓣口平均压力-右心房平均压力=心输出量×外周阻力} \tag{2-15}$$

式 2-8、2-11、2-13 为基本流动方程，但要真正解决问题，还需要知道流体的本构关系和具体边界条件。常用的是黏性流体运动的壁面无滑移条件，即贴壁的流体和壁面速度相同。

2.2.3　生物流体力学

人体内约 60%是液体，显然生命活动的认知离不开这些流动过程的研究。生命现象是多层次的，对不同的生理系统内部的生理流动，需从不同的功能方面把不同层次的生理流动贯穿、连接起来。根据生理流动的不同层次可以分为细胞和亚细胞层次、组织层次、循环系统层次、呼吸系统内的气体流动、泌尿系统内的流动、消化系统内的流动、体液的平衡。

（1）细胞和亚细胞层次，包括：

① 原生质流动，它和细胞内部的各种生化过程有密切的关系；

② 细胞膜的流动，通过细胞膜的运输过程；

③ 应力对细胞生长、形态、功能和超微结构的影响；

④ 力学刺激下（干）细胞-亚细胞层次生物学响应的生物力学机制。

（2）组织层次，主要涉及四种流动：

① 穿过毛细血管壁的流体运动，这是血液微循环系统和周围组织之间物质运输的主要形式，又可归纳为三类问题：通过毛细血管壁的气体交换；通过毛细血管壁的体液流动；大分

子的运输；

② 组织间质的流体运动，这实际上是毛细血管外组织细胞间隙空间的流动，可以看作是某种多孔介质内的渗流；

③ 淋巴流动，淋巴流动起着确保组织间质不会因过多液体而水肿的作用。毛细淋巴管具有盲端，作为输运导管的淋巴管具有导向阀门，淋巴流动的动力来自淋巴管的能动收缩和有关组织、器官的运动；

④ 组织分泌液的流动，包括肝胆管内胆汁分泌、胃壁里胃液的分泌、肾脏内肾小管的流动、腺体内分泌流动等。

（3）循环系统，是以心脏为核心的流体管道运输系统，所输运的介质为血液。对循环系统生理、病例现象的认识，是心血管疾病的诊断、治疗和预防的关键。循环系统一直是流体力学研究的主题，主要包括四个方面：

① 心脏血液流动力学研究，心瓣和人工心瓣的流体力学问题；

② 大血管流体力学研究，脉搏波，分枝弯曲管道内流体的运动，以及由于血管壁失稳而引起的流-固耦合作用等，脉搏的研究以心血管疾病的早期、无创诊断技术和方法的发展为目标。分枝、弯曲管道里的流动问题，则和动脉粥样硬化的发生机理密切相关；

③ 微循环流体动力学研究，小血管流动的异常现象，肌性血管内的蠕动流，通过毛细血管壁的物质运输，局部血流的自动调节等；

④ 心血管系统动力学研究是从系统生理学的角度，对整个心血管系统，或某个子系统在不同条件（如失重、超重、深潜、药物作用、病态等）下的功能，做出定量的评估。

（4）呼吸系统内的气体运动，主要是气体交换，研究包括以下方面：

① 呼吸道内的空气流动的特点是复杂的器官分枝系统和周期性的往复流动；

② 小支气管里的气体的对流和扩散。气体是多组元的，主要研究 O_2 和 CO_2 在肺泡和毛细血管的扩散；

③ 肺泡和毛细支气管在气-血界面上的物质交换。

（5）泌尿系统内的流动，肾小球、肾小管之间的流体运动；输尿管内的蠕动流。

（6）消化系统内的流动研究主要集中在胆汁流动和肠道流动等方面。

（7）体液的平衡，若要在整体水平上考虑体液运动，目前用的还是"黑箱"方法。如何与流体力学方法相结合，使"黑箱"灰化，是一个待研究的课题。

以上概括地介绍了不同层次上生命现象所提出的一些流体力学问题，需要生物学和力学共同发展，进一步提高对生命健康的认知。

2.3 骨骼肌肉生物力学

生物组织一般可分为硬组织（骨、牙等）、软组织和体液三大类。他们都是复合材料，不同于一般材料，生物组织具有活性。即使最接近工程材料的骨，由于骨细胞的代谢活动，它本身存在生长和消亡，同时这种生命活动与骨内部应力、应变有密切关系。肌肉和含有肌细胞的组织不仅能够承载力，还能够直接将化学能转化为机械能而能动地做功。

2.3.1　骨的生物力学

人体共有 206 块骨，其功能是对人体起支持、运动和保护作用。骨的外部形态和内部结构不论是从解剖学还是生物力学的角度来看，都是十分复杂的。这种复杂性是由骨的功能适应性所决定的。从力学观点来看，骨是理想的等强度优化结构。它不仅在一些不变的外力环境下能表现出承受负荷（力）的优越性，而且在外力条件发生变化时，能通过内部调整，以有利的新的结构的形式来适应新的外部环境。

2.3.1.1　骨对外力作用的反应

拉伸　拉伸载荷是自骨的表面向外施加相等而反向的载荷，在骨内部产生拉应力和拉应变。例如单杠悬垂时上肢骨的受力。

压缩　压缩载荷为加于骨表面的向内而反向的载荷，在骨内部产生压应力和压应变。例如举重举起后上肢和下肢骨的受力。

弯曲　使骨沿其轴线发生弯曲的载荷称为弯曲载荷。在弯曲负荷下，骨骼内不同时产生拉应力（凸侧）和压应力（凹侧）。在最外侧，拉应力和压应力最大，向内逐渐减小，在应力为零的交界处会出现一个不受力作用的"中性轴"。例如负重弯举（杠铃）时前臂的受力。

剪切　标准的剪切载荷是一对大小相等，方向相反，作用线相距很近的力的作用，有使骨发生错动（剪切）的趋势，产生剪应力。

扭转　骨骼受到外力偶的作用而受到的载荷，在骨的内部产生剪应力。例如掷铁饼出手时支撑腿的受力。

在人体运动中，受到纯粹的上述某一种载荷的情况很少见，常见的是复合载荷。如正常行走时，足跟着地时为压应力，支撑阶段为拉应力，足离地时为压应力。在步态周期的后部分呈现出较高的剪应力，即存在显著的扭转载荷，在支撑时和足趾离地时胫骨外旋。慢跑时的应力方式又不相同，在足趾着地时先是压应力，继而在离地时转为拉应力，而剪应力在整个支撑期间一直较小，表明扭转载荷很小。

2.3.1.2　骨结构的生物力学特征

骨的结构被广泛认为通过进化过程得到了最优化的设计，即在特定的载荷环境下得到重量最轻的结构。

1. 各向异性

由骨内部解剖结构易见骨是一种复合材料结构。骨在不同方向上的力学性质不同，具有应力强度的方向性。其力学性能有较强的成分和结构依赖性，如几何形状、纤维与基质之间的结合、纤维接触点等都会影响骨的力学性能。不同部位的密度和强度不同，横向与纵向的压缩模量不相等，同一块骨的不同部分的力学性能同样具有差别。

2. 壳形（管形）结构

骨以其合理的截面和外形而成为一个优良的承力结构。以人体的长骨（如股骨、胫骨、肱骨等）为例，其圆柱形外形可以承受来自任何一个方向的力的作用，在扭转载荷和弯曲载荷下充分体现了最优化结构。其空心梁具有高强度并节省材料的特点，从而达到了质轻的效果。

骨具有强度大、重量轻的特点。如果引入比强度（极限强度/比重）和比刚度（弹性模量/比重）的概念，则可以见到骨的比强度接近于工程上常用的低碳钢，而骨的比刚度可达到低碳钢的 1/3，如表 2-2 所示。

表 2-2　不同材料的力学特性

物理性能	钢	骨	花岗石	洋松
密度/（g·cm^{-2}）	7.8	1.87～1.97	2.6	0.63
沿纵轴的最高张力强度/（N·cm^{-2}）	41 571.6	9 114～11 760	490	632.1
沿纵轴的最高压力强度/（N·cm^{-2}）	41 552	11 858～20 580	13 230	4 155.2
垂直纵轴的切边强度/（N·cm^{-2}）	34 398	11 662	138.81	1 038.8
平行纵轴的切变强度/（N·cm^{-2}）	—	4 949		

注：引自王以进等编著的《骨科生物力学》。

3. 均匀强度分布

骨的内部组织情况显示骨具有合理的承力结构，根据对骨综合受力情况分析，凡是骨骼中应力大的区域，也是其强度高的区域。如下肢骨骨小梁的排列与应力分布十分相近。可见骨能以较大密度和较高强度的材料配置在高应力区。虽然骨外形不规则，内部材料分布又很不均匀，但却是一个理想的等强度最优结构。如骨小梁在长骨量度分布比较密集，当长骨承受压力时，骨小梁可以在提供足够强度的条件下使用比骨密质较少的材料，当涉及大作用力的时候，骨小梁又相当柔软，在跑步及跳跃情况下，骨小梁能够吸收较多的能量。

4. 耐冲击力和耐持续力差

骨对冲击力的抵抗和持续受力能力较其他材料差，抗疲劳性能也差。

2.3.1.3　材料力学与骨科整形

运动动力学用于描述生物体的运动及其相关的作用力，而利用材料力学定量分析组织的形变，研究整形外科手术，计算作用力的分布，并预测植入的整形假体的性能以及手术矫正可能达到的效果。

例 2-3：整形外科使用的接骨板是一块不锈钢板，他可以将断裂的骨头连接起来。如图 2-2 所示，接骨板用 316 型不锈钢制成，其横截面积 A 为 4.17 mm×12 mm 的长方形，如果轴向施加 500 N 的负荷力 F，则产生轴向应力 σ 为多少？

解：

$$\sigma = \frac{F}{A} = \frac{500\ N}{(4.17\times10^{-3}\ m)(12\times10^{-3}\ m)} = 10\ MPa$$

与负荷力方向成 45°角平面上会产生最大剪切应力：

$$\tau_{max} = \frac{F_{45°}}{A_{45°}} = \frac{(500\ N)\cos45°}{\dfrac{(0.00417\ m)(0.012\ m)}{\cos45°}} = 5\ MPa$$

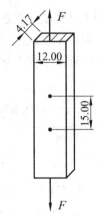

图 2-2　用于固定骨折的接骨板

（摘自 Burstein 和 Wright（1994）著作）

最大剪切力等于 0.5σ，符合材料力学基本原理。

在加载负荷之前，钢板的长轴方向相距 15.00 mm 处打了两个孔，加上 500 N 负荷之后，两孔之间的距离增加了 0.000 75 mm，则钢板的长度变化量 Δl 与原长度 l 之比就是应变 ε：

$$\varepsilon = \frac{\Delta l}{l} = \frac{0.007\ 5\ \text{mm}}{15\ \text{mm}} = 50 \times 10^{-6}$$

弹性模量 E 表示材料在受到外界拉力或者压力作用时的抗变形能力。线性弹性材料的 E 为常数，这种材料常称为胡克型材料，其中 σ 随 ε 变化的曲线是一条斜率恒定的直线，即 $E = \dfrac{\sigma}{\varepsilon}$。对于接骨板有

$$E = \frac{10 \times 10^{6}\ \text{Pa}}{50 \times 10^{-6}} = 200\ \text{GPa}$$

金属和塑料等材料都是在有限的负荷范围内才表现为线性，生物材料则具有更复杂的弹性性质。图 2-3 显示了在拉力作用下测得的骨组织的纵向和横向应力-应变曲线。先来看纵向应力-应变曲线，曲线上 0～7 000 μ 为弹性区，此时骨组织表现为纯粹的弹性体，$E \approx 12$ GPa；当拉应力接近 90 MPa 时，应力-应变曲线变为非线性，进入骨组织变形的塑性区；最后，当拉应力达到 120 MPa 时，骨组织样本被破坏，这 3 个阶段的特性分别可以用材料的弹性模量（Elastic modulus）、屈服应力（Yield stress）和极限应力（Ultimate stress）来表示，表 2-3 中列出了常用整形材料（包括天然材料和人造材料）的这三个参数

表 2-3　常用材料的应力、弹性模量

材料	σ_{yield}/MPa	σ_{ultimate}/MPa	E/GPa
不锈钢	700	850	180
钴合金	490	700	200
钛合金	1 100	1 250	100
骨	85	120	18
PMMA		35	5
UHMWPE	14	27	1
膝盖韧带		58	

注：数据取自 Burstein 和 Wright（1994）著作。

图 2-3 表明骨的纵向和横向弹性性质是不同的，骨是各向异性的，与纵向相比，骨在横向上脆弱得多，硬度也要小得多，这从两个方向上的屈服应力、极限应力以及应力-应变曲线的斜率上的差别都可以看出。

骨的各向异性还表现在，受压时其极限应力为 200 MPa，受拉时极限应力为 140 MPa，而弯曲时的剪切极限应力只有 75 MPa。生物材料受损很难预料，其原因之一就是生理负荷的复杂性，例如，骨的抗拉能力比抗压能力要弱得多，滑雪时小腿胫骨在靴子顶端处容易骨折就是这个道理。由于脚被固定，滑雪者的前向冲力在靴子的顶端产生一个力矩，从而在小腿胫骨上形成三点弯曲，在这种状态下，胫骨前部受压，而后部受拉，很容易造成骨折。

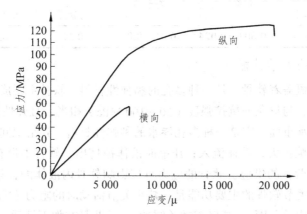

图 2-3　拉应力作用下骨的纵向和横向应力-应变曲线
（摘自 Burstein 和 Wright（1994）著作）

2.3.1.4　骨生物力学研究

骨科生物力学将工程原理，特别是机械力学原理应用于临床医学。肌肉骨骼模型，骨的适应性改建，软骨组织宏观与微观分析和实验研究等均取得了较多的成果。并且这些研究不断地应用于临床实际中。例如，人工关节置换术的发明与临床应用减轻了退化性关节炎患者的痛苦，骨力学在矫形学中的应用，生物力学对改进医用器械设施的应用。

骨组织生物力学研究及其进展研究内容有：建立含骨骼、关节、肌肉与韧带的生物力学系统模型，用于运动学与动力学分析；建立完整的下肢骨骼有限元模型，用于各种运动状态下的天然骨的应力分析；可植入人工髋、膝关节假体，对"骨—关节—假体"进行应力学分析。骨和关节组织生物力学问题所开展的和临床密切相关的研究工作，如将生物力学，特别是有限元分析手段应用于临床医学中，对假体设计、脊柱侧弯力学矫正、拇外翻的力学机制、齿科正畸进行的应力分析，使临床医学和生物力学紧密结合成一体，形成临床生物力学新的医学分支等。

2.3.2　关节生物力学

关节的基本功能是传递人体运动的力和保证身体各部分间的灵活运动。关节是一个能快速和慢速运动，承受高载荷和低载荷，既灵活又稳固的结构。关节主要由关节面、关节软骨、关节囊和关节腔构成，关节腔中充满了起润滑作用的关节液。对关节的力学研究主要是明确力在各种关节中的传递方式以及关节的运动特点。

1. 关节的摩擦系数

关节的润滑机制主要与关节液和关节软骨的力学特性有关。关节的摩擦系数采用重力摆法进行测定。与工程上的人工润滑结构相比，其摩擦系数是非常小的，如表 2-4 所示。这是人体关节抗摩耐用的重要原因之一。

表 2-4　关节与人造关节摩擦系数

材质	膝关节（固定身体）	正常关节综合	关节炎	有润滑的刚轴承	滑液润滑的人工关节	水润滑的滑冰刀对冰
摩擦系数	0.014 ~ 0.024	0.003 ~ 0.024	0.01 ~ 0.09	0.21	0.06	0.03

2. 关节、软骨的力学性能

骨骼关节的表面覆盖着软骨，是一种多孔的黏弹性材料。软骨主要成分为胶原蛋白组织，具有很大的抗拉强度，与尼龙的抗拉强度（50 ~ 100 MPa）相当，且弹性模量接近 1 GPa，软骨构成了关节的主要承重面，它是一种多孔渗水的黏弹性材料。其组织间隙中充满着关节液，在受拉伸应力下，间隙扩大，液体流入；压缩时液体被挤出。软骨中没有血管，靠这种应力下液体的流动来保证营养的供应。软骨的应力直接影响软骨内液体的含量，液体的含量决定了软骨的力学性能。关节软骨的主要功能是：减小关节活动时的阻力（润滑关节），减小关节面负载时的压强（适应关节面），减轻震动（缓冲）。关节具有如下性质：

（1）渗透性。实验表明，在恒定的外力下，软骨变形，关节液和水分子溶质从软骨的小孔流出，由形变引起的压力梯度就是引起关节液渗出的驱动力。随着液体的流出，小孔的孔径越压越小。因此，关节液的流出量在受力初期大于受力末期，形变也是初期大于末期。关节软骨依靠这样一种力学反馈机制来调节关节液的进出。正常的关节软骨的渗透性较小（与海绵相比）。在病理条件下关节软骨的渗透性增大，会出现关节积水、疼痛等与关节软骨力学性能变化有关的症状。

（2）黏弹性。关节软骨和关节液具有黏弹性（非线性）的特点，其力学性质与温度、压力等外部环境的关系极为密切。黏弹性体具有如下三个特征：① 当物体突然发生应变时，若应变保持一定，则相应的应力会随时间的增加而下降。这种现象称为应力松弛。② 当物体突然产生应力时，若应力保持一定，则相应的应变会随时间的增加而增大。这种现象称为蠕变。③ 在加载载荷和卸载过程中，应力应变关系不相同，即受力和恢复的状态不同。这种现象称为滞后。

3. 关节时间-形变关系

关节软骨和关节液作为一种黏弹性体，对外部载荷作用的快慢十分敏感，即其形变与外力的作用速度有关。例如，关节软骨的形变是由于液体的流出，关节软骨受到的挤压速度越快，液体流出小孔的阻力也就越大，关节液就越不容易流出；而速度越慢，关节液越容易流出。测量结果表明，当外力作用的时间在 1/100 s 左右时，关节液是同时具有流动性和弹性的黏弹性体，像橡皮垫一样，缓冲关节面之间的碰撞；当作用时间大于 1/100 s 时，关节液像润滑液一样，使关节灵活运动。如果外力作用的时间很短，例如达到 1/1 000 s 左右时，关节液不再表现为液体或弹性体，而是呈现出"固体"的特点，对碰撞时的冲力不再起缓冲的作用。

打球时手指的挫伤往往就是这样造成的。

4. 关节润滑机制

磨损是影响人工关节材料使用寿命的主要原因，而良好润滑系统和结构设计的优化能有效降低材料的磨损量。通过对关节的润滑机制研究，指导人工关节的应用。目前对关节润滑液中主要组分如蛋白质、血清和卵磷脂等的润滑性能进行了研究，但仍需对这些组分协同润滑作用和摩擦过程中它们的物理化学变化对摩擦学性能影响的研究。关节负荷或运动的需要由下列一种或多种机制起作用。

（1）界面润滑。界面润滑是依靠吸附于关节面表面的关节液（润滑液）分子形成的界面层来作润滑。在关节面承受小负荷，作速度较低相对运动时，起到降低剪切应力的作用。

（2）压渗润滑。当关节在高负荷条件下快速运动时，关节软骨内的液体被挤压渗出到临近接触点/面周围的关节间隙。此时关节面软骨表面之间的液膜由压渗出的组织液和原有的滑液组成。液体由接触面从运动方向的前缘挤出，在接触面的后缘由渗透压把压渗出的滑液再吸收回软骨内。这种机制能够有效地保存关节液及其位置，对抗外力，所以也称为流体动力润滑。

2.4　肌肉生物力学

肌肉力学是生物力学里最吸引人的一个领域。这是因为肌肉（骨骼肌）是人体运动系统的动力器官。肌肉不但可以被动地承受载荷，而且具有自主收缩的能力，可以能动地将化学能转化为机械能而做功。肌肉是一种可兴奋组织，它通过互相交叉的肌动蛋白丝与肌球蛋白丝之间形成的横桥相连接产生作用力。1938 年 A. V. Hill 建立了肌肉集中参数模型。Hill 的开拓性工作，建立了关于肌肉收缩的宏观唯象理论，将弹簧与黏弹性元件组合在一起，在肌肉模型中提出了阻尼弹性模型。至今，肌肉模型设计中仍在使用基于 Hill 收缩原件的分布模式，用于描述肌肉强直收缩、等长收缩以及等长痉挛收缩。

Hill 的经典性工作奠定了骨骼肌力学的基础。他取青蛙的缝匠肌为试样，两端夹紧，保持长度为 L_0；以足够高的频率和电压加以刺激，使挛缩产生张力 T_0；然后将肌肉的一端松开，使其张力降为 T（$T<T_0$），则肌肉纤维以速度 v 缩短。Hill 不仅测定 T、v 与 T_0 的关系（见图 2-4），还测定了肌肉缩短时产生的热量，以及维持挛缩状态所需的热量。他的实验原理及结果如下。

根据热力学第一定律：

$$E=A+S+W \tag{2-16}$$

其中 E 是肌纤维单位时间内释放的能量，A 是单位时间内保持的热量，S 是收缩热，$W=Tv$ 是所做功率，当长度不变时，$E=A$。

当长度改变时，Hill 测量 A 和 E，由此得到（$S+W$）的经验方程：

$$S+W=b（T_0-T） \tag{2-17}$$

b 是常数，进而 Hill 假设，$S=av$，a 是常数，这样可得：$b（T_0-T）=av+Tv$。由此可得 Hill 方程：

$$（a+T）（v+b）=b（T_0+a）\tag{2-18}$$

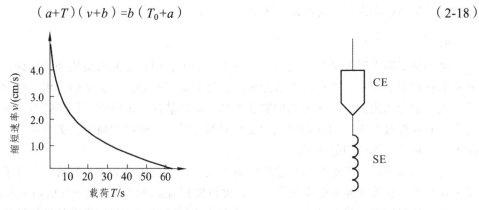

图 2-4　挛缩状态的蛙缝匠肌快速释放实验中测得的　　图 2-5　骨骼肌的 Hill 模型
　　　　等张收缩时 T、v 数据与 Hill 方程相比较
　　　　（引自 Hill，1988）

　　Hill 方程表明：在挛缩状态下，单位时间内从化学反应获得的机械能是常量。从力学观点来看，Hill 方程描述了骨骼肌收缩时的力—速度关系。显然，张力越大，缩短速率越小。反之亦然。Hill 方程给出了骨骼肌从等长挛缩状态下快速释放时的张力—收缩速度关系，仅反映了骨骼肌力学性质的一个方面。将 Hill 方程进行推广，Hill 又从功能模型出发，建立双元素模型如图 2-5 所示，CE 是收缩元，SE 是弹性元，假设：

　　（1）收缩元 CE 的张力—收缩速度关系仅取决于瞬时状态，与收缩的过程无关，服从 Hill 方程；

　　（2）在静息状态下，CE 可以自由伸缩，与静息状态下肌肉的应力无关；

　　（3）串联弹性元 SE 是完全弹性体，其力学性质与肌肉的激发状态无关。

　　这就是著名的 Hill 双元素模型，用公式表示：

$$\left.\begin{array}{l}L = L_S + L_C\\T = T_C = T_S\end{array}\right\}\tag{2-19}$$

　　另外肌肉收缩模型的研究工作是侧重在超微结构水平进行，肌肉滑行是公认的肌肉收缩机制，肌肉产生作用力的过程是粗肌丝与细肌丝之间通过横桥的结合将化学能转换成机械能的过程。1957 年 A. F. Huxley 建立的描述单个肌小节的横桥模型。20 世纪 50 年代 Huxley 提出了关于肌肉收缩机制的肌丝滑移学说，从肌细胞的微细结构出发，开辟了一条新的道路。

2.5　细胞-分子生物力学

　　细胞是生物体基本的结构和功能单位，细胞的形态结构及功能，细胞的生长、发育、成熟、增值、衰老、死亡、癌变，细胞的分化及其调控机制，都与细胞力学特性有关。细胞在实现其功能时，必须使有关基因信息，合成、选择、存储和输运各种生物分子，转换各种形式的能量，传导各种信号，在响应外界环境作用的同时调整或保持其内部结构，所有这些行为都涉及力学过程。

2.5.1　细胞的结构与力学特性

2.5.1.1　细胞膜

细胞膜又称原生质膜，主要参与细胞识别与信号传递。其化学组成主要是脂类、蛋白质和糖类。生物膜的骨架是磷脂双分子层，蛋白质分子以不同的形式镶嵌在其中。细胞膜的表面还有糖类分子，形成糖脂、糖蛋白。生物膜的内外表面上，脂类和蛋白质分布不平衡，反映了膜两侧的功能不同。脂双层具有流动性，其脂分子可以自由移动，蛋白分子也可以在脂双层中横向移动。

细胞膜的四种主要功能为：分割形成细胞和细胞器，为细胞的生命活动提供相对稳定的内环境；屏障作用，膜两侧的水溶性物质不能自由通过；选择性物质运输，伴随能量传输；生物功能，即激素作用、酶促反应、细胞识别、电子传递等信息跨膜传递功能。

细胞膜复杂力学环境的主要构成因素有力学机械拉伸、血液等流体剪切应力及压力。力学刺激被细胞感受并转换成生化信号或电信号的机理，能导致有弹性的细胞膜膨胀或收缩以及膜曲率的变化，引起细胞形变，细胞膜或细胞特定的结构能感受这种变化，并将信号转入细胞内，这种特定结构就是所谓的细胞力学感受器。具有应力感应功能的细胞主要有内皮细胞、平滑肌细胞、心肌细胞、成骨细胞、软骨细胞、成纤维细胞等。

力学信号的感受、传导机制主要有三类：激活力学信号敏感粒子通道（如 Na^+、K^+、Cl^-、Ca^{2+} 等）；直接或间接激活 G 蛋白、受体酪氨酸激酶、MAPK 等信号通路；通过黏附结构（如整合素）及细胞骨架介导的力学信号传导。这些机制均与细胞膜的结构与功能有关，细胞膜作为细胞外力学刺激向细胞内生化信号转化的支点，最早成为细胞生物力学研究的热点。

2.5.1.2　细胞质

存在于脂膜之间的原生质称为细胞质。细胞质中能完成特定结构的是细胞器，细胞器有内质网、高尔基体、溶酶体、线粒体、核糖体等。细胞器外的细胞质基质含有微管、微丝和中间纤维组成的细胞骨架结构。

细胞骨架是指真核细胞中的蛋白纤维网络结构，细胞骨架不仅在维持细胞形态及承受外力、保持细胞内部结构的有序性方面起重要作用，而且还参与许多重要的生命活动。如在细胞分裂中细胞骨架牵引染色体分离；在细胞物质运输中，各类小泡和细胞器可沿着细胞骨架定向转运；在肌细胞中，细胞骨架和它的结合蛋白组成动力系统；在白细胞迁移、精子游动、神经细胞轴突和树突伸展等方面都与细胞骨架有关。细胞骨架还参与对力学敏感离子通道蛋白活性调节。所以对细胞骨架的研究，成为细胞生物学及细胞力学研究中最活跃的领域之一。

2.5.1.3　细胞核结构与功能

细胞核是细胞最重要的细胞器，核表面是双层膜构成的核被膜，核内包含有 DNA 和蛋白质构成的染色体。细胞核是细胞遗传控制的中心，细胞核内储藏着细胞的全套基因组。细胞遗传信息寓于 DNA 分子的核苷酸序列中。借助 DNA 复制与选择性转录，细胞核成为细胞增殖、分化、代谢活动的关键环节。

研究证实，许多基因调控区存在应力反应元件，它是指存在于基因的启动子内，并且能够被应力所诱导的启动基因转录的顺式调控元件，能够特异性地上调或下调相关基因表达。目前已知机械应力反应元件至少涉及 4 种转录因子结合位点及 10 余种受应力调控的相关基因。能被应力激活的转录因子分别是：基因结合核因子（NF-kB）、激活蛋白（AP-1）、早期生长反应蛋白（Egr-1）、刺激蛋白（SP-1）。受应力机制调控的基因主要有：血管活性物质基因、生长因子基因、黏附分子基因、趋化因子基因、凝血因子基因和原癌基因等。

2.5.1.4 细胞力学研究

细胞力学研究的不仅是细胞的运动、变形、细胞间相互作用，以及细胞如何产生力，如何感觉和响应外界作用力，随着细胞与组织工程的发展，细胞力学研究还包括：对细胞骨架动力学研究，细胞-细胞外基质相互作用以及有关的细胞形状结构、功能、形变能力和整个细胞力学特性，细胞内各亚细胞结构（如微管、肌动蛋白细丝和中丝、微梁网络等）黏弹性和连接，与细胞黏附及运动有关的细胞与分子层次的力学行为，细胞因机械力作用所引起的损伤，有关力学作用对细胞生长、重整、力学信号转导和基因表达等过程的影响等研究。细胞生物力学对细胞与组织工程、分子生物力学和生物工程、心血管力学、各种软硬组织生物力学、生物力学模型和生物材料等研究起了重要作用，极大促进了生命科学进一步发展。

外力如何作用于细胞以及细胞如何感应外力刺激并调控其生物学行为，分子结构如何决定其功能以及分子间相互作用怎样调控细胞黏附与聚集等动力学行为构成了细胞-分子生物力学领域关注的主要问题。

在应用研究层面，细胞-分子生物力学的发展具有广阔的应用前景：正常细胞与病理细胞力学特性的差别为疾病诊断拓展了新的思路；力学刺激影响干细胞分化为组织工程和再生医学提供了新的线索；力学信号转导通路的发现使通过干预信号传导达到治疗相关疾病成了潜在的可能；单分子力学性质及其与微观结构关系为合成新型生物大分子物质开辟了道路；生物大分子相互作用的结构-功能关系研究为药物设计、筛选提供了量化的技术平台。基础与应用的有效结合将会进一步促进细胞-分子生物力学研究的更加迅速发展，为定量化认识细胞与分子生物学过程、改善人类健康发挥更加重要的作用。

2.5.2 血液流变学

流变学（Rheology）是研究物质流动和变形的科学。血液流变学（Hemorheology）研究血液及其组分，以及血管的流变性质及其变化规律。血液的流变特性主要表现在血液供给生命活动必需的营养，在肺和组织细胞之间输运 O_2 和 CO_2，含有多种酶和激素，而且"知道"什么时候该流动，什么时候该凝固。血液的重量占人体重的 7% ~ 8%，是细胞在电解质和非电解质水溶液中的悬浮液体。通过离心机，血液可分离为血浆和细胞两部分，体积各占 50% 左右。血浆中 90%（重量）是水，血浆蛋白占 6% ~ 7%，无机物各占 0.9%，其余为非蛋白质有机物。细胞主要是红细胞，白细胞和血小板分别占细胞总体积的 1/600 和 1/800。

血液的黏滞性（黏度）是血细胞及血浆蛋白分子间摩擦的结果。全血黏度主要决定于红细胞的数量，血浆黏度主要决定于血浆蛋白的含量。如果以水的黏度为 1，血液相对黏度为 4 ~ 5，血浆相对黏度 1.6 ~ 2.4（37 ℃）。

血浆表现为牛顿流体，血浆的黏度主要取决于纤维蛋白原的浓度。全血为非牛顿流体，而在低切变率下，黏度随切变率增大而减小，逐渐趋于牛顿流体。血液的应力——应变率关系非线性，且只有当血液所受的外部切应力大于屈服应力时，血液才开始流动，属于塑性流体。

血液流变学主要包括三个层面的内容：（1）宏观血液流变学，研究血液表观黏度、血浆黏度、血沉、血细胞压积、凝血与血栓形成等；（2）细胞流变学，细胞水平上的研究，研究红细胞聚集性、变形性，红细胞与血小板表面电荷，白细胞流变性、血小板黏附、聚集性；（3）分子血液流变学，分子水平上研究血浆蛋白成分对血液黏度影响，介质对细胞膜的影响，主要是纤维蛋白原、球蛋白等。

血液流变性质的改变直接关系着人体组织血液供应的减少与增加，从而影响人体组织器官的代谢及功能状态；对止血有重要生理意义。当人体患有某些疾病或某些疾病发生之前，血液流变性质会发生改变。血液流变学不是一个孤立的系统，它和体内的许多系统都存在着广泛的联系，在临床的疾病发生发展、治疗、判断疗效和预后的一系列过程中，在研究血液流变性的改变同时，也要考虑它和其他系统的关系和相互影响。不仅仅是应用血液流变学的仪器测定某些疾病时的流变学参数变化，而进一步考虑这些异常的参数与其他系统的相互作用，提示疾病的发生或程度。血液流变学是研究疾病诊断、预后的辅助手段，也是疾病预防必不可少的手段。

血液流变学的应用范围广泛，测定参数较多，目前临床上测定较多的指标有血细胞比容、血沉 ESR、血小板黏附功能与聚集性、全血黏度、血浆黏度、红细胞变形性、红细胞聚集性、红细胞电泳以及体外血栓形成试验等。血液黏弹性的测量常用的荡流试验（包括单纯的简谐振荡和直流+谐波的脉动流），还有应力松弛试验和线性"加载"（切变率按线性规律增大）和"减载"（切变率按线性减小）试验。关于黏弹性的测量的另一重要实验室在定常剪切条件下，利用流变仪测量正应力。正应力效应源自红细胞的变形能力。

2.5.3　红细胞及流变学

2.5.3.1　红细胞的结构

正常红细胞呈双凹圆盘形，平均直径 7.8 μm，最厚部约 2.5 μm，中心最薄部分为 1 μm。红细胞平均体积为 90 ~ 95 μm³。正常成熟红细胞没有细胞核，其形状在通过毛细血管时明显改变。事实上红细胞如一个口袋，可以改变任何形状。红细胞的细胞膜相对于其内的物质明显过剩，在变形时，不会使细胞破裂。另外红细胞的比重要大于血浆，可以稳定地悬浮在血浆中，这是由于红细胞膜的表面带有负电荷，根据同性相斥的物理特性，红细胞在血浆中不会像沙砾一样很快地沉下去，而是稳定悬浮，缓慢沉降。这种特性还利于红细胞在血流中保持良好的形态和流动性，也适应血液循环的特性，即在大血管中血流非常快，而在微循环中血液缓慢，甚至停滞。

2.5.3.2　红细胞的变形

在微循环中，红细胞通过直径比它小的毛细血管时，红细胞进一步会变成子弹头或拖鞋形或降落伞形，红细胞在体内能根据流场的情况和血管的粗细来改变自己的形状，红细胞的这种特性称为红细胞的流变性。

我们知道红细胞的生理功能是负责把机体所需的 O_2 输送到机体各个器官,同时带走 CO_2,并在肺内排除 CO_2。在完成这一使命的过程中,红细胞必须通过机体各组织、器官的毛细血管。而这些毛细血管的直径一般都比红细胞的尺度小得多,比如人体脾脏毛细血管直径约 3 μm,而红细胞直径为 8 μm。可以设想,红细胞通过这些毛细血管时,形状改变很厉害。红细胞从双凹碟形变为"拖鞋"形,局部伸长比达 200%。红细胞变形性是血液运输气体的必要条件,是红细胞在体内或试验条件下执行正常生理功能的根本。

血液在大小血管中流动,血流剪切应力作用于红细胞表面,推动红细胞膜围绕红细胞质做坦克履带式运动。红细胞膜和细胞质经受变形,膜的这种运动与膜弯曲部分、平坦部分所受的剪切应力周期性变化有关。血管越细,血液黏度越低。这有利于血液顺利通过微血管。当管径小到一定程度时,黏度不仅不再降低,反而急剧增高,这种现成称为逆转现象,此时的血管半径为临界半径。冯元桢和 Evans 测量了不同环境中红细胞的几何形状,分别在相当于渗透压 300 mmol(等渗)、217 mmol(低渗)、131 mmol(红细胞膨胀成球形、处于破裂边缘)的情况下,红细胞的剖面形状如图 2-6 所示。

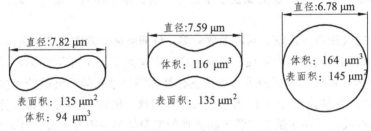

图 2-6　红细胞在不同渗透压下的形状

实验结论:① 当渗透压改变时,红细胞形状变化显著,但表面积变化却很小。当红细胞膨胀成球形,即将破裂时,尽管体积增大了 74 μm³,在流体动力作用下旋转,这种旋转可能使红细胞趋于某种平衡角度,这种运动称为"取向",也可能不断旋转;② 在方向相反的剪切力作用下,红细胞被拉伸,红细胞各部分发生相对位移;③ 红细胞膜与其内的血红蛋白之间发生相对运动,这种运动称为"坦克履带"运动。这和红细胞内外介质(血红蛋白和血浆)的黏度差异有密切关系。

红细胞的变形要归于它的结构和形态。红细胞是一种最简单的单细胞,它没有细胞核,由细胞膜和细胞质组成,血红蛋白是一种液晶态。红细胞的变形主要取决于细胞膜的力学性质。红细胞膜很薄,弯曲刚度比抗张力能力低得多。另一方面从微分几何的角度来看,双凹碟旋转体的表面具有许多可贴曲面,可以变为种种可贴曲面,既不撕裂,也不被拉伸或折叠,这种变形称为可贴合变形。另外红细胞质的黏度低、细胞膜的黏弹性、细胞膜面积与体积之比高也是红细胞可以变形的条件。切变率、血管内径、血细胞浓度、介质黏度、pH 值、渗透压等因素对红细胞变形性都会产生影响。红细胞变形的决定因素主要有以下三个方面:

(1)红细胞膜的黏弹性。

红细胞膜是由膜质和膜蛋白按照液态镶嵌模型组构的,脂质使红细胞膜具有流动性和黏滞性,跨膜蛋白及其膜下的血影蛋白网络使得红细胞具有弹性,增强了膜的机械强度,使膜具有抵抗剪切力的能力。

（2）红细胞的几何学。

红细胞的双凹圆盘形最主要的优点是膜面积相对于红细胞的体积有较大过剩，使红细胞有很好的变形性，同时也利于跨膜营养物质和代谢产物的交换。正常红细胞膜面积相对于相同体积球面积要过剩 30% ~ 40%。

（3）红细胞的内黏度。

红细胞的细胞质黏度称为红细胞的内黏度。红细胞的内黏度与平均血红蛋白浓度、红细胞膜的结构成分有关。当血红蛋白浓度增高时，内黏度急剧升高，红细胞变形性下降。红细胞中的 ATP 减少，红细胞形状发生改变，钙离子进入细胞，钠离子和水分丢失，引起内黏度增高，变形性降低。

测定红细胞变形能力的方法有很多种，目前常用的测量有直接观察法、激光衍射法、微管吸附法。用单轴伸长测定红细胞变形，渗透性溶血法、微孔筛滤法、原子力显微镜测定正常红细胞 RBC 表面粗糙度等。

2.5.3.3　红细胞在微血管中的流变行为

血液并不是均质流体，而是由血浆和红细胞组成的悬浮液体。悬浮液若要当作连续介质来讨论，需要满足流场的特征尺度 L 与颗粒的特征尺度 δ 之比非常大，即 $\delta/L \to 0$。对于血液来说，δ 为红细胞的直径，微米级别。在循环系统中，流场的特征尺度为各级血管的直径，从主动脉、腔静脉到毛细血管，管径的尺度从 3 cm 到 3 μm。对于大血管来说 $\delta/L \approx 10^{-3} \ll 1$，血液可以看作是连续介质。但毛细血管不满足上述条件，其内的血液不能看作连续流动介质。

在大多数毛细血管和组织里，毛细血管的直径小于自然状态下的红细胞的直径。这时，红细胞实际上是一个一个挤过去的，毛细血管中血液的相对黏度与细胞比积成正比。若间距较小，流速达到 1 mm/s，则红细胞和血浆一起像刚体一样在管心区运动，相对黏度与细胞比积趋于无关。若细胞间距小于管径，且流速较低，则红细胞与血管内皮膜之间的间隙变小，每个细胞所受阻力增大，相对黏度可能与单位长度内的红细胞数成正比。

（1）红细胞的取向。

若将刚性椭圆形颗粒置于剪切流中，颗粒受流动剪力矩的作用而旋转，当颗粒长轴方向与流动方向一致时，转动角速度最小。而当其长轴与流动方向垂直时，角速度最大。在每转动一周时，长轴与流动方向一致的时间最长。旋转的结果，不仅要不断提供颗粒转动运动所需的能量，而且颗粒的有效体积剧增，流动阻力将大大增加。对于红细胞来说，由于它呈双凹盘形，故当盘面与流动方向平行时角速度最小，而当盘面垂直于流动方向时，角速度最大。

（2）红细胞的聚集。

Skalak 和 Chien 等提出，能解释红细胞聚集过程的特殊性是基于分子现象、细胞黏弹性和血液流变学、细胞之间键形成和断裂的速率、在此过程中化学能量的释放、红细胞横桥的弹性、横向连接分子的侧向运动，这些因素都影响红细胞的聚集。

在静止状态下红细胞的密度略高于血浆的密度，故在静止状态下，红细胞会因为重力作用下而沉降，称为血沉。红细胞在血浆中聚集并形成网络，这种网络有一定强度，只有当剪切力高于此强度时，网络破坏，血液才会流动。红细胞聚集主要影响低剪切力下血液黏度，红细胞聚集增多时，低剪切下血液表现黏度增高。另外，剪切应力能引起红细胞膜的坦克履带式运动（膜的作用），导致低剪切力时发生解聚。在正常血液循环系统，在微动脉和毛细血管中，由于血流剪切应力太高，不容易发生红细胞聚集，但是在静脉中红细胞可以发生聚集。如果微静脉中红细胞压积升高，毛细血管后的微静脉中血液瘀滞，红细胞聚集增多。

在流动的血液中，红细胞聚集过程受细胞间的分子连接、水流力学和碰撞力所调控。对于红细胞的这些作用力不是同时平衡的，因为在血管系统中流动的血流是脉动性的，对时间有依赖性。血液黏度不仅依赖于所受的剪切率，而且决定于局部流动条件下红细胞形成聚集体所需的转变时间。红细胞的聚集同时取决于以下四种作用的相互制约和平衡：大分子的桥联作用，血浆中纤维蛋白原、血浆球蛋白作为桥联媒介；静电作用；红细胞变形（戊二醛固化处理的红细胞在血浆中不会聚集）；流体动力的作用使红细胞相互接近或接触、变形等，并可能激活细胞膜甚至血红蛋白。

2.5.3.4 红细胞与内皮细胞的黏附

20 世纪 80 年代以后，人们开始认识到心脑血管疾病的发病机制应从血液和血管之间的相互作用方面深入研究，尤其是要以血细胞与内皮细胞之间的相互作用为切入点，才能在心脑血管疾病上找到突破口。

从陈槐卿等人研究结果表明，人体循环系统动脉系统管壁上的剪切应力都在 1.5 Pa 以上，正常条件下动脉系统管壁上不大可能出现 RBC-内皮细胞黏附。但在微循环中，微静脉管壁上的剪切应力为 0.4 Pa 左右，在生理条件下，微静脉管壁上有可能发生红细胞与内皮细胞黏附，只要内皮细胞正常和完整，红细胞的形态和功能正常。这种黏附属于生理性的，不会引起病理改变。但是如果内皮细胞或红细胞出现病理性改变，红细胞与内皮细胞黏附就会形成严重后果。

1. 影响红细胞-内皮细胞黏附的因素

（1）戊二醛能使红细胞变硬，使 RBC-内皮细胞黏附减少。

（2）红细胞内摄入低剂量的 Ca^{2+} 能明显增加 RBC-内皮细胞的黏附。如果红细胞内摄入高剂量的 Ca^{2+}，则 RBC-内皮细胞的黏附与对照组无明显区别。

（3）藻酸双酯钠是从褐藻中提取的中药制剂，具有肝素样生理活性，低浓度时可吸附到红细胞表面，增加红细胞膜表面负电荷，也可使内皮细胞表面负电荷增加，减少黏附。

（4）神经氨酸酶，不同浓度的神经氨酸酶能不同程度地去除 RBC 表面电荷，在毛细血管微静脉内 RBC 表面负电荷去除 50%以上，RBC-内皮细胞黏附才显著升高。

2. 红细胞与内皮细胞黏附的机制

主要存在以下几种：（1）红细胞膜及内皮细胞。（2）红细胞与内皮细胞间通过桥接分子介导黏附。（3）内皮细胞表面有特异性受体分子，可以识别不同的黏附蛋白，若红细胞吸附 RGD 序列（精氨酸-甘氨酸-天冬氨酸）的蛋白分子，两者可以通过特异性结合而相互黏附。（4）红细胞表面有残留的特异性受体，内皮细胞表面存在致黏附的蛋白分子（纤维连接蛋白，vWF），也可与红细胞发生特异性黏附。（5）红细胞表面有残留的特异性受体，可特异性识别内皮细胞表面的某些成分。（6）红细胞与内皮细胞表面均含有特异性受体分子，他们之间的黏附蛋白通过不同的结合点位来桥接，血小板反应素就是这样的蛋白分子。其中（1）、（2）是非特异性的黏附，亲和力较低，容易受到 RBC 变形性、血管因素、血流状态的影响。另外几种是特异性受体分子介导的黏附，亲和力强。

2.5.4　白细胞及流变学

2.5.4.1　白细胞的分类与形态

白细胞为无色、球形细胞，它有核、线粒体和其他细胞器。根据细胞胞质内有无嗜色颗粒分为粒细胞和无粒细胞两大类，细分为五种细胞：淋巴细胞（20%～40%）、单核细胞（3%～8%）嗜酸性粒细胞（0.5%～5%）中性粒细胞（50%～70%）、嗜碱性粒细胞（0～1%）。

未变形的白细胞呈球形，细胞膜表面有突起状或皱褶，直径在 7～20 μm。健康的成年人在安静时白细胞浓度为 4 000～10 000 个/mm³，剧烈运动、疾病时，数目明显增加。在炎症情况下，白细胞数目明显增多；伤寒、败血症会引起白细胞数量明显减少；药物、放射性射线、感染、毒素等均可以使粒细胞减少。白细胞的力学行为比红细胞更为复杂。它体积大、变形困难，对微循环的影响十分显著。

粒细胞根据嗜色性分为嗜酸性粒细胞、嗜碱性粒细胞和中心粒细胞三种，又统称为多形核白细胞（PMN）。嗜酸性粒细胞为圆形，直径 10～15 μm，细胞核多数分为两叶。中性粒细胞为圆形，直径 10～12 μm，表面有少数短的微绒毛突起。嗜碱性颗粒直径 10～11 μm，细胞核呈 S 形或不规则形，染色较淡。

无粒细胞分为淋巴细胞和单核细胞两种。淋巴细胞呈圆形或椭圆形，大小颇不一致，直径 6～16 μm，细胞核呈圆形或椭圆形。淋巴细胞是体内功能分类最为复杂的细胞群，根据来源、形态、表面标志与功能可以分为三大类：① 胸腺依赖淋巴细胞（Thymus-Dependent Lymphocyte），简称 T 细胞，T 细胞占外周淋巴细胞总数的 75%，参与免疫，并有调节免疫应答的作用；② 骨髓依赖淋巴细胞（Bone Marrow-Dependent Lymphocyte），简称 B 细胞，产生于骨髓，B 细胞占外周血淋巴细胞总数的 10%～15%，受抗原刺激后增殖分化为浆细胞，产生抗体；③ 自然杀伤细胞（Natrual Killer Cell），简称 NK 细胞，产生于骨髓，约占 10%。NK 细胞不需要抗原刺激就能杀伤某些肿瘤细胞。

单核细胞是血液中最大的细胞，直径 14～20 μm。单核细胞呈圆形或椭圆形。

白细胞的主要功能为防御外来侵略，执行免疫与吞噬作用，参与炎症反应。白细胞在炎症、伤口愈合和其他生理过程中起重要作用。吞噬细胞在炎症反应的急性期起主导作用，它们可以快速移动到感染或受伤组织部位，释放一系列细胞毒性分子，快速但非特异性地清除入侵的物质或微生物。吞噬细胞对组织损伤的正常修复也很重要。炎症反映了阻止巨噬细胞和肥大细胞、血管内皮细胞和循环吞噬细胞的协作关系，可溶性炎症介质的释放在激活和协调这一过程中起着关键作用。

血管舒张和通透性是炎症损伤中的两个早期反应，在很大程度上可以因粒细胞的单核-巨噬细胞的分泌产物而减弱。炎症部位还可以产生许多中性粒细胞和其他吞噬细胞的趋化物，趋化物的化学多样性决定了功能多样性，保证了白细胞可被吸引到损伤或感染部位。

2.5.4.2　白细胞的黏附与迁移

就力学行为而言，白细胞处于静息状态或能动状态。① 静息状态，无外力作用时呈球形，在外力作用下可变形；② 能动状态即使无外力，白细胞也会自动变形，形成原足。在微循环流动中白细胞一般处于静息状态，但白细胞穿过内皮膜进入间质时，在吞噬等过程中则处于能动状态。

1867 年 Cohnheim 就已经发现血流中的白细胞可以向血管外的炎症部位移动，这是炎症反应概念形成的重要里程碑。为了从血流进入炎症部位，白细胞必须与血管内皮黏附，在附近的内皮细胞之间移动（称为渗出），然后穿过基底膜。

白细胞由骨髓产生于血液中到完成其生理功能分为两个时期：非活动期和穿过血管壁进入组织间隙完成生理功能。黏附机制与化学因素有关，也与流体力学因素有关。黏附多发生在小血管尤其是微静脉中。白细胞自毛细血管迁移的初始步骤需要中性粒细胞和内皮之间低黏附性相互作用，称为"滚动"，滚动的中性粒细胞可以分离，重新回到循环中，其他细胞可以暂停，在数秒内发生形态学改变，变为扁平的，更易与血管壁结合的外形。白细胞被趋化物激活，在黏附作用的产生中起关键作用，因为此时它可以上调细胞表面整合素的数量和活性。

粒性白细胞是最大的一个白细胞群体，目前大多数的研究都集中在中性粒细胞上。在循环血流中处于被动状态的中性粒细胞呈球状，直径约为 7.5 μm，细胞表面有很多微绒毛突起和褶皱。当白细胞受到刺激，或将它悬浮在自体血浆或任氏溶液中，白细胞会自动变形，进入主动状态，伸出伪足，尤其在黏附、迁移和吞噬作用时，白细胞的形态会明显改变。

静态时中性粒细胞表面很少出现受体，当白细胞受到细胞因子（包括克隆刺激因子、肿瘤坏死因子和 α-干扰素）刺激时，在脂多糖、表面接触和兴奋性配体刺激时，受体分子从细胞内分泌颗粒募集到细胞表面。白细胞黏附的受体有 β_2 整合素，选择素-L。

粒性白细胞的激活依赖刺激因素、受体类型和细胞内信号途径的活化。中性粒细胞最显著的特点是运动、趋化和摄取，这些都是中性粒细胞肌动蛋白和细胞骨架网的组建和组装的主动变化的结果。大多数中性粒细胞的运动和吞噬发生在组织中，要进入组织，中性粒细胞必定要黏附到血管壁，并移行跨过血管壁内皮细胞。黏附和游出发生在炎症部位，受细胞刺激因子刺激的内皮细胞上呈现包括 ICAM-1 和 ELAM-1 的黏附分子，与中性粒细胞上的整合素 CD11/CD18 结合，形成白细胞与内皮细胞的黏附，导致白细胞跨内皮细胞迁移和趋化运动，如图 2-7 所示。

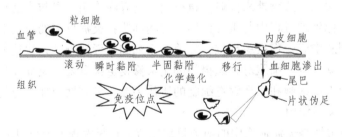

图 2-7　粒细胞迁移过程

2.5.4.3　白细胞在微血管中的流变形为/白细胞的变形性

在微血管里，流动的白细胞一般都处于静息状态。故白细胞在微血管里的行为相当于一个刚度较大的球形颗粒，但由于白细胞的体积浓度很低（不到红细胞的 2%）、体积大、变形差且具有黏弹性，它在微血管的流变行为也有特殊性，主要是白细胞在微动脉、微静脉中运动时的趋边性、白细胞黏附以及白细胞与血管内皮细胞的相互作用。

1. 白细胞的趋边性

当血流在微动脉、微静脉血管中流动时，由于白细胞体积较大，刚度亦较大，且呈球形，故它的运动阻力比红细胞大，运动速度低于红细胞，孤立的白细胞和红细胞相互作用的结果，使得它向管壁偏移，这就是白细胞的"趋边性"。

2. 白细胞的黏附

白细胞与血管内皮细胞的相互作用使得趋边的白细胞有可能黏附于血管壁，与血管内皮细胞相互作用而形成一个共同的接触区。这时内皮细胞变形较小，白细胞变形较大。黏附于血管壁的白细胞受两个力的作用，一是内皮细胞膜和白细胞膜之间的黏附应力 σ_a，一个是血流绕流引起的流体动力的合力 F_f。这两个力都不通过白细胞的质心，因而附壁白细胞受到两个力矩作用 M_a 和 M_f 的作用，相对于质心来说，这两个力矩的方向是相反的。当 $M_f < M_a$ 时，被黏附的白细胞不可滑动，当 $M_f > M_a$ 时，附壁白细胞将沿壁滑移。由此可以确定白细胞与血管内皮细胞的黏附特性，它是内皮细胞膜与白细胞膜黏附强度的度量，反映了两者表面的结合能。白细胞附壁时间较长时，可能被激活，生成原足，穿过内皮细胞，进入到组织之中，这一过程机理仍在研究中。

3. 白细胞在毛细血管的运动

由于白细胞呈球形，直径大于红细胞，且刚度较大，故白细胞变形进入毛细血管所需的时间约为同样流动红细胞的 1 000 ~ 2 000 倍。白细胞变形进入毛细血管的过程，图 2-8 所示为白细胞变形进入毛细血管的过程示意，一开始，白细胞在变形的同时，将毛细血管和进口段扩张成锥形，设锥角 θ，在平衡衡量状态下，近似有

$$P_3 A_3 \sin\theta = (P_1 A_1 - P_2 A_2) \tag{2-20}$$

θ 很小，则 $\sin\theta$ 很小，所以 $P_3 A_3$ 很大。

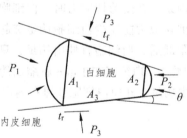

图 2-8　毛细血管进口段白细胞的变形和运动

白细胞向前运动的理论有两种假设：一是白细胞与毛细血管壁之间形成一血浆润滑层，此时白细胞与内皮细胞不存在直接接触，不存在黏附；二是白细胞运动速度低时，相应的血浆润滑层厚度太薄，不足以维持其稳定，则血浆润滑层破坏，白细胞与内皮层直接接触而发生黏附，毛细血流局部阻止，白细胞上游压力上升，驱动压力增大，在挤压的作用下，白细胞继续变形，白细胞与内皮细胞之间的结合能，决定了最大黏附应力与临界运动的压力差。

4. 白细胞的变形

（1）主动变形，无外力作用，消耗自身能量，自发变形。如炎症时，中性粒细胞和单核细胞在该处毛细血管处主动变形，渗出血管进入组织间隙，集中到炎症反应区，用伪足包裹

微生物形成吞噬体。

（2）被动变形，是指外力作用下发生的变形，由于变形能力差，线度大于红细胞，流经毛细血管时，常因不能及时变形，致使其缓慢通过毛细血管或阻塞细微血管入口处，从而引起血流缓慢或暂时断流现象。

2.5.4.4　中性粒细胞的生物力学特性

（1）运动、趋化和摄取。中性粒细胞最明显的特点是运动、趋化和摄取，是中性粒细胞肌动蛋白和细胞骨架网的组建和组装的主动变化的结果。白细胞与内皮细胞的黏附，导致白细胞跨内皮细胞迁移和趋化运动。

（2）脱颗粒。被刺激的中性粒细胞通过使颗粒膜与细胞或与吞噬体膜融合，使其颗粒内容物释放，如细胞外环境或吞噬体内，这个过程称为胞吐作用，由自己钙离子浓度的局部升高激发。此过程是受体介导中性颗粒信号转导通路的一部分。导致胞吐作用的第一步是细胞骨架和细丝状肌动蛋白网络的改变，将颗粒从移动细胞的前缘排出。

（3）杀菌活性。中性粒细胞和其他吞噬细胞能形成反应氧，具有强烈的杀菌活性，能杀死很多种微生物，在安静细胞中，这种氧依赖性杀伤系统处于失活状态。但在白细胞激活时，产生一系列迅速的代谢事件，称为吞噬作用或呼吸爆发。爆发常常在 2～20 min 内结束，时间的长短依赖于刺激的性质。

2.5.4.5　剪切应力对白细胞形态和功能的影响

在生理条件下，血流中的白细胞处于被动状态，保持球形，无伪足伸出，其膜上黏附分子表达水平很低。当白细胞从骨髓腔跨过骨髓内皮细胞进入循环时，需要激活并伸出伪足。当它们从循环血流跨过内皮细胞时，也需要伸出伪足。国内外大量研究发现，流体剪切应力是促使白细胞伪足缩回的重要因素。在受剪切应力时，白细胞体积增大，细胞刚性降低，变形性增高。循环血流中的血浆剪切应力能减少白细胞伪足突起，减少循环白细胞的黏附。有实验表明在单根微血管中血流阻断后，白细胞就伸出伪足，只要该微血管中没有血流，白细胞的伪足就一直存在，血流一旦恢复，白细胞在 1 min 就缩回伪足，然后就在内皮细胞上滚动。剪切应力降低会导致白细胞产生伪足，并使白细胞铺摊在内皮细胞上。

2.5.5　血小板及流变学

2.5.5.1　血小板的形态和结构

血小板是血液中最小的血细胞，正常人血液中计数为（1～3）×10^{12}/L，呈双面微凸的圆盘状，直径 2～4 µm。约 2/3 在末梢血循环中，1/3 在脾脏中，并在两者之间相互交换。血小板为含颗粒的无核盘状细胞。在电镜观察下，血小板的结构由外向内可以分为 3 部分：第一层由细胞外衣和细胞膜组成的表面结构；第 2 层为凝胶层，与周围平行的微丝微管组成骨架系统；第 3 层为细胞器及内容物，有线粒体、致密小体、特殊颗粒和溶酶体等结构。

循环中的血小板由骨髓中成熟的巨核细胞裂解产生，每个巨核细胞可以产生 2 000～7 000 个血小板。用 ^{51}Cr 标记法测定血小板寿命约为 7～14 天。主要在脾脏和肝脏的单核吞噬细胞系统中被破坏。初生的血小板体积较大，具有合成蛋白质的能力，黏着能力强，易于聚集和发生释放反应，具有止血功能。衰老的血小板较小，并丧失止血功能。

2.5.5.2 血小板的生理功能

1. 血小板的生理功能

血小板的功能行为和流变学问题与凝血和血栓形成等有密切关系。血小板是维持血液在血管内畅通的重要组成成分，其主要生理功能是参与止血、凝血与纤溶。血小板是一种极为敏感的细胞，环境因素的微小变化，会引起一系列活化反应，如黏附反应、变形反应、释放反应、聚集反应等。

黏附反应是指血小板黏附于血管壁或其他异物的特性。

变形反应是当血小板从静息状态变为活化状态时，形状将发生急剧的变化。

释放反应是活化了的血小板释放出它所含有的物质。

聚集反应是指活化了的血小板能通过相互作用而聚集成团的特性。血小板发挥功能必须先被活化，继而释放颗粒内容物，并通过靶细胞的黏附产生作用。

现有研究表明，血液流动过程中，血小板总是在靠近管壁的区域里运动，故真正影响血小板聚集过程的是壁面切应力（或壁面切变率）。Rosenblun 等（1982 年）在体观察表明：

壁面切应变 $\bar{\gamma}_{\omega} = 0.2 \sim 1.4\, s^{-1}$ 的范围时，血小板聚集潜伏期时间随 $\bar{\gamma}_{\omega}$ 增加而延长；

壁面切应变 $\bar{\gamma}_{\omega} > 500\, s^{-1}$ 时，乳酸脱氢酶（Lactic Dehydrogenase，LDH）、腺苷二磷酸（Adenosine Diphosphate，ADP）、三磷酸腺苷/腺苷三磷酸（Adenosine Triphosphate，ATP）等含量不变；

壁面切应变 $\bar{\gamma}_{\omega} > 5\,000\, s^{-1}$ 时，LDH、ADP、ATP 等有所上升；

壁面切应变 $\bar{\gamma}_{\omega} > 5\,000\, s^{-1}$ 时，ADP 引起的血小板聚集被迅速抑制，可见，切变率既能激发血小板的活性，又能损伤与破坏血小板的结构。

另有研究表明，影响血小板活性的重要因素是血小板的剪应力作用的时间。Colantuoni 等（1977 年）发现，人的血小板对剪应力的影响明显依赖于剪应力作用时间 $\Delta t = 10^{-3}\, s$：

剪应力 $\tau = 700\, N \cdot m^{-2}$ 时，血浆 5-羟色胺（5-HT）含量明显上升；

当 $\tau = 1\,500\, N \cdot m^{-2}$ 时，血浆乳酸脱氢酶 LDH 活性增大，血小板溶解，血小板数量急剧减小。

2. 血小板凝血机理

血小板通过黏附、聚集和释放反应参与初期止血过程，再通过释放其内含凝血因子（约 13 种因子），提供催化表面和血块收缩功能参与止血过程，整个凝血系统如图 2-9 所示。主要分为以下步骤：

（1）在多种因子作用下，形成组织促凝血酶原激酶。血小板能释放 5-羟色胺、儿茶酚胺等血管收缩素，使受损伤血管不同程度地紧闭，同时管内血流量减少，防止血流流失。

（2）凝血酶原活化变为凝血酶，血小板活化后，在其膜上形成第 3 因子（PF_3），为凝血因子提供催化表面，参与并促进凝固。在血小板所释放的不同因子作用下，数分钟内完成一系列列酶促生化连锁反应，最终导致血浆内可溶性的纤维原转变成不溶性的纤维蛋白。纤维蛋白原相对分子量为 34 万，细长丝状，并互相交叉织成网，因而把血细胞网罗起来，形成冻胶装的凝血块。

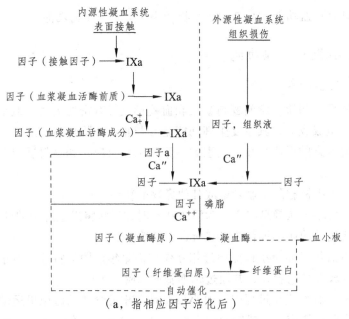

图 2-9 凝血系统示意图

（3）纤维蛋白原在凝血酶的作用下变为纤维蛋白单体，进而经 XIII 因子和 Ca^{2+} 作用，聚合成为纤维蛋白聚合物，形成网络结构。主要与血小板的黏附及聚集功能有关。血流中血小板质膜上的 GPIb/IV 复合物借 vWF 的桥联作用，黏附于血管损伤处的内皮下组织参与初期止血。同时在诱导剂作用下，其质膜上 GPⅡb/Ⅲa 复合物暴露出配结合位点，纤维蛋白原等黏附蛋白在 Ca^{2+} 存在下与 GPⅡb/Ⅲa 结合，使血小板相互黏着而聚集成团，形成止血栓。同时血浆中的纤维蛋白在纤溶系统下，容易降解。血小板含有抗纤溶因子，抑制了纤溶系统活动，使形成的血凝块不至于崩溃。

陶祖莱（1987 年）测量了 25 位志愿者（男：10，女：15）的血液在凝血过程中的黏弹性，典型结果如图所示 2-10 所示。同一血样分成三份，即全血（WB）、富血小板血浆（R.P）和贫血小板血浆（P.P）。在低切变率下，由图 2-10 可见，凝血过程可分为三个阶段：

（1）$0 \leqslant t \leqslant t_0$，$G'$ 和 G'' 均很小，凝血尚未开始。

（2）$t_0 < t \leqslant t_c$，当 $t=t_0$ 时，G' 和 G'' 开始剧增，凝血过程开始；当 $t=t_c$ 时，$G''\dfrac{d^2G}{dt^2}=0$，G 线拐点。

（3）$t > t_c$，$G'\left(\dfrac{dG}{dt}\right)$ 趋于零，即 G' 和 G'' 接近。

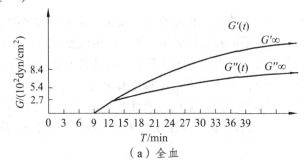

（a）全血

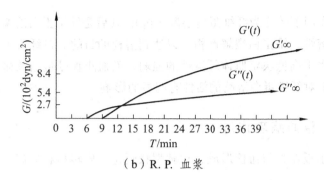

（b）R. P. 血浆

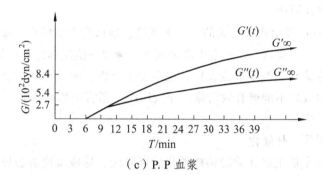

（c）P. P 血浆

图 2-10　凝血过程中动力学模量随时间的变化（$H=0.39$，37 ℃，1 Hz）

（摘自陶祖莱《生物力学导论》）

为了描述动力学黏度在凝血过程中的变化，陶祖莱用下关系描述血液在凝血过程中的黏弹性行为：

$$\frac{G}{G_\infty} = \exp\left(-\frac{\lambda}{t-t_0}\right) \tag{2-21}$$

式中　t_0——凝血起始时间；

λ——时间常数，$\lambda = \frac{1}{2}(t-t_0)$；

t_c——凝血过程中 $\mathrm{d}G/\mathrm{d}t$ 与 $\mathrm{d}G'/\mathrm{d}t$ 由上升变为下降的转变。

其影响表现如下：（1）从黏弹性行为变化方面看出，凝血起始时间（t_0）因红细胞存在而推迟了，血小板的数量对于凝血起始时间没多大影响，主要取决于血小板的活性和纤维蛋白原。

（2）凝血过程中 G''（反映黏性）的弛豫时间 λ_2 主要决定于纤维蛋白原，血小板的数量对它没有什么影响。但红细胞的存在使 λ_2 显著增大。弹性模量 G' 的弛豫时间 λ_1 却主要是由血小板的含量所决定的。

（3）时间常数 λ 主要决定于纤维蛋白原。

（4）对于血凝体的刚度（G'_∞）和粘性（G''_∞）来说，起主导作用的是血小板的数量和活性。而红细胞的作用似乎是"掺沙子"，它使 G'_∞ 和 G''_∞ 均有所下降。

3. 血小板的纤溶作用

血小板对纤溶调节起着重要作用。纤溶过程大致分为两步：首先是血浆中纤维蛋白溶酶原在各种激活物的作用下转变为纤维蛋白溶酶（P_1）；其后是纤维蛋白溶酶使凝胶状态的纤维蛋白溶解，产生可溶性纤维蛋白裂解产物，以达到溶栓的目的。在纤溶系统中最终的成分是纤维蛋白溶酶，其水平高低决定肌体纤溶性的强弱，而血小板糖蛋白及血小板其他成分（如血小板纤溶增强物）对纤维蛋白溶酶的活性有明显的影响。

2.5.5.3　血小板的病理作用

研究表明，血小板在参与血栓形成、动脉粥状硬化、癌转移和炎症、免疫反应等病理生理过程中起重要作用。

（1）血小板与血栓形成。

1847 年，Virchow 提出血栓形成的三要素理论，他认为内皮损伤、血流的改变及血液高凝状态是血栓形成的主要要素。在正常生理情况下，凝血—抗凝和纤溶—抗纤机制互相平衡，保证血液在体内正常流动，既不形成血栓，也不至于出血。血栓形成与血栓溶解机制的失衡使得血栓不适当地形成后不能被有效清除，导致组织（器官）坏死；另一方面，抗凝/纤溶过度也会导致出血的发生。

（2）血小板与粥状动脉硬化。

早期研究认为血小板主要在动脉粥样硬化后期阶段，形成斑块破裂导致血栓形成，随后引发一系列的急性或慢性的临床事件。对于血小板功能机制的研究，也主要侧重于在凝血和血栓形成方面。近年来研究显示，血小板及其活化产物，如 P-选择素、CD40L、白介素及某些化学激动剂等，广泛地参与了炎症反应。因此活化了的血小板作为一种"炎症细胞"，参与多种血管性疾病的发生和发展。早在动脉粥样硬化初期，血小板就已经参与其中，发挥其致炎作用。血小板作为唯一既参加动脉粥样硬化炎症反应又参与粥样血栓形成的细胞，它在炎症、动脉粥样硬化、血栓形成三者之间起到一定的网络连接作用。

2.5.6　血液的本构方程

本构关系的研究，是流变学的主题，对于血液流变学来说有三个基本事实：

（1）在准静态（定常流）下，血液的黏性行为是非线性的，且有屈服应力，切应率越低，非线性特性越强烈。在高切变率下，血液的变形行为趋于线性，可以看作是牛顿流体。一般来说，流动切变率高于 $50\,s^{-1}$ 时，即可按牛顿流体近似处理；在 $1\,s^{-1} \leqslant \gamma \leqslant 50\,s^{-1}$ 时，可按 Casson 方程处理；而 $\gamma < 1\,s^{-1}$ 时，血液的黏性行为是高度非线性的，合适的本构方程尚未建立。

（2）在动态（非定常流动）条件下，血液是黏弹性流体。对此人们建立了一些经验的本构关系。

（3）当红细胞直径（D_c）与流场特征尺度（D_t）相比不是非常小，血液流动的"非连续性效应"就会显示出来。这时，血液流变特性决定于红细胞和边界的相互作用，依赖于血液流动的具体的边界条件。因此，它因具体的器官、组织的构造而异。

一个成功的本构方程模型，必要的条件是它能够包容已有的实验事实，就其表达式而言，黏弹性流体的本构方程可分为积分型、微分型和混合型三类。而从建模的方法来说，则有功能型模型（如 Maxwell 体）、构造模型（如把血液看作是弹性颗粒悬浮液等）和热力学唯象模型等三大类。详细可查阅生物力学专著。

2.6　心血管生物力学

心血管系可以看作是一个以心脏为中心的力学系统，心脏即可视为机械泵。血液循环过程包含着血液流动、血细胞和血管的变形、血液和血管的相互作用等，其中均蕴藏着丰富的力学规律。心血管系统包括心和体循环及肺循环，其主要功能是提供不间断的血流供给并根据身体的不同需要调节血流。心收缩时提供血液在血管流动所需的能量，而循环系统中静脉和动脉之间的压差则是血液流动的动力。血液将在肺中交换的氧气和在小肠中吸收的营养物质运输到身体各个部分，同时将细胞产生的废物和二氧化碳运输到肾脏和肺排除。另外血液还会将身体中产生的热量传输到人体的脏器中。

心血管系统是管道运输系统。近些年来在血管力学特性的研究、人造血管的优化等方面取得了很大的进展。血管的力学性质研究不仅是血液流动理论的基础，还与一些严重威胁人类健康的心血管疾病有关。其中心脏的结构与功能，将在人工器官章节详细讲解。

2.6.1　血管结构

血管是由多层复合、中空的管道，是一种软组织，其应力-应变关系呈现非线性性质。以动脉壁为例，它由三层组成，其中每层都含有不同量的弹性蛋白、胶原、血管平滑肌细胞以及细胞外基质（见图 2-11）。最内层是内膜，由单层内皮细胞和非常薄的弹性蛋白组成。排列在动脉内表面上的内皮细胞组成了一个光滑的壁。中层是中膜，是由弹性纤维、胶原纤维和

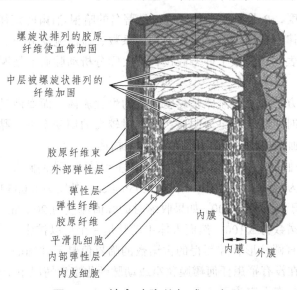

图 2-11　健康动脉的组成示意图

平滑肌构成。血管种类不同，它的厚度和成分也不一样。外层是由松弛的结缔组织构成，其中弹性纤维和胶原纤维呈螺旋状或纵向分布。

弹性纤维、胶原纤维和平滑肌这三种组分的比例决定了血管的力学性质，弹性纤维很容易被拉伸。胶原纤维形成中膜和外模的结构网络，较弹性纤维有更大的刚度。在增加拉力时，胶原纤维因为负载变得拉紧，表现为双线性曲线，负载增加会导致连续补充更多的胶原纤维，因此导致一种非线性的力——变形特性。弹性纤维和胶原纤维的功能是维持血管内稳定的张力以抵抗跨壁压力。另一方面平滑肌的功能是在生理控制下提供一种活性的收缩力。因此可以观察到小动脉和微动脉中，平滑肌含量更多，在这些位置血管的阻力由平滑肌的拉力导致血管直径改变来控制。血管内皮细胞的作用更多作为生理变化传感器和调解员。

2.6.2　血管及流体力学

2.6.2.1　刚性管中的流动模型

在研究血液在血管中的流动时，通常简化为牛顿流体在一个横截面积恒定的长直圆柱形管道中流动，也称之为泊肃叶流动（Poiseuille Flow）。当雷诺数小于 2 000 时，等截面直圆管中的液体流动是层性管流。在试验中利用该模型得到了压力梯度、流动参数与管腔几何形状之间的关系：

$$Q = \frac{K\Delta P D^4}{L} \tag{2-22}$$

式中，Q 是流量；ΔP 是直径为 D，长度为 L 的直管两端的压降；K 是独立于其他变量的常数。哈根通过研究，给出了上述问题的理论解，并引入了流体黏度参数：

$$Q = \frac{\pi R^4 (P_1 - P_2)}{8\mu L} \tag{2-23}$$

式中，μ 是流体的黏度，R 是管腔半径。这也是著名的哈根-泊肃叶定律。泊肃叶定律是流体动力学的一个重要定律，常用于测定流体的黏滞系数、血液流动分析、药物分析和制剂中。在利用方程推导流量表达式时做了许多假设，而实际分析动脉血流情况时，需要对以下条件进行验证：

（1）牛顿流体。方程中假设流体是黏度恒定的牛顿流体。而血液呈现出非线性切应力和切变率，在低切变率时，非线性更为明显。在相对较高的切变率下，黏度趋于一个常数。因此，对于大血管中的血液流动，可以用牛顿流体来描述。

（2）层流。方程中假设流动状态是层流。在人体主动脉中，我们假设主动脉根部直径 2.5 cm，流速随时间的平均值为 20 mL/s，全血密度是 1.056 g/cc，黏度为 0.035 P，计算得到的雷诺数随时间的平均值远低于临界值 2 100。如果收缩时的峰值流量为 20 L/m，那么在整个血液循环中，收缩时的血液雷诺数为 5 100。然而人体主动脉是一个可以扩张、几何形状复杂的管腔，在试验中利用刚性长直圆柱形管腔测得的雷诺数的临界值是不准确的，目前还没有试验证明在人体血液循环中（在没有罹患任何瓣膜狭窄或动脉硬化疾病情况下）存在持续湍流。因此，可以在模型中把流动状态设定为层流。

（3）血管壁无滑移。在动脉血管壁最内侧紧挨血液的是一层紧密相连的内皮细胞，因此血管壁无滑移这一假设是合理的。

（4）定常流。在简化控制方程时，忽略了惯性力。而人体动脉系统中的血流是脉动流，即由收缩期和舒张期组成，因此从整体血液循环来看，定常流模型只是一个简化。

（5）刚性管壁。动脉血管壁是黏弹性的，会随着血压的脉冲而扩张，因此，模型中使用刚性管壁是不符合实际情况的，但是对于循环系统中特殊情况下的定常流模型，血管扩张并不影响求解。

在循环系统中血流研究中有很多成熟的理论模型，如 Windkessel 模型，认为动脉是一个有弹性的腔体，能够传输由心脏泵血而产生的不连续流动，并最终在外周器官中形成定常流。

2.6.2.2　动脉粥样硬化的血流动力学理论

动脉粥样硬化不仅会阻塞动脉腔，还会导致斑块破裂，使得原本覆盖在该处的纤维帽裂开后，高度血栓化的表面就直接暴露在血液中。人体循环系统中动脉粥状硬化易发区包括冠状动脉、锁骨下动脉分支处、主动脉弓处的颈动脉分支、颈总动脉和颈外动脉分叉处，特别是在分叉处远端的颈动脉窦区域，降主动脉处肾动脉分支和降主动脉髂动脉分叉。这些病变易发区的共同特点是存在弯曲、分支或分叉。这些区域的流体动力学特点和其他长直动脉或没有分叉区段有着巨大的差异。血流在这些地方从简单的由轴向顺行流动变为更复杂的模式。流体力学呈现出流速较慢，有可能产生回流的特点，且流动速度与所处的位置的压力变化和切应力有关。人们开始研究流体动力学产生的应力和人体循环系统中动脉粥样硬化病变之间的关系。

1968 年 Fry 发表了一篇重要文章，主要研究了壁面切应力对于内皮细胞的影响。这也成为高壁面切应力理论。然而科学界广泛支持的假说则是动脉粥样硬化与低流体切应力有关，这一理论是 1971 年 Caro 等人提出的，基于非正常的低壁面切应力会削弱血液和血管壁之间的质量传输，不仅会影响血管壁对营养物质和氧气的摄取，也会影响到血管壁代谢废物及二氧化碳的排除。这一点恰恰能够说明为什么粥样硬化病变区和斑块区会有一些复合物（如胆固醇）滞留，从而使该区域的血管壁变厚。这就是剪切依赖型质量传输理论。

2.6.2.3　心血管生物力学研究

心血管生物力学研究领域最重要的进展有两个方面：一是心血管力学生物学研究。从基因、蛋白、细胞、器官、整体不同层次上综合探讨血管的"应力-生长"关系，以血管重建为切入点，着眼于力学环境对心血管系统作用。阐明力学因素如何产生生物学效应（即血管活性物质的变化）而导致血管重建，研究心血管信号传导通路和力学调控途径，血管活性多肽的功能及其分子网络调控机制，寻找力学因素对心血管作用潜在的药物靶标或生物标记物。从细胞分子水平深入了解心血管活动和疾病发生的本质，为寻求防治心血管疾病的新途径奠定力学生物学基础。

二是紧密结合临床，以临床病例（影像）为基础的心血管生物力学建模与个体化手术设计研究。应用流体力学理论、系统生物信息和控制理论，结合先进的流场测试和医学影像技术，宏观与微观相结合、动物实验与力学模型及数值模拟相结合，研究人体主要血管的血流动力学及力学因素与血管组织生物效应的关系，建立精确规范的心血管功能无创检测和分析技术，以及个体化治疗方案的生物力学设计体系，为临床心血管疾病的诊断、治疗和预警提供生物力学的解决方案。

2.7 其他组织器官力学

本小节简要介绍呼吸力学、耳蜗力学。

2.7.1 呼吸力学

人体自然肺是呼吸系统的中心，它是气体交换的主要场所，此外还担负调节酸碱平衡、滤出小的血凝块、调节体内水分、调节体温等任务。它分为左右两个，位于胸腔内部，被心脏和其他一些结构分开。气体交换主要是在肺泡内进行的。肺泡内气体相与毛细血管内的血液相之间是通过肺泡—毛细管膜（呼吸膜）完成的。人肺交换膜面积为 $70\ m^2$，约 3×10^8 个肺泡，肺泡间为肺毛细血管网络。肺毛细血管呈片状，厚约 $7\ \mu m$，而交换膜厚约 $2 \sim 3\ \mu m$。肺泡与毛细血管之间的气体交换主要包括通过膜的气体扩散、肺泡—红细胞之间的气体交换、肺通气量的血流关系。

呼吸力学研究主要涉及呼吸道内的空气流动、支气管里的对流扩散、肺泡内气体的扩散、肺泡与毛细血管之间的气体交换等方面的研究。其中呼吸道内的空气流动包括：呼吸道的阻力，上呼吸道里的流动，呼吸系统的动力学行为。

研究表明，从大气管开始（设为 0 级），整个器官系统，都是一分为二、两两分支的。定每次分支为一级，从 $0 \sim 16$ 级，只起气体运输作用，可看作导管，第 16 级称为末梢支气管。从第 $17 \sim 23$ 级，器官壁周围都附着肺泡，称为呼气区，第 23 级器官终端即为肺泡。$0 \sim 16$ 级支气管构成的导管系统中，大部分气管里的流动属于进口流动，而且存在强烈的二次流。头几级器官里的流动存在湍流，所以气道力学性质、气管系统里的压力和流速求解问题比较复杂。

2.7.1.1 呼吸道内空气流动

1. 呼吸道的阻力

$0 \sim 16$ 级支气管构成的导管系统中，大部分气管里的流动属于进口流动，而且存在强烈的二次流，呼吸道的阻力规律不同于呼气流，因为二者流动相反，呼气气流每级支气管的流动阻力满足以下方程：

$$\frac{P_V}{\frac{1}{2}\rho \bar{u}_0^2} = \frac{2l}{d}[k_1(\text{Re})^{-0.40} - k_2] \tag{2-24}$$

式中，P_V 为阻力；ρ 为流体密度；u_0 为流速；l 为气管长；d 为器官直径；Re 为雷诺数，$\text{Re} = \frac{\rho \bar{u} d}{\eta}$，$k_1 = 3.10, k_2 = 0.062$。

2. 吸气时的流动阻力

人体呼吸道的设计，就是以较大的机械能（气体动能）损失为代价，以获取呼吸系统运行的优化。吸气时的流动阻力：

$$P_V = \frac{8\pi\eta\overline{u}L}{Q} \qquad (2-25)$$

式中：P_V 为阻力；$\overline{u}$ 为流量平均速度；L 为气管长；Q 为总流量。

2.7.1.2　支气管里的对流扩散

1. 支气管里的对流和扩散

在每次呼吸时，我们从同一呼吸道吸入新的空气，呼出陈气。新、陈气的交界面由于扩散和流动而混合起来。通过对交界面的运动研究，了解换气的效率。支气管里气体的混合和气体组元的输运，是流体传质中的一种重要形式，即对流扩散的一个特例。在终端肺泡里，气体的宏观运动的速度趋于 0，对流影响很小，可以看作是纯扩散。但对与小支气管，比如第 17～22 级支气管来说，对流和扩散作用相当，两种机制同时起作用。

2. 肺泡内气体扩散

在末梢支气管与肺泡管的终端之间，总长约 0.12 cm，气体所充盈的空间随分级数呈指数增加，Weibel 通过 5 个人呼吸系统几何学研究给出，末梢支气管处体积为 175 cm³，而到肺泡处增大到 4 800 cm³。这段区域内由于体积的变化，O_2 和 CO_2 的浓度也有很大的变化。在肺泡壁处，由于在薄膜的两侧 O_2 和 CO_2 存在浓度差，所以气体与血液在此迅速地进行交换。

3. 肺泡与毛细血管之间的气体交换

肺的主要功能是进行体内外气体交换，吸收 O_2，排除 CO_2。这种气体交换发生于肺泡与肺毛细血管之间，其微结构如图 2-12 所示，肺泡与毛细血管壁之间有一层薄水样组织液。整个气体交换过程具有下列步骤：

（1）通过肺泡膜的气体（纯）扩散；

（2）间隙液薄层内的气体扩散；

（3）通过肺毛细血管壁的气体交换；

（4）肺毛细血管内气体在血浆中的对流扩散；

（5）通过红细胞膜的扩散；

（6）红细胞内部液体中的气体扩散；

（7）红细胞内的化学反应，包括血红蛋白与氧、二氧化碳的化合与分解，以及二氧化碳与水的化合；

（8）毛细血管中血液流动。

这里的（1）是气体各组员的对流——扩散；（7）是化学反应动力学问题；（8）是静压梯度作用下的迁移运动；（2）～（6）是单纯的气体扩散。肺泡膜、毛细血管壁、间隙液合称为呼吸膜。若将此三者视作一个整体，则肺泡与肺毛细血管间的气体交换是一个透过呼吸膜的扩散问题。对此可去简化模型如图 2-12（b）所示。

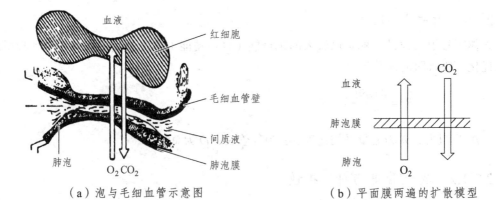

（a）泡与毛细血管示意图　　　　　　（b）平面膜两遍的扩散模型

图 2-12　肺泡-毛细血管的红细胞之间的气体交换示意图

4. 肺泡与红细胞之间的气体交换

（1）O_2 的在血液中的输运。

O_2 输运与血红蛋白有着密切关系。血红蛋白合成的基本化学步骤为：首先在三羟酸循环（Krebs 循环）中形成的丁二酸-辅酶 A（CoA）与甘氨酸结合生成吡咯分子（Pyrole Molecule），4 个吡咯分子结合形成原卟啉 IX，它与铁（Fe^{2+}）结合形成亚铁血红素，最后每个亚铁血红素分子与一个长多肽链结合，此多肽链称为珠蛋白。又与核糖体合成，形成血蛋白亚单位，称为血红蛋白链，每条血红蛋白链相对分子量约 16 000。4 条链松散地结合在一起形成整个血红蛋白分子。每个铁原子结合一个氧分子，因此每个血红蛋白可以转运 4 个氧分子。

血红蛋白分子最重要的特性是能与氧松散地可逆结合。血红蛋白结合氧的百分比随氧分压高低而变化。在肺泡毛细血管，氧分压高，血红蛋白与氧结合，形成氧合血红蛋白。随着血液循环，血液到了其他组织毛细血管，那里的氧分压低，氧合血红蛋白中的氧很容易释放出来，氧被细胞代谢所消耗。所要注意的是，氧不是与血红蛋白中的铁的两个正价键结合，而是与铁原子的一个共价键松散地结合。这种结合很容易可逆，并且，氧没有成为离子氧，而作为氧原子组成的分子氧带到组织中去。

$$O_2 + Hb \rightleftharpoons HbO_2 \qquad (2\text{-}26)$$

（2）CO_2 在血液中的输运。

红细胞具有运输二氧化碳的功能，红细胞内含有大量的碳酸酐酶，此酶催化二氧化碳和水之间的可逆反应，使此反应速率增快几千倍，结果使血液中的水能以 HCO_3^- 的形式形成，大量的 CO_2 从组织运输到肺，这是 CO_2 运输的主要形式：

$$CO_2 + H_2O \underset{\text{肺}}{\overset{\text{碳酸酐酶}}{\rightleftharpoons}} H_2CO_3 \underset{\text{肺}}{\overset{\text{组织}}{\rightleftharpoons}} HCO_3^- + H^+ \qquad (2\text{-}27)$$

另一部分 CO_2 与脱氧血红蛋白结合生产氨基甲酸血红蛋白：

$$HbNH_3^+ \rightleftharpoons NbNH_2 + H^+$$

$$CO_2 + HbNH_2 \rightleftharpoons HbNHCOOH \qquad (2\text{-}28)$$

$$HbNHCOOH \rightleftharpoons HbNHCOO^- + H^+$$

这两种化学结合方式运输的 CO_2 比物理溶解状态运输的高 17 倍。这些 CO_2 运到肺泡，从血液向肺泡扩散，最后排出体外。再者，红细胞中的血红蛋白是绝好的酸碱缓冲剂，因此红细胞与全血大部分酸碱缓冲效率直接相关。从上述化学反应出发，应用质量守恒定律，再与通过呼吸膜、红细胞膜的扩散方程相结合，可得到肺泡与红细胞之间的 CO_2、O_2 运输的规律，如图 2-13 所示。

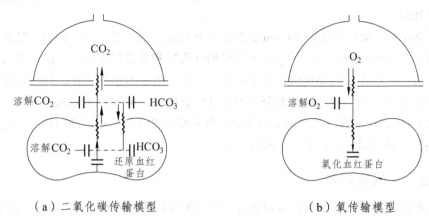

（a）二氧化碳传输模型　　　　（b）氧传输模型

图 2-13　肺毛细组织三组元模型

正常情况下，血红蛋白的氧合反应需要 0.2 s 完成，当红细胞进入肺泡膜上的毛细血管组织时，毛细血管内的氧分压约为 40 mmHg（1 mmHg≈133 Pa），而肺泡内的氧分压大致为 100 mmHg，其间有厚度为 0.5 μm 的膜隔开，因此立即就开始了扩散和化学反应。这个动力过程在红细胞中的氧分压接近肺泡内的氧分压前一直进行。正常情况下大概耗时 0.25 s。在大气中氧分压大大降低的情形，如高山或高海拔处，在无加压舱的飞行器中，这时肺泡和血液中的氧分压都降低了，从而推动扩散的力也减小了，而扩散过程也就会慢下来。

2.7.2　耳蜗力学

听觉器官由外耳、中耳和内耳迷路中的耳蜗部分组成。由声源振动引起空气产生疏密波，通过外耳道、鼓膜和听骨链的传递，引起耳蜗中淋巴液和基底膜的振动，使耳蜗科蒂氏器官中的毛细胞产生兴奋。科蒂氏器官和其中所含的毛细胞，是真正的声音感受装置。外耳和中耳等结构只是辅助振动波到达耳蜗的传音装置。听神经纤维就分布在毛细胞下方的基底膜中。振动波的机械能在这里转变为听神经纤维上的神经冲动，并以神经冲动的不同频率和组合形式对声音信息进入编码，传送到大脑皮层听觉中构，产生听觉。听觉对动物适应环境和人类认识自然有重要的意义。

2.7.2.1　外耳和中耳的传音作用

外耳由耳郭和外耳道组成，具有集音作用和共鸣腔作用。外耳是声波传导的通路，一端开口，一端终止于鼓膜。根据物理学原理，充气的管道可与波长 4 倍管长的声波产生最大的共振作用，外耳道长约 2.5 cm，据此计算，它作为一个共鸣腔的最佳共振频率约为 3 500 Hz。这样的声音由外耳道传到鼓膜时，其强度可以增强 10 倍。

鼓膜和中耳听骨具有链增压效应。中耳包括鼓膜、鼓室、听骨链、中耳小肌和咽鼓管等主要结构。它们构成了声音由外耳传向耳蜗的最有效通路。声波在到达鼓膜前，空气为振动介质。由鼓膜经听骨链到达卵圆窗膜时，振动介质变为固相的生物组织。由于不同介质的声阻抗不同，理论上当振动在这些介质之间传递时，能量衰减极大。但由于由鼓膜到卵圆窗膜之间的传递系统的特殊力学特性，振动经中耳传递时发生了增压效应，补偿了由声阻挡不同造成的能量耗损。

鼓膜呈椭圆形，面积约 50 ~ 90 mm²，厚度约 0.1 mm。它不是一个平面膜，呈顶点朝向中耳的漏斗形。其内侧连锤骨柄，后者位于鼓膜的纤维层和黏膜层之间，自前上方向下，终止于鼓膜中心处。鼓膜很像电话机受话器中的振膜，是一个压力承受装置，具有较好的频率响应和较小的失真度，而且它的形状有利于把振动传递给位于漏斗尖顶处的锤骨柄。据观察，当频率在 2 400 Hz 以下的声波作用于鼓膜时，鼓膜都可以复制外加振动的频率，而且鼓膜的振动与声波振动同始同终，很少存在残余振动。

2.7.2.2 耳蜗解剖特点

耳蜗的作用是把传到耳蜗的机械振动转变成听神经纤维的神经冲动。在这一转变过程中，耳蜗基底膜的振动是一个关键因素。它的振动使位于它上面的毛细胞受到刺激，引起耳蜗内发生各种过渡性的电变化，最后引起位于毛细胞底部的传入神经纤维产生动作电位。

耳蜗是一条骨质的管道围绕一个骨轴盘旋 2.5 ~ 2.75 周而成。在耳蜗管的横断面（见图 2-14）上可见两个分段膜，一为横行的基地膜，一为斜行的前庭膜。这两个膜将管道分为三个腔，分别称为前庭阶、骨阶和蜗管。前庭阶在耳蜗底部与卵圆窗膜相接，内充外淋巴。骨阶在耳蜗底部与圆窗膜相接，也充满外淋巴。蜗管充满内淋巴，浸浴着位于基底膜上的螺旋器。在蜗管的横断面上的靠蜗轴一侧，可看到有一行内毛细胞纵向排列。在蜗管的靠外一侧，有 3 ~ 5 行外毛细胞纵向排列。此外还有其他的支持细胞和存在于这些细胞间的较大的间隙，包括内、外隧道和 Nuel 间隙。需要指出的是，这些间隙中的液体在成分上和外淋巴一致，它们和蜗管中的内淋巴不相交通，但可通过基底膜上的小孔与鼓阶中的外淋巴相交通。这样的结构使得毛细胞的顶部与蜗管中的内淋巴相接触，而毛细胞的周围和底部则和外淋巴相接触。每一个毛细胞的表面，都有上百条排列整齐的听毛，其中较长的一些埋植在盖膜的冰胶状物质中，有些则只和盖膜接触。盖膜在内侧连耳蜗轴，外侧游离在内淋巴中。

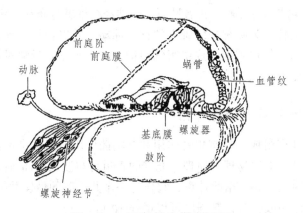

图 2-14 耳蜗管的横断面图

2.7.2.3　耳蜗生物电现象

耳蜗受到声波刺激时可产生一种波形和频率与作用的声波完全相同的电变化，称为微音器电位。所谓微音器电位就是多个毛细胞在接受声音刺激时所发生的复合表现，在记录单一毛细胞跨膜电位的情况时，发现听毛只要有 0.1°的角位移，就可引起毛细胞出现感受器电位，而且电位变化的方向与听毛受力的方向有关，即此电位既可是去极化的，也可是超极化的，这就说明了为什么微音器电位的波动同声波振动的频率和振幅相一致。 微音器电位不是蜗神经的动作电位，它不具"全或无"性质，没有不应期，可发生总和。

神经动作电位由微音器电位触发产生。通过神经冲动的节律、间隔时间以及发放冲动的纤维在基底膜上起源的部位来传递不同形式的声音信息。

2.7.2.4　基底膜的振动和行波理论

（1）基底膜的振动，声波振动通过听骨链到达前庭窗时，引起前庭窗膜内陷，并立刻将压力变化传给前庭阶的外淋巴，在依次传到前庭膜和蜗管的内淋巴，使基底膜下移、震动。

（2）行波学说（Traveling Wave Theory）认为基底膜的振动以行波的形式进行，振动最先发生在靠近前庭窗处的基底膜，随后以行波的方式沿基底膜向耳蜗顶部传播。声波频率不同时行波传播的远近和最大振幅出现部位有所不同，声波频率越低行波传播越远，最大振幅出现部位越靠近蜗顶部。耳蜗底部感受高频声波，顶部感受低频声波。

（3）听毛的摆动，毛细胞顶端的听毛有些埋在盖膜的胶状物中，有些和盖膜的下面相接触，当行波引起基底膜振动时，基底膜的振动膜和盖膜的振动膜不一致，于是两膜之间有一个横向的交错移动，使听毛受到一个切向力的作用而弯曲。毛细胞听毛的弯曲是耳蜗中由机械能转变为电变化的第一部。

不同频率的振动引起基底膜不同形式的行波传播，主要是由基底膜的某些物理性质决定的。基底膜的长度大约为 30 mm，较耳蜗略短，但宽度在靠近卵圆窗处只有 0.04 mm，并且逐渐加宽。与此相对应，基底膜上的螺旋器的高度和重量，也随着基底膜的加宽而变大。这些因素决定了基底膜愈靠近底部，共振频率愈高，愈靠近顶部，共振频率愈低。这就使得低频振动引起的行波在向顶部传播时阻力较小，而高频振动引起的行波只局限在底部附近。

不同频率的声音引起不同形式的基底膜的振动，被认为是耳蜗能区分不同声音频率的基础。破坏动物不同部位基底膜的实验和临床上不同性质耳聋原因的研究，都证明了这一结论，亦即耳蜗底部受损时主要影响高频听力，耳蜗顶部受损时主要影响低频听力。不难理解，既然每一种振动频率在基底膜上都有一个特定的行波传播范围和最大振幅区，与这些区域有关的毛细胞和听神经纤维就会受到最大的刺激，这样，来自基底膜不同区域的听神经纤维的神经冲动及其组合形式，传到听觉中枢的不同部位，就可能引起不同音调的感觉。

2.8　应力和生长

1981 年，A. K. Harris 等在 *Science* 和 *Nature* 上发表了两篇非常有启迪性的实验报告。他们在厚度仅为 1 μm 左右的硅橡胶上，种上两株正在生长的成纤细胞。48 小时后，在显微镜下观察薄膜，发现膜上形成了许多以细胞为中心的辐射状皱纹。从力学观点看，这相当于以细胞为中心的张力场的径迹。这个实验告诉我们：细胞在生长过程中必定会产生应力，这种应力作用在细胞所附着的基底组织上。继而 Harris 又对两株正在生长的成纤细胞之间，放入一些原胶原分子，它们是无序的，尚未形成成纤维，两株细胞的间距为 1 ~ 2 cm，随着两株细胞的生长，原胶原分子从无序到有序排列，形成胶原纤维。而且，胶原纤维排列方向和两株细胞生长引起的张力径迹相吻合。这个实验证明了：细胞生长引起的应力场，是某些生物组织生长、形成的初发信号和控制因素。Harris 的实验解释了生物组织的生长与应力的关系的内涵。

2.8.1　血管的重建

1980 年 Kamiya 和 Togawa 观测了血流量改变引起狗颈动脉直径的变化，在狗总颈动脉和颈静脉之间做分流手术，这样在一段血管里血流量增加，另一段血管里血流量减少。6 ~ 8 个月后，发现流量大的血管段直径增大了，而流量小的血管段直径减小。我们知道血压的过载会引起血管壁的增厚，管腔变小，但对于内皮细胞对流动切应力和压力的响应不一样，流量过载会使血管管腔增大。这里存在着生物力学和生物化学过程的相互作用，必须谨慎处理。

2.8.2　骨组织重建

1884 年 Wolff 提出 "The law of bone transformation"，也就是 "Wolff 法则"。他提出骨骼的功能是承受活动期间骨组织的机械应变。骨骼具有适应这些功能需要的能力。骨骼的生长会受到力学刺激影响而改变其结构。用之则强，废用则弱。骨力求达到一种最佳结构，即骨骼的形态与物质受个体活动水平的调控，使之足够承担力学负载，但并不增加代谢转运的负担。

力学环境是骨组织所处的重要微环境之一，应力（应变）可促进细胞增殖，引起细胞骨架重排及细胞形态的变化，加速细胞基质矿化，刺激细胞因子及骨代谢激素的分泌，从而调节骨代谢、促进骨组织的生长与重建。但体外培养时，应力（应变）水平和细胞反应程度间的关系及细胞间信号转导等的机制还不是十分清楚，而这些都是体外培养组织所必须解决的问题。应力对骨组织及成骨细胞、软骨细胞的影响与机理，对今后研究应力对骨组织工程化培养的影响具有十分重要的意义。

第3章　生物医用材料

生物医用材料（Biomedical Materials）是用来对生物体进行诊断、治疗、修复或替换其病损组织、器官或增进其功能的材料。它可以是人造的，也可以是天然的或者是它们复合材料，也可以是有生命的生物活性分子、细胞或活体组织与无生命的材料结合的生物功能材料或组织工程材料。应用上，除医学和生物学外，也可用于工程领域，如生物传感器、"生物芯片"、仿生工程材料等。生物医用材料在人体创伤和疾病的治疗方面发挥着巨大的作用，是生物医学工程学的一大分支，也是生物医学工程其他分支如人工器官、组织工程、生物传感器等的物质基础。随着医学的发展，新材料的应用不断涌现，生物机体对材料的很多反应还未得到解决，如何使生物材料在组织中发挥最大作用，这些问题都不断激励着生物医用材料的研究和新产品的开发。

3.1　生物医用材料概论

3.1.1　生物医用材料发展简述

生物医用材料已从最早的木头腿、玻璃眼球等，发展到目前的可降解生物支架材料、多孔羟基磷灰石骨修复材料、基于干细胞的组织工程材料。人们对生物材料和生物系统之间的作用也有了深入的研究。例如，原来人们设想生物材料在体内应该具有相对的惰性，而现在发展为许多材料应该具备相应的生物活性，并且可以辅助生物体再生。生物材料植入人体之后，能够诱发生物反应，比如细胞黏附、细胞增殖等。

依据生物材料的发展历史及材料本身的特点，可以将已有的材料分为三代，它们各自都有自己明显的特点和发展时期，代表了生物医用材料发展的不同水平。20 世纪初第一次世界大战以前所使用的医用材料可归于第一代生物医用材料。代表材料有石膏、各种金属、橡胶以及棉花等。第二代生物医用材料的发展是建立在医学、材料科学（尤其是高分子材料学）、生物化学、物理学及大型物理测试技术发展的基础之上的。代表材料有羟基磷灰石、磷酸三钙、聚羟基乙酸、聚甲基丙烯酸羟乙基酯、胶原、多肽、纤维蛋白等。这类材料与第一代生物医用材料一样，研究的思路仍然是努力改善材料本身的力学、生化性能，以使其能够在生理环境下有长期的替代、模拟生物组织的功能。第三代生物医用材料是一类具有促进人体自修复和再生作用的生物医学复合材料，它以对生物体内各种细胞组织、生长因子、生长抑素及生长基质等结构和性能的了解为基础来建立生物医用材料的概念。第三代生物医用材料一般是由具有生理"活性"的组元及控制载体的"非活性"组元所构成，具有比较理想的修复再生效果。其基本思想是通过材料之间的复合，材料与活细胞的融合，活体材料和人工材料的杂化等手段，赋予材料具有特异的靶向修复、治疗和促进作用，从而达到对病变组织部分甚至全部由健康的再生组织所取代。骨形态发生蛋白（BMP）材料是第三代生物医用材料中的代表材料。

3.1.2　生物医用材料的生物功能与研究

生物医用材料的生物功能性是指生物医用材料在植入位置行使功能的能力，为执行功能，其自身和植入位置应当满足的适当的物理化学要求。生物医用材料能否有效地行使功能，除与其自身的物理化学性质相关外，还和其所处的生物环境相关。

1. 临床医学对生物医学材料的基本要求

（1）良好的生物功能性，材料应具有设计和功能要求的物理、化学和机械性能；具有天然组织相适应的物理机械特性；针对不同的使用部位，具有特定的功能，化学性质稳定，抗体液、酶的作用。

（2）耐生物老化，是指材料不因身体环境的影响而引起性能的显著变化。

（3）生物相容性好，要求材料与周围组织相适应，与人体组织相容性好，不引起中毒、溶血、凝血、发热和过敏现象；无毒性、不致癌、不致畸、不引起人体细胞的突变和阻滞细胞的反应。

（4）与血液接触的材料要求不凝血、溶血、不造成血中蛋白质变性和破坏血液的有效成分。

（5）易于加工成型和消毒灭菌过程，不改变其性能。

2. 生物医用材料研究的主要方面

近年来生物医学材料主要是采用材料化学、材料物理学以及近代医学的方法从事如下方面的研究：

（1）生物体生理环境、组织结构、器官生理功能及其替代方法的研究。

（2）具有特种生理功能的生物医学材料的合成、改性、加工成型以及材料的特种生理功能与其结构关系的研究。

（3）材料与生物体的细胞、组织、血液、体液、免疫、内分泌等生理系统的相互作用以及减少材料毒副作用的对策研究。

（4）材料灭菌、消毒、医用安全性评价方法与标准，以及医用材料与制品生产管理与国家管理法规的研究。

对材料方面的研究细分主要有材料制备和工艺优化研究，材料的组成、理化性能和微观结构研究，材料和生物体的相互作用研究，材料—生物体界面研究，材料在生物体内的代谢产物和途径，材料的生物学评价方面研究等。上述研究内容涉及：化学、物理学、高分子化学、高分子物理学、无机材料学、金属材料学、生物化学、生物物理学、生理学、解剖学、病理学、基础与临床医学、药物学、制剂学等，此外，还涉及许多新的工程学等。

3.1.3　生物医用材料的分类

生物医用材料分类方法有多种，可以按照材料化学组分成分来分类，可以按照材料来源进行分类，也可以按照使用要求和用途进行分类。

1. 按材料组成和性质分类

（1）无机生物医用材料（Inorganic Biomedical Materials）或称生物陶瓷（Bioceramics），如生物玻璃、氧化铝与氧化锆陶瓷、碳素材料、羟基磷灰石、磷酸钙陶瓷等。

（2）金属及合金生物医用材料（Metallic Biomedical Materials）主要为不锈钢、钴基合金、钛及钛合金。

（3）高分子生物医用材料（Polymeric Biomedical Materials）或称医用高分子材料（Polymers for Medical Use），如聚硅氧烷（硅橡胶）、聚氨酯、聚甲基丙烯酸甲酯、聚乙烯、聚醚、聚砜、聚氯乙烯、聚四氟乙烯、涤纶、尼龙、聚丙烯腈、聚碳酸酯、聚乳酸、聚环氧乙烷、聚乙二醇等。

2. 按材料来源分类

（1）天然生物材料（Natural biological materials）和生物衍生材料（Biologically derived materials）是天然高分子材料。包括来自人体自身组织、同种和异体同类器官与组织，以及由天然生物材料提取与改性得到的材料。人类和动物机体的皮肤、肌肉和器官都是高分子化合物。构成机体的基本物质，如蛋白质、多糖和核糖核酸都是高分子化合物，他们在机体内行使各种各样的生理功能，进行新陈代谢。天然高分子材料由于其多功能性，生物相容性和可生物降解性，是人类最早使用的医用材料之一。直接使用它要发生免疫反应，已研究采用物理和化学方法对其进行处理形成生物医用材料，称为生物衍生材料或生物再生材料。特殊处理为：

① 维持组织原有构型而进行的固定、灭菌和消除抗原性的较轻微的处理，如经戊二醛处理固定的猪心瓣膜、牛心包、牛颈动脉、人脐动脉、猪皮、牛皮、羊膜、胚胎皮等。

② 拆散原有构型，重建新的物理形态的强烈处理，如用再生的胶原，弹性蛋白、透明质酸、硫酸软骨素和壳聚糖等构成的粉体、纤维膜、海绵体等。经过处理的生物组织已失去生命力，生物衍生材料是无生命的材料，但由于衍生材料，或是具有类似于自然组织的构型和功能，或是其组成类似于自然组织，在维持人体动态过程的修复和替换中具有重要的作用。主要用作人工心脏瓣膜、血管修复体、皮肤掩膜、纤维蛋白制品、巩膜修复体、鼻种植体、血液唧筒、血浆增强剂和血液透析膜等。目前天然高分子医用材料使用较多的为天然蛋白质材料和天然多糖类材料。

③ 基因打靶技术。生物界同源重组现象的发现，为基因打靶奠定了坚实的理论基础，而胚胎干细胞技术的发展，促进了基因打靶的广泛应用。同源重组又称一般性重组或非特异性重组，是指相似的 DNA 交换遗传信息的过程，外源 DNA 片段可与宿主基因组的相应片段发生交换（即重组）。基因打靶通常是指含已知序列的 DNA 片段与受体细胞基因组中序列相同或相近的基因发生同源重组，整合至受体细胞基因组中并得以表达的一种外源 DNA 导入技术。

（2）合成的生物医用材料。为人工制取的材料如硅橡胶、聚氨酯、生物陶瓷。复合生物医用材料广义地讲，由两种或多种的有机高分子、无机非金属、金属或天然生物（包括活体和再生的）等几类不同材料通过物理、化学或生物复合工艺组合而成的具有生物相容性的材料，又称医用复合材料。它能保持原组分的特色，通过复合获得原组分不具备的性能。就增强医用复合材料而言，它由一种或多种不连续相的材料，嵌合到连续相材料中而组成。不连续相通常比连续相更硬、更强，称之为增强体或增强材料；而连续相将分散的增强体黏合在一起增加其韧性，称之为基体。常用于医用复合材料的增强剂有碳纤维、高分子纤维、陶瓷和玻璃，取决于应用要求可以是惰性的或可吸收的。用碳纤维、陶瓷粉料增强后用于制备人工髋关节、人工齿根、骨水泥。可生物降解吸收的高聚物聚乳酸和聚乙二醇，增强后可用作缝线和硬、软组织修复材料。就材料的功能而言，复合将赋予材料新的功能，如将磷酸钙陶瓷粉引入高聚物中构成的复合材料具有骨传导活性；将羟基磷灰石喷涂在钛合金表面成为具有生物活性的涂层复合材料，它既保持了金属的强度又赋予了材料的骨传导活性，这类材料也广泛用于骨、牙的修复。此外，人造材料也可与经特殊处理后的天然生物材料复合构成复合生物医用材料，如胶原与聚乙烯醇构成的杂化材料，可以增进组织生长。如果引入活性生物分子（或细胞）固定在人造材料的表面上或内部构成生物功能系统。如具有骨诱导作用的骨形态发生蛋白（BMP）/磷酸钙复合人工骨材料、高分子表面肝素化材料等，这类型的复合生物医用材料，称为生物功能材料或杂化生物医用材料。

3. 按使用要求分类

（1）非植入性材料和制品，如一次性注射器、手术器具等；

（2）植入性材料和制品，如人工关节、人工肾、人工角膜等；

（3）血液接触性材料与制品，如人工心瓣、血管支架、人工血管等；

（4）降解和吸收性材料与制品，如手术缝合线等；

（5）其他，如诊断用固定化酶载体等。

4. 按照临床用途分类

骨骼、牙齿硬组织材料，如磷酸钙陶瓷、生物玻璃等；肌肉—骨骼系统用的材料，如热解碳纤维等；药物释放载体材料，如磁性微珠等；软组织用材料，如跟腱的碳纤维；心脏、血管使用材料，如可降解生物支架；分离、过滤、透析膜材料，如再生纤维素等；临床诊断及生物传感器材料，如压电陶瓷等。

3.2 生物医用材料性能要求

生物医用材料的功能性是指生物医用材料在植入后行使功能的能力，或执行功能，其自身和植入位置应当满足的适当的物理、化学、生物要求。

3.2.1 生物相容性

在生理环境中，生物体及其组织对植入材料的反应和产生有效作用的能力，用于表征材料在特定应用状态与生物体相互作用的生物学行为，就是生物相容性。生物相容性及其评价是十分复杂的问题，是生物医用材料长期研究的课题。

生物相容性主要表现为材料为机体或组织相容，即材料不引起宿主反应。随着生物材料学的发展，研究者们对生物相容性概念的认识不断加深，认为生物相容性是指生命体组织与非生命材料产生合乎要求的反应的一种性能，是材料和活体系统间的相互作用，生物相容性对材料的基本要求为材料对生物体不产生明显有害效应，且不会因与生物系统直接接合而降低其性能和使用寿命。这种相互作用包括两个方面，宿主反应和材料反应。

3.2.1.1 宿主反应

生物机体对植入材料的反应主要表现在组织反应、血液反应、免疫反应。常发生如炎症、细胞毒性、溶血、刺激性、致敏、致癌、致诱变、致畸和免疫反应等，其结果可能导致对机体的毒副作用和机体对材料的排斥。宿主反应也可能是有益的，如心血管内膜在人工动脉表面生长、组织长入多孔材料的空隙等，其结果是有利于组织的再生和重建，即材料是生物相容的，一个成功的生物医学材料所引起的宿主反应应保持在生物体可接受水平。

材料对宿主的作用主要表现为局部作用和全身反应。局部作用有毒性、非正常愈合、感染。毒性是源于材料表面的化学基团对宿主主体的作用以及渗出物或降解产物对宿主主体的作用；非正常愈合表现有材料和组织界面形成包膜；感染是外来物对固有性免疫和获得性免疫都产生抗性时的情形。全身反应主要有栓塞、过敏和淋巴结粒子扩散。植入材料应避免血栓的形成，消除引发血液凝固的材料渗出物（如合成材料的单体、催化剂、溶剂、添加剂、降解产物、或磨损、腐蚀作用产生的小分子物质）。材料的降解产物、磨损的杂质以及渗出物与细胞间的相互作用，使得人体受外界刺激后表现出过度的免疫反应，尤其是人体免疫学系统为抵抗异物对宿主主体的伤害而产生的响应，淋巴结粒子扩散主要是对免疫系统的影响，关键是产生人体对材料的排斥。减轻材料对宿主的作用，主要是强调材料满足组织相容性、血液相容性和免疫相容性。

1. 组织相容性

与肌肉、骨骼、皮肤等组织接触的材料的生物相容性，称为组织相容性。组织相容性差主要表现为炎症反应、结缔组织增生、钙化、细胞增殖、植入包囊形成、组织粘连坏死。材料植入体内形成由外物的组织囊，胶原纤维会包围植入体，形成被膜，把正常组织与植入体隔开。纤维囊形成影响组织的局部供血系统，引起肿瘤，纤维囊钙化变硬，引起机械不匹配即发生疼痛，由于缺乏正常供血，植入部可发生持续性感染。由于循环不畅，材料变性产物会蓄积在纤维囊形成肿胀。细胞消化或酶解植入体，如果材料含有有毒物质将会造成组织坏死发生突变引起癌症。

2. 血液相容性

与血液直接接触的材料主要考察与血液的相互作用，称血液相容性。生物材料对血液的影响主要有：血小板激活、聚集、血栓形成；凝血系统和纤溶系统激活、凝血机能增强、凝血系统加快、凝血时间缩短；红细胞膜破坏、产生溶血；白细胞减少及功能变化；补体系统的激活或抑制；多血浆蛋白和细胞因子的影响。

材料的结构与血液相容性的关系：

（1）含水结构。含水或亲水性材料表面具有较好的抗凝血性能。血管壁内皮细胞最外层含有大量的碳水化合物，如含有羟基基因的糖链，它处于异常的吸水膨润状态，并向细胞外液展开，该糖链富含水，类似于水凝胶，厚度 $100 \sim 300$ Å（1 Å$=0.1$ nm），凝胶层的水与血管内皮、血小板、红细胞中的水处于同一状态。由于血管壁的界面自由能非常低，血管壁具有良好的血液相容性。

而超疏水的表面同样有较好的血液相容性，可能是因为界面自由能太大，蛋白不易在表面吸附。

（2）表面电荷。正常血管壁内皮电位为$-13 \sim -8$ mV，血管内皮细胞损伤后胶原组织外露，电位变为正电，易形成血栓。红细胞、白细胞、血小板表面均带负电荷，因此，带负电荷的材料表面上，红、白细胞，血小板黏附较为困难。从减小血小板黏附角度看，负电荷表面可以提高材料的抗凝血性，但是与此相反，内源性凝血因子在带负电荷的材料上容易活化并进而激发血小板活化，这意味着表面带有负电荷的材料不一定具有好的抗凝血能力。

（3）表面张力与界面自由能。研究表明材料表面张力值越大，凝血时间越短，也就是表面能越大，固体表面和血液接触越容易凝血形成血栓。一般来说，表面能低的材料具有抑制血小板黏附的作用。

（4）相分离结构。生物体血管内壁宏观上看是极其光滑的，微观上看血管内皮细胞表面膜是一个双层脂质的液体基质层中间镶嵌各类糖蛋白脂质，这种宏观光滑、微观多相分离结构，使血管壁具有良好的血液相容性。研究表明具有微相分离结构的材料表面很少使血小板变形，因此能抑制血小板血栓的形成。

3. 免疫相容性

很多文献把免疫相容性归为组织相容性，但从临床的角度考虑，免疫相容性更为重要。主要有细胞免疫反应、体液免疫反应、补体系统反应。免疫物质的基础主要包括：

（1）屏障结构。主要有皮肤与黏膜起机械阻挡和排除作用，局部分泌液起到抗菌作用；血脑阻挡病原微生物或其他毒性大分子进入血液，而脑组织和脊髓液，保护中枢神经不受损坏；胎盘屏障使得小分子营养物质可通过胎盘屏障，而微生物和大分子蛋白质不能通过。

（2）吞噬细胞。当病原菌破坏皮肤黏膜屏障，侵入人体组织后，中粒性细胞首先从毛细血管中游出，聚集到侵入部位，大部分病原菌被吞噬消灭，未被杀死的病原菌被淋巴结内的吞噬细胞杀掉，组成第二道防线。

（3）补体与溶菌酶。补体是一种血清球蛋白，基本成分有九种，$C_1 \sim C_9$，生物学作用是杀死或溶解细菌或细胞，促进吞噬作用或使病毒失去传染性，具有非特异性的防御功能。补体可以使抗原抗体复合物或某些细胞产物激活，参与溶菌和溶细胞的免疫应答。溶菌酶是一种小分子的碱性蛋白质，广泛存在于唾液、泪液、乳汁、汗液、肠分泌液及吞噬细胞中，对噬杀、灭菌有重要意义。

4. 力学相容性

医学生物医学材料最终使用是制成生物体内可接受的器官和器件，由此，这样的生物医学材料必须与生物结构（包括器官）的力学性能相容。为此生物医学材料应具备适当力学性能：有一定静载强度（包括抗拉、压缩、弯曲和剪切强度）；有适当的弹性模量和硬度；有良好的耐磨性（其中摩擦磨损是人工关节材料的关键）；有耐腐蚀和耐腐蚀疲劳性；具有良好的润滑性等。力学相容性并不是要求力学性能一定要高，而是取决于它所受的应力大小，要和相应的被置换的组织相匹配，否则会引起植入体松动、周围组织退化等情况发生。

3.2.1.2 材料反应

材料对生物机体的作用产生的反应，主要有生理腐蚀：生理环境对材料的化学侵蚀作用，致使材料产生离解、氧化等；吸收：材料在生理环境里，可通过吸收过程使其功能改变，也可导致材料的物理、机械性能改变；降解：在生理环境作用下材料可能被降解，导致材料失效；其他失效反应：机械力也可引起失效，如磨损可使修复体的结合部受损造成失效。高分子材料易产生单体、溶解、老化，会导致疼痛、刺激、感染等反应。金属材料发生腐蚀和溶解，通过表面改性提高稳定性。

1. 物理变化

物理变化主要变现为密度、几何形状、力学性能、热学性能、电学性能、表面性能等的改变。物理机械作用有材料与材料、材料与组织间的磨损、疲劳、侵蚀与腐蚀、材料的老化与扩散。这些都将会降低材料的性能与功能，产生的附生物又会对宿主产生影响。

生物医学材料能否有效行使其功能，除与其自身物理化学性质相关，还和其所处的生物环境相关。人体是一个生命体，各组织以及器官间普遍存在着许多动态的相互作用，因此植入体内的材料要考虑在应力作用下的性质。这些性质包括强度、模量、抗蠕变、疲劳、光滑、渗透性、吸水性。如人工心脏材料必须考虑其在心脏有节奏地收缩与舒张压力变化下的应力老化。如金属材料的松动，又称为无菌性松动，是指当假体固定承受的载荷超过其界面结合强度，即可引起假体松动，是常见的临床应用后的并发症。主要原因有生物力学因素，当界面应力、界面结合强度产生应力遮挡，使得组织承受的应力小于假体应力，长期下组织产生退化，造成假体松动。生物性因素主要原因是磨损颗粒的产生和扩散、界面纤维膜组织学等因素。

2. 化学变化

化学变化主要表现为材料的亲-疏水性、酸碱性、吸附性、溶胀性、水溶性、稳定性等发生变化。生物化学作用有表面吸附，生物体内的物质与材料表面发生化学作用，使材料表面的化学性质发生变化。材料表面通过物理吸附作用，使其表面覆盖一层生物分子。例如酶解是体内主要的生物化学过程，材料的老化、疲劳、降解、渗出都与酶的作用有关。

钙化是材料吸收体内钙离子引起的矿物质沉积使材料变硬而失去功能。材料表面形成钙化将使材料功能丧失，植入失败。影响钙化的因素有：材料的机械运动，应力存在处先发生钙化；材料表面缺陷加速细胞沉积；剪切应力；血小板吸附，凝血加速钙化；液体的钙、磷含量过高，成骨素、脂质和脂蛋白也是加速钙化的原因。大多数情况下我们要通过抗血小板聚集或表面活性处理等方法阻止或延缓钙化。值得注意的是，有些材料的钙化反而是我们所期望的，如牙科、矫形、上颌面、耳鼻喉应用的材料，这些材料通过钙化与组织结合在一起。

3.2.1.3 生物相容性评价

生物相容性评价试验包括体外试验和动物体内试验。

（1）体外试验包括溶出物测定、溶血试验、细胞毒性试验等。

材料溶出物测定：一般是使材料在模拟体液中溶解，测定材料主要组分的浓度或溶出的量。

溶血试验：将测试材料与血液细胞直接接触，通过测定活细胞释放出的血红蛋白的量，检测材料溶血作用。

细胞毒性试验：将测试材料与血液细胞直接接触，或将试样材料的浸液加到单层培养的细胞上，观察材料对细胞的抑制和细胞形态的变化。

（2）动物体内试验包括急性全身毒性试验、刺激试验、致突变试验、肌肉埋植试验、致敏试验和长期体内试验等。

急性全身试验：将一定量的材料浸提液注射到小白鼠体内，在规定时间内观察小白鼠致残情况。

刺激试验：将材料与有关组织接触，或将材料的浸提液注入有关组织内，观察组织是否出现红肿、出血、变性、坏死等症状。

致突变试验指遗传物质的损伤和改变，包括：DNA 构型的改变，DNA 中碱基的取代或位置的改变，染色体的缺失、断裂、易位、互换，染色体数目的改变，修复功能的损伤等。

3.2.1.4　影响生物相容性的因素

（1）材料中的杂质影响生物相容性，杂质的存在不仅会加速材料本身在体内的老化，而且还会加剧组织的生物学反应。

（2）材料的物理力学性能影响生物相容性，要求材料的硬度、模量、弹性等应与周围组织要尽可能匹配。

（3）形状不合适容易改变周围组织的正常生理环境，削弱其营养供应，而锐利的边角会使其周围组织造成损伤而加剧组织反应。

（4）表面的形态结构影响生物相容性，粗糙不均匀的表面会加剧其周围的组织反应。

（5）材料表面的分子结构和性质影响生物相溶性，生物医学界面特性是植入生物医学材料研究的重点。

3.2.1.5　生物医用材料的生物安全性评价

生物安全性评价指采用生物学方法检测材料对受体的毒副作用，从而预测该材料在医学实际应用中的安全性。它包括：材料对受体局部组织、血液和整体的反应、对受体的遗传效应。任何一种医用材料与机体接触一定时间后，都可能引起一时性不同程度的反应，有的反应很轻，能被受体和人体所接受，无远期毒副作用，可认为不影响其安全性。1992 年，国际标准化组织（ISO）制定并发布了医用装置的生物学评价标准（ISO10993—1992），已被各国采用。我国医疗器械生物学评价标准 GB/T16886 于 1997 年采用了上述国际标准。

3.2.2　材料－生物体界面

当生物医学材料植入到人体后，与机体组织形成的作用界面称为种植界面。材料与细胞间产生相互作用和交换与结合界面的关系称为材料与细胞界面，是种植界面的一种。随着科学研究的深入，对种植界面研究不断深化，已逐渐形成了界面物理学、界面化学、界面生物学、界面组织学、界面形态学、界面微生物学、界面力学、界面细胞学等学科。

3.2.2.1　界面基本理论

1. 界面润湿理论

当生物材料植入人体以后，首先是与血液、组织液相接触，再与机体组织细胞相接触。若要获得良好的材料与细胞界面关系，要求生物医学材料表面具有极好的润湿性。润湿性愈好，亲水性愈高，分子接触机会愈多，血液和体液细胞在材料表面的附着愈紧密、均匀，其界面结合性能愈佳。这种理论是将固体表面能、液体表面能和界面能的概念及测定方法引入医学种植学。目前国内外一般都从固体表面的浸润临界张力及液体在固体表面的接触角测定来研究各种界面能。

2. 界面吸附理论

吸附理论是借助于物理和化学吸附原理，对生物医学材料与细胞界面进行分析研究并对材料表面提出改性的一种方法。一般是从这种界面的分子、原子、离子之间的相互吸引作用来分析界面结合水结构层的形成和作用，以及对各种细胞、氨基酸、蛋白质、多种离子的吸附进行综合评价。

近年来，已逐渐形成了特定的界面吸附理论用以解释材料与细胞结合界面的形成机理，特别是对吸附过程中各种细胞的吸附顺序、吸附力变化条件、分子间距离的影响，以及生物医学材料的成分、结构、性能与细胞吸附的各种规律提出依据。

3. 界面化学结合理论

当生物医学材料植入人体后，材料与机体组织细胞同处于人体复杂的化学环境中，同样存在以共价键、离子键或金属键形式各化学键合反应的可能性，特别是具有组织细胞相容性好的材料。无论材料的基体或表面形态有何差异，在人体内环境中都将可能产生相应的化学变化。最理想的是在界面形成键合关系，但获得真正的化学键合是非常困难的，近年来从有机-无机复合材料的研究中取得了实质性的进展，逐渐形成植入界面研究的重要理论。

4. 界面分子结合理论

由于生物医学材料的性质不同，表面极性、活性基团、表面电荷以及材料的各项性能的差异等，对机体组织细胞的作用也不同。例如材料表面带有氢键时，它与机体的胶原蛋白及细胞将产生氢键结合。目前对界面各种分子间的结合关系的研究正在深入进行，将成为界面研究和进行表面改性的理论基础。

5. 界面酸碱结合理论

该界面理论的提出主要根据是由于生物医学材料的酸碱性不同，在种植界面周围的 pH 值也不相同，偏碱性的环境中可促进碱性磷酸酶的活性水平增高，使界面钙离子浓度和比例发生改变，对界面细胞的生长有利，可获得骨性结合。利用这种理论，采用不同条件和方法造成偏碱性环境，从而获得良好的界面结合。

6. 机械结合理论

目前的生物医学材料与机体的结合主要是机械结合，只有在材料表面进行粗化或微孔化处理或采用多孔体，机体组织细胞才可能深入其中，产生机械嵌合作用而增强细胞的附着。因此提出了微孔的大小必须满足纤维组织细胞和骨细胞均能长入的要求，而且微孔的比例必须在 20%～30%之间，才能达到微孔相互沟通，同时又能保持材料的足够强度。这种细胞附着效果虽然不是界面结合的本质，但因临床有效被人们所接受。

7. 界面应力传导理论

生物医学材料制作的植入体植入机体后，均需承担功能作用，应力通过植入体传导到界面，再传导到机体。由于植入体的形态不同，应力传导的方向、大小也不同，其力学效应存在很大的差异，加上材料的刚性、边缘作用和应力松弛效应等对界面细胞的吸附和生长、抑制和破坏均产生明显的影响。根据这种理论，使设计出的植入体，力求获得最佳的应力传导效果，保证机体细胞在界面的生长和稳定，以避免因应力集中所造成对机体组织的破坏和吸收。

3.2.2.2 界面结合形式

材料表面与蛋白质等生物大分子及细胞之间的相互作用是导致组织生物学反应的本质所在，由于材料表面的组成和分子结构以及它所吸附的蛋白质的组成和结构难以测定，因此，它们与组织生物学反应十分复杂，有的机理至今还不清楚。现研究给出细胞和材料表面的结合方式主要有以下几种：

1. 暂时附着界面

若采用的材料生物相容性较差，当材料植入后，机体组织立即产生强烈的异物反应或毒性反应，组织或细胞与材料的附着是短暂的，在较短的时间内，就会产生排异反应，是一种失败的界面附着形式。

2. 纤维结合界面

若使用的材料生物相容性不佳，或材料的表面形态与植入部位的要求不符，如一般的丙烯酸酯类聚合物、非贵合金等，材料植入人体后会在材料的表面形成很厚的结缔组织包裹层，随着时间的延长，上述包裹层不变薄、不消失，而且还逐渐变密、钙化，阻碍了材料与机体组织之间的物质代谢，最终因积液、炎症、坏死等，材料被排异，是一种不良的结合形式。

3. 骨接触界面

生物惰性材料植入骨内后，如纯钛、钛合金、氧化铝陶瓷、碳素陶瓷等植入体内后，特别是植入骨内后，材料与骨组织的接触界面有薄层纤维组织形成，有时还会有不同程度的钙盐沉积，该界面属于不稳定状态，随着时间的延长纤维层逐渐变薄或消失，在界面处无新骨细胞生长，骨形成缓慢，是一种有效的界面结合形式。

4. 骨结合界面

当材料中含有磷钙成分，如生物医学玻璃、玻璃陶瓷、磷灰石陶瓷等，由于材料具有类似人体骨的无机成分和结构，亲骨性好，新生骨细胞活跃，骨生长明显，材料与骨组织之间能形成稳定的骨结合界面，是一种理想的结合形式。

5. 生物性结合界面

该结合界面要求材料必须具有人体组织的多相结构和生理活性物质，能参与到生命过程中的分子、原子的运动变化规律之中，不断交换能量和物质，进入正常人体新陈代谢，是材料和机体组织界面形成生物性的结合，纳入机体的一部分而长期行使生理功能和作用，是最理想的界面结合形式。

3.2.2.3　界面细胞关系

1. 一般细胞关系

当材料植入体内后，首先是与血液和组织液接触，在界面上将长期存在细胞代谢关系，这种代谢主要来源于血液和组织液中的粘多糖、糖蛋白和各种蛋白质以及细胞外物质等，它们相互间将不断产生物理和化学反应。通过界面组织学观察、细胞学检测、生物化学和生物力学等手段可确定界面的 pH 值、各价离子、各种细胞酶、蛋白质和其他细胞对界面结合的影响，特别是血清蛋白和细胞外物质对细胞吸附所起的作用。

生物材料植入人体后，很快在材料表面上发生各种细胞的吸附，随之，吸附面也逐渐扩大。在此基础上，血清蛋白开始吸附，吸附力不断增加，接着是钙离子、镁离子等开始被吸附。此时，由于细胞外蛋白质和糖蛋白的存在，更加强了材料与细胞的吸附力，从而产生紧密的界面结合。

研究证实，亲水性高、化学稳定性好的材料与细胞结合性能均高于亲水性低、化学稳定性不佳的材料，更明显高于疏水性的材料。目前广泛采用的生物医学材料中，以生物医学玻璃、玻璃陶瓷、羟基磷灰石陶瓷等的细胞结合性能为佳。它们在植入体内后，不仅能迅速产生细胞吸附作用，而且吸附层结合得非常紧密。这类陶瓷吸附细胞后，对细胞形态不产生任何影响，对细胞膜没有破坏作用，而且界面上很快形成细胞群并产生良好的结合。

在整个吸附的过程中，同时还伴随着细胞的新生和吸收，这是一种非常复杂的生命代谢现象。这种代谢现象还可以从体外细胞培养试验中证实。比如目前一般采用人宫颈癌传代细胞、人羊膜上皮细胞或小鼠肺成纤细胞等离体细胞，通过琼脂覆盖法、细胞增殖度法或细胞总体倍增法等，对各种材料进行细胞培养试验，借以了解材料与细胞的界面关系。

2. 血液细胞关系

生物医学材料植入到体内任何部位，都首先要与血液相接触而形成材料—血液界面。材料与血液的血浆蛋白、免疫因子、细胞成分、凝血因子和血小板等产生相互影响。不同的材料，其性质有所差异，所引起的补体激活程度也不相同，有的还将产生副作用。目前有两个问题被公认，一是材料与血液接触后，机体防御系统的一系列反应都不是孤立存在的，而是相互作用、相互影响的。当材料接触到血液时，血液细胞中的多核白细胞、淋巴细胞、巨噬细胞、血小板等立即做出反应，纤维蛋白开始溶解，补体系统也逐渐发生变化，而且这些反应都是相互联系的。二是材料与血液发生的相互作用，不仅是一种局部反应，还涉及全身的影响，同时还存在反应的时间顺序和规律问题。

3. 骨细胞关系

材料与骨细胞的作用界面，包括骨接触界面关系和骨结合界面关系两种含义和内容。

（1）骨接触界面。作为界面结合的一种形式，这种骨接触界面与植入材料的性质、结构、表面形态有非常密切的关系，常用材料有纯钛或钛合金（Ti6A14V）、单晶或多晶氧化铝陶瓷、热解碳或玻璃碳陶瓷以及聚砜等植入材料。研究主要集中在材料与骨的无机盐结构相对应的参数与匹配，由于形成这种界面是因为材料缺乏亲骨性，界面常处于不稳定状态，一般没有骨细胞活跃和新骨形成，仅有类骨质或软骨样细胞或薄层纤维膜存在，表现为一种程度不同的异物反应，这种界面往往妨碍了新骨形成。不仅如此，还可能成为骨的破坏因素。特别是当这种纤维膜包裹材料表面愈厚，界面结合效果愈差。这种因为材料被厚厚的纤维膜包裹后，材料与骨接触之间的代谢受阻，新生的血管无法长入，新生骨细胞不能形成，更难以进行物质和能量交换，而且材料与纤维膜之间容易形成死腔造成积液。其结果一方面纤维膜逐渐趋于疤痕化而变硬，像一个屏障使材料与骨组织隔开，在材料周围的细胞产生坏死，界面关系受到破坏。临床表现为材料植入初期比较稳定，但逐渐出现松动脱落而失败。有的材料可随植入时间的推移，在形成骨接触界面的基础上，纤维薄膜变薄或消失，逐渐朝着骨结合界面的方向发展。

（2）骨结合界面。与骨接触界面的细胞关系存在质的差异，这种界面的特征是：由于结缔组织细胞向细胞外分泌出糖蛋白，逐渐形成骨的主要基质——胶原蛋白及血液和体液中的钙、磷离子在材料与骨组织界面大量吸附积聚；界面的 pH 值处于偏碱性，碱性磷酸酶活性增高，有利于新骨形成；当材料植入骨内后，材料表面出现轻微溶解，加速各种细胞的吸附沉积，胶原纤维和粘多糖表面与柔软的厚度为 $1 \sim 2\ \mu m$ 的无定型凝胶层相结合，其离子及含量均与骨相似，对骨母细胞的生长具有促进作用，在新骨形成和矿化后，凝胶层将被骨中的羟基磷灰石所代替，与周围骨产生紧密结合；在材料与骨组织界面还存在着一定物质和能量交换及重组，界面代谢处于相对平和和新的不平衡；在承受负荷情况下，界面保持稳定，或可能仅仅出现约 $1 \sim 2\ \mu m$ 的间隙，并能随时间加长而形成良好骨结合界面，以上特征出现均与材料含生理活性物质和亲骨性能有着密切的关系。获得骨结合界面的形成分为两种，即骨传导性生长和骨诱导性生长。

① 骨传导性生长。其形式是指材料植入骨内后，以接触传导作用产生骨结合，若材料与骨的距离大，不接触，这种骨结合界面形成很慢，甚至难易形成。只有材料与骨接触或存在微小间隙时，材料通过血液、组织液的细胞作用，获得初步的细胞结合界面，再与骨之间产生骨细胞吸附、生长和结合，最后才能形成良好的骨结合界面。

② 骨诱导生长。其形式是指材料种植入骨内后，无论材料与骨的间隙大小，都能诱发骨的活性，并加速新骨形成。即使这种材料植入到机体组织内也能使周围的接触组织诱导成骨。发生这种特殊现象的原因，往往是因为生物材料中有骨诱导因子，又称为骨诱导蛋白（Bone Morphogenetic Protein BMP）的存在。

3.2.3 生物材料表面改性

表面改性（Surface Modification）是通过对材料表面进行特殊处理，使材料表面一种或多种特性发生预期的变化，从而达到改善材料性能的目的。表面改性使用的处理方法可以分为物理化学方法、形态学方法、生物方法三大类。

3.2.3.1　物理化学方法

物理化学方法是利用某些特定的物理或化学手段对材料进行表面处理的方法。大致可以归纳为离子注入法、涂覆法、接枝法三大类。涉及离子束技术、等离子体技术、辐射技术、光化学技术、自助装技术等。

1. 离子束技术

离子注入是离子束技术应用到材料表面改性的一种主要方法，是先将某种金属或气体元素的原子电离，使其在电场中加速获得较高的速度，然后射到生物材料表面，以改变生物材料表面的成分及相结构。离子束辅助沉积是把离子束注入和常规气相沉积技术结合起来，在气相沉积的同时，用带有一定能量的离子束轰击被沉积的物质，利用沉积原子和轰击离子之间的一系列物理化学作用，使界面原子相互渗透而融为一体，大大改善了膜与基体的结合强度。它结合了离子束注入和常规气相沉积技术的优点并消除了其缺点，制备出来的膜层质量更优。现已成功用于许多金属生物材料与高分子材料的表面改性，大大改善了材料的表面硬度和耐磨耐腐蚀性能。

2. 等离子体技术

等离子体是由大量相互作用但仍处于非束缚状态下的离子、电子、活性原子和分子等电粒子组成的气态体系，在宏观上呈电中性。等离子体可以由气体放电（辉光放电和弧光放电）或高温（火焰、电弧、核反应等）产生。等离子体处理可以使材料表面发生溅射刻蚀、极性基团形成、锁链等物理和化学反应，从而达到改性目的。等离子体表面改性有等离子表面聚合、等离子表面处理和等离子表面接枝三种方法。它们可用于无机生物材料和高分子生物材料的表面改性。

等离子体表面改性的技术特点是：它对材料表面的作用深度仅数百埃，并且可应用于任何固体基材的表面处理；在反应环境中，化学气体离子可引起在表面的混合、注入、吸附等反应过程；利用等离子体锁链反应可以获得单一结构的膜。

3. 辐射技术

辐射接枝法是基于辐射技术的一种表面改性方法。是利用高能辐射使高分子 A 产生活性点（自由基或离子），再由该活性点引发单体 B 的接枝聚合。该法通常用于高分子材料的表面改性。比如将乙烯基吡咯等单体接枝到聚四氟乙烯、聚丙烯及聚乙烯上，并使肝素结合在上面，处理后的表面显示出良好的抗凝血性，而蛋白质的吸附量也有所减少。

辐射接枝法优点：可在较厚的高分子中均匀进行，又可限制在表面层或在某些指定厚度内进行，是一种有特效性的方法。由于高能电离辐射能被物质非选择性吸收，且不受温度和分子结构的限制，可以通过辐射接枝法制得具有预期结构的聚合物。由于辐射接枝通常不需要向体系投放引发剂之类的添加剂，因此可制得高纯材料。

4. 光化学技术

光化学固定是指利用紫外或可见光区域的光线，将具有特定性质的组分或生物分子接枝到材料表面的方法。它的原理是用带有热活性基团和光活性基团的化学连接组分将各种类型化合物的分子偶联到高分子生物材料表面，以达到改性目的。

光化学固定特点：反应速度极快；形成稳定的碳-碳键；容易在普通的加工条件下使用；适用于几乎所有高分子表面；能成功地固定各种类型的可溶的合成高分子和生物高分子；可以在"掩蔽曝光"条件下进行特定位点的接枝和多层涂层。

5. 自组装技术

自组装是指装配单体在非共价键（如氢键、静电作用、疏水相互作用、范德华力等）弱作用力推动下，自发地构筑成具有特殊结构和形状的聚合体的过程。自组装现象普遍存在于自然界，比如脂分子在水中形成油滴，四个血红蛋白多肽组装成有功能的血红蛋白四聚体。材料表面的自组装改性起源于自然界的自组装现象，比较常用的是基于自组装单分子膜的表面改性。

基于自组装单分子膜的表面改性的基本原理是将表面含有某种活性基团 X 的材料浸入到表面修饰剂的有机溶液中，修饰剂分子一端的反应基因 Y 与材料表面 X 基团发生自动、连续的化学反应，在材料表面形成化学键连接的、紧密的二维有序膜，层内分子间作用力仍为范德华力和静电力等非共价键作用。例如在材料表面镀一层金膜，然后通过金硫键形成寡聚核苷酸、多肽和蛋白质等的自组装单分子层，可以显著改善表面的可湿性、黏附性、粗糙度和生物相容性。

3.2.3.2 形态学方法

材料表面形貌对细胞的黏附具有接触导向性，即细胞的排列、形状、取向、极性等都会随表面形貌的变化而改变。如果材料表面出现细微不平时，黏附其上的细胞就会由原来球状与表面"点"接触转变为细胞沿表面起伏而铺展开来的"面"接触，从而提高了细胞与材料的结合能力。基于这一机理，通过改善植入体的表面微观形貌以获得最好的植入效果的表面改性就是形态学方法，它并不需要在材料表面产生强化层或附加层。具体方法有等离子喷刷、超声振荡、激光束点融以及电化学晶界腐蚀等。

采用形态学方法进行表面改性，在提高材料与组织结合强度的同时一般不会减损材料的生物相容性。但是对材料表面进行机械加工时容易留下细小的金属碎屑和毛刺，需要经过彻底清除，以免在材料和黏附的组织细胞之间形成胞类异物。

3.2.3.3 生物学方法

基于生物学基本原理与方法对材料表面进行改性，即为生物学方法，有时也被称为生物仿生化表面修饰技术，通常的做法是在材料表面固定一层生物活性物质或细胞。这些活性物质的作用及其机理基本已经清楚，这一方法的目的性极强。而在固定化过程中如何最大限度地保持生物物质的活性，和在材料使用时如何尽可能发挥活性物质的作用，是研究的重点。

很多细胞的膜表面均存在一种称之为整合素（Integrin）的受体，它能特异性地识别血清和细胞外基质中的纤粘连蛋白和层粘连蛋白等成分。它们有一个同源序列叫 RGD 序列，因其含有精氨酸(R)-甘氨酸(G)-天冬氨酸(D) 顺序而得名，它可以与细胞的整合素结合而实现细胞识别。研究表明，将该肽序列固定于材料表面，能够促进细胞在材料上的黏附、增值与生长。

在小口径的人造血管的研究过程中，人们逐渐认识到内皮细胞衬层在改善血管材料血液相容性的重要性。

3.3 生物医用材料的消毒与灭菌

生物医用材料及其制品必须经过消毒灭菌方可使用。灭菌方法有环氧乙烷、加热、γ 射线、电子束、^{60}Co（钴）、醛、氧化乙烯等。但灭菌可使一些材料的物理和生物性能改变。因此，在材料的灭菌方法的选用上必须充分考虑到灭菌对材料性能的影响以及可能带来的生物学危害作用。

医用材料消毒和灭菌常用的方法主要有以下几种。

（1）高压蒸汽灭菌法。高压蒸汽穿透性强，使细胞原生质含水量增高，发生变性凝固，是普遍使用的可靠的灭菌方法。高压蒸汽灭菌法对高分子材料灭菌，要求材料至少能承受 115 ℃ 以上的高温，除聚丙烯、硅橡胶、聚四氟乙烯、聚碳酸酯外，大部分高分子材料均不能采用此法灭菌。

（2）化学消毒与灭菌法。它是化学品渗入到微生物的细胞内，与其反应形成化合物，破坏了细胞的生理机能而导致细胞的死亡，达到灭菌效果。化学杀菌剂很多。液态杀菌剂在低浓度下只能起到消毒作用。气体灭菌有甲醛、环氧乙烷、β-丙内酯、溴甲烷、乙撑亚胺等。常用环氧乙烷，它对一切微生物都有很强杀灭作用。一般灭菌条件为：浓度为 450 ~ 1 000 mg/L，25 ℃ 时，灭菌 6 ~ 12 h；50 ~ 60 ℃ 时，灭菌 4 h。

（3）辐射灭菌。包括紫外线、微波、红外线、γ 射线、电子射线等。微生物被照射后，可引起细胞内成分变化，特别是蛋白质与酶发生脱氧核糖核酸化学变化，使之死亡。其中，红外线和微波可产生热，仍属热力作用。紫外线一般以波长 250 ~ 265 nm 杀菌力最强，常用 253.7 nm。γ 射线可以杀灭一切微生物，是近年来较多采用的灭菌技术之一，主要用于大批量的"一次性使用"制品如注射器、导管、插管、缝合针线、药品以及手术器械等的灭菌。电子射线的穿透能力一般较弱，故灭菌时包装的体积不能过大。高分子材料经辐射后依据其化学结构的不同，可能发生降解或交联，导致力学性能降低或增加，实际应用中应视具体情况，选择辐射方法和辐射剂量。

3.4 无机非金属生物医用材料

无机生物材料包括生物陶瓷、生物玻璃和碳素材料三大类，主要用作齿科、骨科修复和植入材料，也称为无机非金属材料。传统无机非金属材料主要是由某些元素的氧化物、碳化物、氮化物、卤化合物、硼化物及硅酸盐、铝酸盐、硼酸盐等物质组成的材料，其化学组成主要属于硅酸盐范畴。无机非金属材料的种类繁多，根据材料的组成、工艺及性能特点，具体可分为陶瓷、玻璃、水泥、耐火材料、非金属矿物材料和复合材料等。

3.4.1　生物陶瓷

陶瓷是指用传统陶瓷生产方法制造的无机非金属固体材料和制品的通称。生物陶瓷作为无机材料的重要组成部分，采用的原材料已经扩大到化工原料和合成矿物，甚至是非硅酸盐、非氧化物原料。

3.4.1.1　生物陶瓷分类

（1）非吸收或接近惰性的生物陶瓷，与组织几乎不发生化学变化的材料，其引起组织反应主要为材料周围会形成厚度不同的包裹性纤维膜。如氧化铝、氧化锆、非活性生物玻璃和玻璃陶瓷、碳素材料和氮化硅等.

（2）生物活性陶瓷，能与有机体组织在界面上实现化学键合的生物陶瓷。如生物活性玻璃和玻璃陶瓷、磷酸钙类陶瓷（羟基磷灰石 HA，α，β-磷酸三钙、α，β-TCP 等）、磷酸钙生物活性骨水泥等。这类材料在体内与骨组织形成强的化学键结合。

（3）生物可降解或可吸收的生物陶瓷，在生理环境作用下能逐渐降解和被吸收的生物材料。可用于暂时替代性材料，如磷酸钙类（羟基磷灰石 HA、α，β-磷酸三钙、α，β-TCP）、磷酸铝钙（ALCAP）、锌钙磷氧化物（ZCAP）、硫酸锌-磷酸钙（ZSCAP）、铁钙磷氧化物（FECAP）等陶瓷。这类材料植入后，在体内逐步被降解、吸收，为新生组织替换。这类材料也可归属生物活性陶瓷。

3.4.1.2　生物陶瓷与组织间的相互作用

作为生物医用材料的陶瓷材料，可以是单晶体也可以是多晶体；可以是致密也可以是多孔的；可以是单相的也可以是多相的。生物陶瓷与组织间的结合有 4 种基本类型：

（1）形态结合，主要发生在致密生物惰性陶瓷与组织间的结合。典型有氧化铝陶瓷、氧化锆陶瓷等。形态结合使组织长入植入体粗糙不平的表面形成机械锁合。

（2）生物学结合，主要发生在多孔生物惰性陶瓷与组织间的结合。典型材料有多孔的多晶氧化铝陶瓷等，生物结合使通过骨和组织长入多孔植入表面或内部交联的空隙而实现的结合。

（3）生物活性结合，主要发生在表面生物活性陶瓷与组织间的结合，如致密羟基磷灰石陶瓷，通过表面的羟基磷灰石在体内发生选择性化学反应而与组织实现结合，是一种化学键结合。这种结合高于自然骨和材料的自身强度，断裂不容易发生在界面。

（4）降解和吸收，发生于可降解生物陶瓷与组织之间的结合。典型材料有硫酸钙、磷酸三钙和其他磷酸钙盐。它们通过在体内降解吸收并随之为组织替换来实现与组织间的结合。这种结合机制虽然十分理想，但由于不存在稳定界面，又不能提供植入初期临床要求的强度，材料组成的选择受生物学要求的限制，材料降解吸收率又随受体和植入部位变化，对陶瓷降解吸收率和组织生长替换速率相匹配问题是研究的重点。

3.4.2　接近惰性的生物陶瓷

生物惰性陶瓷，其分子中的键力较强，具有较高的机械强度、耐磨性和化学稳定性。生物惰性陶瓷在人体内能耐氧化、耐腐蚀、不降解、不变性，也不参与体内代谢过程，它们与骨组织不产生化学结合。其引起组织反应，主要为材料周围会形成厚度不同的包裹性纤维膜。

接近惰性的生物陶瓷，在宿主内能维持其物理和力学性能。它们应当是无毒、非致癌、不过敏、不发生炎症的，在宿主内能终生保持生物功能。接近惰性的生物陶瓷有：致密和多孔的氧化铝陶瓷、氧化锆陶瓷、单相铝酸钙陶瓷、碳素材料。接近惰性的生物陶瓷具有较高的机械强度和耐磨损性能，主要用作结构—支撑植入体，如用作骨片、骨螺钉、股骨头、髋关节或其部件；用于非结构支撑，如通风管、消毒装置及给药装置等；也广泛用于牙科修复等材料。下面以氧化铝生物陶瓷为例进行介绍。

1. 氧化铝陶瓷结构与性能

氧化铝（Al_2O_3）陶瓷是指主相为刚玉（$\alpha\text{-}Al_2O_3$）的材料，具有最稳定的六方晶系结构（$a=475.8$ pm，$c=1\,299.1$ pm）。从显微结构来看，氧化铝陶瓷主要是由取向各异的氧化铝晶粒，通过晶界集合而成的多晶集合体。

多晶 $\alpha\text{-}Al_2O_3$ 的强度、抗疲劳性、断裂韧性是氧化铝晶粒大小和纯度的函数，晶粒越大，材料的强度就越差。平均粒径小于 4 μm，纯度大于 99.7% 的氧化铝，呈现良好的抗弯强度和优良的抗压强度。美国测试和材料学会（ASTM）规定 Al_2O_3 植入体含 Al_2O_3 应为 99.5%，SiO_2 和碱金属氧化物（主要是 NaO）含量应小于 0.1%。

（1）生物相容性，由氧化铝陶瓷主晶相 $\alpha\text{-}Al_2O_3$ 的结构决定，其表面有优良的亲水性。氧化铝结晶中的氧离子排列在晶体的晶格中，结晶表面电场使极化作用局限在晶格的表面，水分子的偶极子被牢固地吸引在结晶表面的电场中，在氧化铝的表面形成一层稳定的水分子膜。从而使氧化铝有亲水性，与生物体有优良的亲和性。

（2）摩擦系数低，制成的人工关节摩擦系数较低。Al_2O_3 烧结时，应避免高含量的烧结助剂，否则，它们将遗留在晶界中，降低抗疲劳性能。氧化铝陶瓷的硬度较高，其机械性能取决于纯度、晶粒大小及工艺制度。氧化铝陶瓷表面抛光度可达 0.07～0.15 μm，陶瓷件的摩擦系数为 0.10，光滑持久。金属与聚乙烯、Al_2O_3 与 Al_2O_3 配对（金属-PE、Al_2O_3-Al_2O_3 摩擦副），对磨的摩擦磨损性能如图 3-1 所示。长时间对磨，Al_2O_3/Al_2O_3 摩擦的摩擦系数降至一定值。其表面磨损比金属/聚乙烯表面低约 10 倍。氧化铝陶瓷具有优异的摩擦性能，一方面是氧化铝陶瓷表面亲水性，另方面是由于材料极低的表面粗糙度和其高的表面能，导致摩擦分子快速和强烈地吸附，形成一层类液态层覆盖在关节固体表面，而限制它们直接接触。

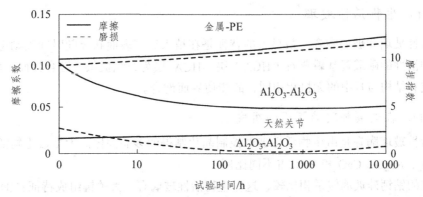

图 3-1　金属-聚乙烯和 Al_2O_3-Al_2O_3 人工髋关节的摩擦系数和磨损性能比较（体外试验）

（3）硬度较高，氧化铝陶瓷的硬度高于金属，为金属的 5～10 倍。杨氏模量为金属的 2 倍或 2 倍以上，故氧化铝陶瓷受外力不易变形，抗压强度高，与金属相比，易于加工成球形。

2. 氧化铝生物陶瓷的应用

由于 Al_2O_3 陶瓷具有优良的抗腐蚀性能、良好的生物相容性、高的强度和耐磨性，将其用于承重髋和膝关节置换体，和牙科植入体。Al_2O_3 陶瓷踝关节、肘、肩、腕和指已为临床证明成功，相当于或优于其他材料体系。

Al_2O_3 陶瓷已用于耳鼻喉（ENT）和上颌面手术。在修复气管时，由于病理情况和创伤的需要，防止气管塌陷的软骨需要除去，为此，必须插入一支撑结构物以维持气管的开放。由于 Al_2O_3 优异的生物相容性和强度，得到较以往用聚合物还好的结果。Al_2O_3 植入体已用神经外科手术，如修复颅骨凸面和枕骨下区域的骨缺损和蝶鞍层与眶壁重建的颅形状技术。人工义眼由蓝宝石单晶光学部分和 Al_2O_3 陶瓷支撑环组成。

氧化铝陶瓷的不足之处主要是不具有生物活性，无法与正常组织形成骨性结合，时间一长，与骨的固定会发生松弛。近年来有些学者致力于研究和应用羟基磷灰石涂层的氧化铝陶瓷。其次 Al_2O_3 陶瓷机械强度不高，杨氏模量过高，另外摩擦系数和磨耗速度较高。

3.4.3 生物活性陶瓷

生物活性材料是一类能在材料界面上诱发出特殊生物反应的材料，这种反应导致组织与材料之间形成键合。生物活性陶瓷包括表面活性生物陶瓷和可生物降解陶瓷。这类材料的组成中含有能够通过人体正常的新陈代谢途径进行置换的钙、磷等元素，或含有能与人体组织发生键合的羟基（OH^-）等基团。生物活性玻璃的降解产物能够促进生长因子的生成、促进细胞的繁衍、增强成骨细胞的基因表达和骨组织的生长，是既能够与骨组织成键结合，同时又能与软组织相连接的人工生物材料。它们的表面同人体组织间可通过形成强的化学键达到完全亲和。因此，生物活性陶瓷可作为身体渗入或取代的支架和空位填补体。这类材料包括生物活性玻璃和玻璃陶瓷、磷酸钙类陶瓷和可生物降解或可吸收陶瓷以及这类材料对金属修复体的涂层复合材料。下面分别进行介绍。

3.4.3.1 生物活性玻璃

生物活性玻璃和玻璃陶瓷，最显著的特征是在植入后，表面状况随时间而动态变化，表面形成生物活性的碳酸羟基磷灰石（HCA）层，HCA 层为组织提供了键合界面，由于 HCA 相化学组成和结构与骨中的无机相相同，故能使界面键合。

1. 生物活性玻璃和玻璃陶瓷的组成

生物活性玻璃陶瓷是由生物活性玻璃控制晶化制得的多晶固体。大多数生物活性玻璃的组成为 SiO_2、Na_2O、CaO 和 P_2O_5 占不同比例。

与传统的钠钙硅玻璃体系相比较，这些生物活性玻璃有三大关键组成特征：① SiO_2 质量百分比小于 60%；② Na_2O 和 CaO 含量高；③ CaO/P_2O_5 比例高。这些组成特性，使得玻璃暴露在液体介质中时，其表面具有高的反应性。这类玻璃或玻璃陶瓷，通常被命名为 Bioglass。

与骨键合的还有低碱（Na_2O，K_2O 0～5wt%）生物活性硅酸盐玻璃陶瓷，称为 Ceravital 玻璃陶瓷。

2. 生物活性玻璃和玻璃陶瓷的性质

生物活性玻璃主要优点，是其快速的表面反应，从而导致快速地与组织结合。其主要缺点，是由于其无定型的两维玻璃网络结构，造成力学上的弱点和低的断裂韧性。大多数生物活性玻璃，其抗弯强度，都在 40～60 Mpa，使其不能在承重下使用。它具有低的弹性模量（30～35 GPa），接近于人的皮质骨弹性模量（7～30 GPa）。低强度不影响生物活性玻璃作为涂层应用，在这种情况下，金属与涂层之间的界面强度是限制因素。低强度也不影响生物活性玻璃作为在低负荷或低压力下的植入体应用，以粉末形式或在复合材料中作为活性相应用。

可切削生物活性玻璃（MBGC）具有良好的加工性，其加工性来自云母晶体的解理、次级解理及其相互交错的结构。层与层之间通常以碱金属或碱土金属结合，结合力十分薄弱。在外力作用下，裂纹沿薄弱层进行传播，而相互交错的晶体框架又控制裂纹运行方向，抑制裂纹的自由扩展，实现精细加工。

3. 生物活性玻璃和玻璃陶瓷的临床应用

（1）生物活性玻璃在骨骼修复方面的应用。

由于生物玻璃表面在人体的生理环境中可发生一系列的化学反应，并可直接参与人体骨组织的代谢与修复过程，最终可以在材料表面形成与人体骨相同的无机矿物成分——碳酸羟基磷灰石，并诱导骨组织生长，可以用于人体骨损失的填充与修复。

（2）生物活性玻璃在牙科治疗中的应用。

如用于髓室穿孔的覆盖修复材料，生物活性玻璃微粒由于其植入髓室穿孔处于血液及牙槽骨骨组织接触时，可在瞬间与组织间发生复杂的离子交换，在生物玻璃表面形成富硅凝胶层，并聚集形成碳酸羟基磷灰石层，通过钙磷层的快速形成并沉积在穿孔区牙周组织内，最终钙化，形成牙骨质和牙周新附着。

（3）生物活性玻璃在药物载体方面的应用。

药物存储在多孔生物玻璃中，然后植入人体的有关部位，随着生物玻璃表面反应的进行，药物将释放，达到有的放矢的致病目的。

3.4.3.2　磷酸钙生物活性陶瓷

磷酸钙生物陶瓷（Calcium Phosphate Bioactive Ceramics，CPC）又称为骨水泥，作为人工替代材料中的重要组成，在硬组织缺损修复和固定移植体过程中起着不可低估的作用。骨是坚硬的矿物质（羟基磷灰石结晶，及磷酸钙和氢氧化钙的复合物）和骨胶的有机质结合而成。羟基磷灰石具有良好的生物相容性、骨传导性与骨诱导性，因此被广泛应用于人工骨的制造。

1986 年，美国齿科协会科学家 L. C. Chow 和 W. E. Brown 发明了磷酸钙骨水泥。1996 年美国食品药品监督管理局批准磷酸钙生物陶瓷可以用于非承重骨的骨缺陷治疗。目前，骨水泥称为材料界和医学界研究的热点之一。

1. 磷酸钙生物陶瓷的生物学性能

安全相容性：材料无毒，无致癌、无致突变、无致畸形，与有机体亲和性好，植入后不引起异物反应。

成骨效应：在于其骨引导活性，新骨以爬行替代的方式生长，植入体与骨组织形成骨性连接，实验证实，CPC 不具有诱导成骨活性，而是通过骨传导作用成骨。

降解性能：材料植入骨组织后，通过体液溶解或被代谢系统排出体外，控制磷酸钙陶瓷的降解与新骨形成相匹配，最终使缺损部位完全被新生骨组织所取代，而材料只起临时支架作用。

2. 骨形态发生蛋白/磷酸钙复合人工骨

磷酸钙骨水泥具有优良的骨传导性。骨传导的特性主要发生在于宿主骨接触部位，其成骨作用有限。为了赋予磷酸钙骨水泥优良的骨诱导性，促使大量新骨能近早在植入部位形成，促进骨缺损的修复，将具有骨诱导能力或成骨作用的活体物质，如骨形态发生蛋白（BMP）、异体脱矿骨基质（DBM）、骨髓转化因子与磷酸钙骨水泥复合成既有优良的骨传导作用又有优良的骨诱导成骨作用复合人工骨。

3. 常见磷酸钙生物活性陶瓷及其生物医学应用

磷酸钙陶瓷（CPC）是生物活性陶瓷的一类生物医学材料。目前研究和应用较多的为羟基磷灰石（HA）和磷酸三钙（TCP）。磷酸钙陶瓷 CaO 和 P_2O_5 两种成分，是构成人体硬组织的重要无机物质，植入人体后，其表面同人体组织可通过键的结合，达到完全亲和。

磷酸钙化合物的分类，通常是按其具有的 Ca/P 原子比（Ca/P）进行，所以，磷酸钙化合物是包括不同 Ca/P 比的一系列磷酸钙化合物。磷酸钙类陶瓷是具有不同 Ca/P 比磷酸钙陶瓷的总称，简称磷酸钙陶瓷（CPC）。具有不同 Ca/P 原子比的各种磷酸钙，如表 3-1 所示。

表 3-1 各种磷酸钙（Calcium phosphates）

Ca/P 原子比	分子式	名称	简写
2.0	$Ca_4O(PO_4)_2$ 或 $Ca_4P_2O_9$	磷酸四钙	TECP 或 TTCP
1.67	$Ca_{10}(PO_4)_6(OH)_2$	羟基磷灰石	HA
<1.67	$Ca_{10}-XH_2X(PO_4)_6(OH)_2$	无定形磷酸钙	ACP
1.5	$Ca_3(PO_4)_2(A,B,\Gamma)$	磷酸三钙（A,B,Γ）	TCP(A,B,Γ)
1.33	$Ca_8H_2(PO_4)_6 \cdot 5H_2O$	磷酸八钙	OCP
1.0	$CaHPO_4 \cdot 2H_2O$	二水磷酸氢钙（二水磷酸二钙）	DCPD
1.0	$CaHPO_4$	磷酸氢钙（磷酸二钙）	DCP
1.0	$Ca_2P_2O_7(A,B,\Gamma)$	焦磷酸钙（A,B,Γ）	CPP
1.0	$CaP_2O_7 \cdot 2H_2O$	二水磷酸二钙	CPPD
0.7	$Ca_7(P_5O_{16})_2$	磷酸七钙	HCP
0.67	$Ca_4HP_6O_{20}$	磷酸二氢四钙	TDHP
0.5	$Ca(H_2PO_4)_2 \cdot H_2O$	一水磷酸一钙	MCPM
0.5	$Ca(PO_3)_2(A,B,\Gamma)$	偏磷酸钙（A,B,Γ）	CMP(A,B,Γ)

磷酸钙生物活性材料的医学应用，举例如表 3-2 所示。

表 3-2　磷酸钙生物活性材料的医学应用举例

材料	羟基磷灰石	多孔磷酸钙陶瓷	磷酸钙骨水泥	羟基磷灰石涂层
应用	牙和矫形外科骨缺损修复 牙根修复 牙槽嵴的增强 金属植入部位的辅佐 盖髓术材料 引导组织再生的增强 上颌面重建 经皮器件 中耳重建 生物反应器，骨细胞骨架 股骨缺损修复 人工血管，人工气管	上颌面修复 矫形外科 人工义眼 牙槽嵴的增强 骨缺损修复 用作骨架 药物缓释载体	颅骨骨缺损 颌骨骨缺损 载药系统 脑外科手术中密封 用骨水泥增强松质骨 螺钉 用注射骨水泥增强股 骨颈断裂的固定	人工髋关节 人工膝关节 齿根种植体

3.4.4　碳素材料

碳在自然界分布很广，有单质形式，但更多以化合物形式存在。单质形式的碳随着其结构不同，物理化学性质有很大的差异。单质碳有多种同素异形体，主要有金刚石结构、石墨结构和无定形乱层结构（涡轮层结构-Turbostratic structure）三种。其中以无定形乱层结构形式最多，医学领域主要应用这类结构形式的碳，这种结构中点阵是无序排列，各向同性的。

碳是生物惰性的材料，在人体中化学稳定性好，无毒性，与人体亲和性好，无排异反应，它虽然不能与人体组织形成化学键合，但容许人体软组织长入碳的空隙中，碳周围软组织的迅速再生，说明碳表面实际上有诱发组织生长的作用。碳在医学领域中应用，特别是在心血管方面的应用，主要是因为各向同性碳的抗凝血作用，不会诱发血栓。另一原因是其具有优良的机械性质（高强度、高弹性模量、耐磨性等），可通过不同工艺（包括涂层）对其结构进行调整，以满足不同用途的需要，包括修复生物体功能和形态损伤。在医学领域常用的碳，有低温各向同性热解碳（Pyrolytic Carbon，LTIP，或称 LTI 碳、热解碳）、玻璃状碳，超低温各向同性碳（Ultralow Emperature Isotopic Carbon，ULTI，又称 ULTI 蒸汽沉积碳），这几种形式的碳，具有无序的晶格结构，统称之为涡轮层碳。另外具有无定形结构的类金刚石碳（DLC），在医学上也有应用前景。用碳纤维增强复合碳材料也已用制造植入体。然而，碳-碳复合材料是高度各向异性的。

3.4.4.1　碳素材料的生物相容性

从生物医用材料的观点出发，涡轮碳最大的特点是它们优良的细胞生物相容性和抗凝血性，特别对高纯的 LTI 热解碳和 ULTI 蒸汽沉积碳来说更是如此。玻璃碳键取决于聚合物前驱体、制备工艺温度、和玻璃碳的纯度的不同，导致其不同的生物相容性。涡轮碳的生物相容性的机理仍需进一步研究。

在心血管应用中，LTI 热解碳与血液相容性已被普遍接受。LTI 热解碳在血液中抑制反应速度是惊人的和敏捷的，大多数材料在与血液接触时，很快地激活组织的凝血机制。LTI 热解碳引起血液破坏很小，与硅烷化玻璃相当。LTI 热解碳与血液体系接触具有优良的细胞生物相容性，是由于碳表面通过选择性吸附上一层钝化的蛋白质的结果。光滑或抛光的表面比粗糙表面好，可能因为粗糙度提供细胞黏附的位置，作为凝血的晶核。研究也已表现 ULTI 蒸汽沉积碳具有优良的生物相容性和抗凝血性。已经研究了玻璃碳与软组织的结合，一般来说，玻璃碳不引起邻近组织炎性反应，与 LTI 热解碳、ULTI 蒸汽沉积碳已报道的行为类似。虽然，光滑的表面能促进较好抗凝血，然而，粗糙表面可使组织长入和结合，提供与软组织或硬骨组织更强的界面。

3.4.4.2　类金刚石碳

基于人工心脏瓣膜对材料结构性能（高强度、抗冲击、抗疲劳等）和表面功能性（耐磨性、耐蚀性、组织相容性、血液相容性）的极高要求。采用具有不同性能的材料构成复合材料来制备人工心脏瓣膜，已成为材料学界和临床医学界的共识。作为表面功能层材料，经过几十年的研究和临床验证，LTI 热解碳已被材料研究者和临床医生所接受。但以石墨为基体涂层 LTI 热解碳作为瓣架不能满足强度要求。金属材料可加工性好、强度高、抗冲击能力强，但直接使用未经表面处理的金属材料，如钛合金，由于其表面易于氧化形成氧化钛膜，尽管氧化钛膜有较好的血液相容性，但氧化钛膜对有接触摩擦的人工心脏瓣膜（瓣叶和瓣架连接部分随心瓣的启闭长期摩擦）和人工关节（臼与股骨头接触摩擦）是极其有害的。用于人工关节，磨屑产生将引起无菌松动，这将成为人工植入体失效的主要原因。心血管中如存在磨屑是极为有害的。生物碳素材料作为人工植入体表面涂层仍占据不可替代的地位。低温各向同性热解（LTI）碳硬度高，血液相容性好，是公认的人工心脏瓣膜的理想材料。为解决金属瓣架材料的耐磨性和提高其血液相容性，采用多种技术，包括低温等离子体、磁控溅射、等离子源离子注入——离子束增强沉积（PIII-IBED）等技术制备类金刚石梯度涂层材料，有效地解决了金刚石薄膜与金属基体结合问题。

3.4.4.3　类金刚石梯度涂层材料的性能

1. 类金刚石梯度涂层材料的表面硬度

类金刚石 DLC 梯度涂层材料表面硬度（平均 1 377 kg/mm^2），约为钛合金基体的表面硬度（平均 376 kg/mm^2）的 3.6 倍，是氮离子注入钛合金表面硬度的 2 倍，是碳离子注入钛合金表面组合硬度的 1.7 倍。

对于类金刚石涂层材料来讲，其硬度与其结构中碳的成键方式有很大关系，一般成键中 sp^3：sp^2 比例越大，其硬度值也就越高。在涂层中以 sp^{3}C—C 键存在的碳有利于硬度的提高，而以 sp^{2}C—C 键存在的石墨相则对涂层的硬度不利。因此，要提高类金刚石涂层的硬度，主要应减少其中的石墨相。

2. 类金刚石梯度涂层材料的耐蚀性能测定

类金刚石梯度涂层基本上为化学惰性很高的类金刚石结构，在低于 700 ℃ 情况下，几乎不和其他物质发生化学反应，因而表现出良好的耐蚀性。

3. 类金刚石涂层生物相容性

类金刚石梯度涂层材料试件与平滑细胞和内皮细胞培养试验，结果表明，DLC 梯度涂层材料对细胞增殖几乎无明显影响，对细胞损害作用非常微弱，基本无生物毒性。

接近公认血液相容性优良的低温各向同性热解碳，比钛合金的综合血液相容性有了明显的提高，是理想的人工心瓣材料。

3.4.4.4　医用碳素材料的应用

制备人工心脏瓣膜是医用碳素材料成功的应用。人工心瓣植入后，其部件要经受生理环境下循环负荷，瓣叶和瓣架连接部分在摩擦磨损和血流冲击下，造成表面磨损和侵蚀，应用表明，含硅 LTI 热解碳用于人工心脏瓣膜，是生物陶瓷最成功应用之一。

牙科方面的应用：玻璃碳和 LTI 热解碳的弹性模量与骨的弹性模量相近、相匹配，使之可作为承重牙科种植体的候选材料。用玻璃碳已制作出长度为 11 mm，直径为 5 mm 的人工齿根。具有优良强度的 LTI 热解碳已用于更复杂的种植体设计。当种植体的大小和复杂形状不适于直接用碳素材料制作时，其构成可以用合金作基体，涂覆一薄层 ULTI 蒸汽沉积碳。用此技术造成了骨膜下牙种植体，这种设计综合利用了金属材料的优良机械性质和碳素材料的化学性质。

医用碳素材料优良的细胞生物相容性，加上其某些选择性机械性能，使之在广泛的范围得到应用，如二尖瓣和主动脉瓣、血液通道器件、动脉瘤补片、起搏器电极、经皮连接器涂层等。

3.4.4.5　医用碳纤维及其复合材料

碳纤维是非石墨组成的丝，它是由有机合成的纤维，或天然纤维，或从有机母体（如树脂、沥青等）控制成纤维，经过炭化，随后热处理（温度直至 3 000 K 以上）而得到的。它不仅可制得长丝，而且，还可制得各种形状的织物。碳纤维植入人体后，由于体内组织在碳纤维之间及其周围生长，而碳纤维则慢慢融化消失，长成新的韧带和肌腱，甚至比原来更结实。实验研究表明，碳纤维和骨的结合性好，可用作膝韧带的修复等。碳纤维血管、食道已临床应用。

碳纤维增强复合材料有更高的强度和韧性，重量轻，具有和骨骼相匹配的弹性模量，与人体亲和性好。碳的复合材料主要用作人工关节、人工骨、人工齿根和人工心脏瓣膜等。

3.5　金属生物医用材料

金属生物医用材料是指与人体接触的金属或合金材料，是使用最早的生物医用材料之一。它具有较高强度和韧性，适用于修复硬组织系统。金属材料从钢材、不锈钢、超低碳钢、钴基合金、纯钛及合金、记忆合金、多孔钛等一系列金属材料的研制与应用，在骨科和口腔器官修复上得到较大的应用。金属材料应用于人体，除了根据不同的应用部位的功能，要求具有相应的物理、机械性能和加工性能外更重要的是必须考虑其对人体的适应性和安全性，即要求金属材料对人体无毒性，对组织无刺激性，不引起有害反应和异常的新陈代谢，不致癌等。用于医学的金属材料的特殊要求有腐蚀问题、毒性问题、机械性能3个方面。

（1）腐蚀问题。

金属腐蚀问题分为一般腐蚀点腐蚀、晶间腐蚀、电离腐蚀、凹陷及缝隙腐蚀、应力腐蚀、间隙腐蚀。一般腐蚀是指植入在体内的金属浸泡在体液，即血液、间质液、淋巴和滑液中，这些液体均含有蛋白质、有机酸、碱金属、无机盐。其中，Na^+、K^+、Ca^{2+}、Cl^-等离子，可使金属产生腐蚀。点腐蚀是指成分不纯引起的腐蚀。晶间腐蚀是指组织的不均匀性引起的腐蚀。电离腐蚀是指材料的混用引起的，诸如不同金属的混合、金属的传递、体内电解质环境的差异和金属内部能量水平的差异引起的腐蚀。凹陷及缝隙腐蚀是指结合处磨损引起的腐蚀。应力腐蚀是指应力集中或疲劳性断裂引起的腐蚀。间隙腐蚀是指矫形物如接骨板与钉间作用引起的腐蚀。腐蚀的后果是降低或破坏金属材料的机械性能，导致断裂，产生腐蚀物，对人体有刺激性和毒性。产生的腐蚀产物对人体有刺激性和毒性。提高金属的抗腐蚀能力的措施：主要依靠其表面保护层和光洁度，表面保护层借助钝化来实现，金属表面抛光越细，表面活化中心出现越晚，耐腐蚀性也随之提高。

（2）毒性问题。

金属作用于细胞，其毒性主要指可抑制酶的活动，阻制酶通过细胞膜扩散和破坏溶酶体。某些金属可引起过敏反应。纯金属的毒性与它在元素周期表中的位置有关，Ⅱ族金属毒性强，Ⅲ族、Ⅳ族金属（除铅有毒外）无毒性，Ⅰ、Ⅴ和Ⅷ族中，同族中原子量小的铜（Cu）、钒（V）、砷（As）、锑（Sb）、铁（Fe）、钴（Co）、镍（Ni）有毒。而同族中原子量大的金（Au）、钽（Ta）、铂（Pt）未发现毒性。有毒的纯金属中加入某些金属形成合金可以减少甚至消除毒性。例如，不锈钢中含有毒的铁、钴、镍，加入有毒的铍（2%）可减小毒性；加入铬（2%），则毒性消失，抗蚀性增强。

（3）金属的机械性能。

人工假体及矫形装置的应用均需承受较大应力，故金属材料的机械性能十分重要。用作人工股骨的金属股头骨，要求强度不低于540 MPa。根据检测，股骨头抗压强度约为143 MPa，纵向弹性模量约为13.8 MPa，径向弹性模量为纵向的1/3。健康骨骼具有自行调节能力，不易损坏或断裂。而金属植入物在体内不能自行调节。因此，金属植入体必须比骨骼有更高的强度和弹性模量及抗疲劳性能。弹性模量过大会增加应力集中，增加骨的吸收，造成松动。据此，钛合金（弹性模量 110×10^3 MPa）优于不锈钢（200×10^3 MPa）。对人工关节的金属材料而言，抗疲劳和耐磨损是主要问题。常用骨替代材料抗张强度和应变关系如图3-2所示。

用于人工关节的金属材料，抗疲劳和耐磨损是主要问题。以髋关节为例，静力下股骨头复合压力从头面呈放射状向内传递，应力增高，股骨头近端内侧的后应力较大。如股骨头负荷为45.36 kg时，股骨近端内侧骨皮质应力高达8.27 MPa。由强大肌力牵引，实际应力比理论值还要大三倍左右。

医用金属材料的特点低毒性，高强度，高韧性，高耐久性，耐磨耗，缺点是无生物活性，高弹性模量。常用的金属医学材料有不锈钢、钴基合金、钛及钛合金及贵金属材料，组成和性能如表3-3所示。

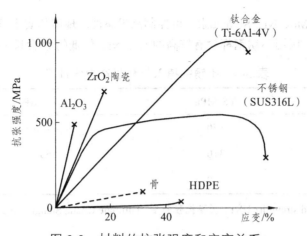

图 3-2　材料的抗张强度和应变关系

（注：曲线下所占面积越大，材料的韧性越高）

表 3-3　医用金属材料化学组成和性能

金属材料	钛金属	钛合金	不锈钢	CO-Cr 合金
主要成分	Ti	Ti	Fe	CO+Cr
C	<0.1	<0.08	<0.03	<0.35
Fe	<0.3	<0.25	主要	<0.75
Mn	微量	微量	<2.0	<1.0
抗张强度/MPa	>414	>853	>482	>655
延伸率/%	>18	>10	>40	>8
弹性模量（金属/骨）	5 倍	5 倍	10 倍	10 倍

3.5.1　不锈钢

3.5.1.1　不锈钢成分和性能

不锈钢为铁基耐蚀合金，抗蚀性不如钴基合金，但易加工，价格低廉。所含有的元素各有其所用，可以增强并维持结构的稳定性、强度和抗蚀性能：钼（2%～3%）可增加在氯离子环境中的抗腐蚀，但不能过量，否则会断裂；铬可形成氧化铬，组成稳定的保护用钝化膜；镍和铬均为稳定的奥氏体结构，加入镍（12%～14%）可得到单相奥氏体组织，防止转化为低下性能的其他结构。

不锈钢为含 Cr10% 以上的钢，分为：Fe-Cr-Ni-C 系和 Fe-Cr-Ni-C 系。

Fe-Cr-C 系（Fe-Cr-C system）：历史较久的是 13Cr 钢，耐蚀性强，表面生成 FeO，CrO_3 钝化膜，可防止进一步氧化；Fe-Cr-Ni-C 系（Fe-Cr-Ni-C system）：具有代表性的为 18-8 不锈钢（18%Cr，8%Ni），在氧化性和非氧化性环境中均具有优良的耐蚀性，较 Fe-Cr-C 系为优。表面生成（Fe、Ni）CrO_4 钝化膜，其奥氏体组织具有良好的粘接性，易于加工或熔接。18-8 不锈钢在 Cl⁻ 离子存在的环境中易产生孔蚀、晶界腐蚀和应力腐蚀裂痕。为减少孔蚀，可在组分中减少 C，而增加 Mo、Ni、Si 等元素，可控制晶界腐蚀。现用其演化而来的 316L 等高级不锈钢其性能见表 3-4。医用不锈钢都含有较高的 Cr、Ni，较低的 C 含量（<0.03%）耐蚀性高。

表 3-4　不锈钢植入材料静态力学性能

材料	YS/MPa	UST/MPa	%EL
退火 316L	170	480	40
冷加工 316L	310	655	28
25Cr-7Ni-4Mo-N	550	—	—

YS：抗弯强度，Yield strength；UST：极限抗张强度，Ultimate tensile Stength；EL：抗伸长度，Elongation.

3.5.1.2　不锈钢的医学应用

不锈钢的的耐蚀性和强度虽不如钴基合金，但其经济性好，加工简易，可制成多种形体，如针、板、螺钉、髓内针、齿冠、三棱钉等器件和各种人工修复体。

在骨科常用来制作各种人工关节和骨折内固定器，如人工髋关节、膝关节、肩关节、肘关节、腕关节、踝关节和指关节；各种规格的截骨连接器、加压板、鹅头骨螺钉；各种规格的皮质骨与松质骨加压螺钉、脊椎钉、哈氏棒、鲁氏棒、人工椎体和颅骨板等，亦用于骨折修复、关节置换、脊椎矫形等。

在口腔医用不锈钢广泛用于镶牙、矫形和牙根种植等各种器件的制造，如各种牙冠、牙桥、固定支架、卡托、正畸丝、义齿、颌面修复件等。

在心血管方面，医用不锈钢应用于制作各种植入电极、传感器的外壳与导线、人工心瓣膜、介入性治疗导丝与血管内支架等。

3.5.2　钴基合金

3.5.2.1　医用钴基合金成分

钴基合金是医学上应用较早并较广泛的非贵金属材料，其主要代表是钴铬合金。合金植入体内后一般保持钝化状态。与不锈钢相比，钴基合金的钝化膜更稳定，耐蚀性更好。钴基合金为奥氏体结构。美国材料与试验协会（ASTM）列出四种钴基合金，推荐作外科植入体应用：铸造 CoCrMo 合金（ASTMF75，1982）、铸造 CoCrNi 合金（ASTMF90，1982）、MP35N 合金（在 425~650 ℃ 范围为多相合金，含 Ni35%，AST-MF562，1984）和 CoNiCrMoWFe（ASTMF563）。

3.5.2.2　钴基合金的应用

医用钴基合金的耐磨性是所有医用金属材料中最好的，故钴基合金植入体内不会产生明显的组织反应。医用钴基合金与医用不锈钢是医用金属材料在临床医学中应用最广泛的两类材料。相对不锈钢而言，医用钴基合金更适合于制造体内承载苛刻的长期植入件。在骨科医用钴基合金是用来制作各种人工关节、接骨板、骨钉、骨针、接骨丝等；在心血管系统用于制造人工心瓣膜、血管内支架等；在口腔科用于制作卡环、基托、舌杆、义齿和各种铸造冠、铸造嵌件、整铸固定桥和铸造颌垫等。此外还用于脊椎整形、颅骨修复等。

3.5.3　钛及钛合金

3.5.3.1　钛合金的成分及性能

钛质轻（Ti 密度为 4.5 g/cm^3，316L 不锈钢为 7.9 g/cm^3，铸造 CoCrMo 合金为 8.3 g/cm^3，铸造 CoCrMoNi 合金 9.2 g/cm^3）、强度高、弹性模量低、抗电化学腐蚀、生物相容性好，因此，纯钛及其合金是目前医用金属材料中比较理想的一类材料。钛是一种化学活泼元素，极易与空气中的氧、氢、氮反应生成化合物，影响其性能。氧是一种强的 α 相稳定剂，具有一定的固溶强化作用。随着含氧量的增高，纯钛的强度有所提高，而塑性有所降低。钛合金按其组织结构分为 α 相、β 相和 α+β 相合金三类。β 相合金在医学上应用较少。

纯钛不具有作负荷使用的足够强度，但它广泛用作表面包层或齿科植入体。有几种（α+β）钛合金具有足够的强度和耐腐蚀性能如 Ti6A14V，Ti5A12.5Fe，Ti13Nb13Zr 和 Ti6A17Nb，较常应用的为 Ti6A14V。

室温，Ti6A14V 是一个两相 α+β 合金，接近 975 ℃ 转为单相体心立方体（b.c.c）β 合金，热机械处理控制 α 和 β 相的相对量及相的形态，发生微观结构及机械性能的改变。

钛及钛合金的机械性能如表 3-5 所示。

表 3-5　钛及钛合金的机械性能

性质	C.P 钛				Ti6A14V	Ti13Nb13Zr
	1 级	2 级	3 级	4 级		
抗张强度/Mpa	240	345	450	550	860	1030
弯曲强度/Mpa	170	275	380	485	795	900
延伸率/%	24	20	18	15	10	15
面积收缩/%	30	30	30	25	25	45

3.5.3.2　钛合金的医学应用

从表 3-5 看出，纯钛杂质含量越高，强度越高、延展性越低。钛合金的比强度（强度/密度）比其他植入材料低。但抗剪强度低，少于用作骨螺钉、骨片及类似应用。但其与本身或其他金属接触滑动时易于磨损和擦伤。钛表面形成一层 TiO_2 膜。在体内条件下，TiO_2 是稳定的反应产物，TiO_2 膜形成一层薄的黏附膜，使金属钝化，从而抗腐蚀和抗氧化。

钛-镍合金呈现着异常性质，既当材料变形后，紧接着加热，材料能恢复其原形，这种现象称为形状记忆效应（SME）。NiTi 形状记忆合金具有良好的生物相容性和生物材料要求的力学性能，而且，通过特殊的热处理，使其能在特定温度下，通过热弹性马氏体相变恢复到预先设计好的形状，因此是矫形外科、管状器官治疗的理想医学材料。形状记忆合金可用于制作牙齿矫形用弧形丝和方形丝。利用其超弹性或记忆效应的作用进行牙齿的矫形。与不锈钢相比，TiNi 合金具有柔和、持久、恢复力高、残余变形小的优点，对矫治牙齿扭转、拥挤不规则等病例，疗效明显，疗程可缩短。还可制作用于下颌骨折的内固定的 NiTi 合金骑缝钉（线形，U 型，M 型，X 型），疗效明显优于不锈钢夹板。制作各种各样的 NiTi 形状记忆合金内支撑架，在介入放射科用以治疗食管、气管、胆道、尿道、血管等局部区域的狭窄。制作脊柱矫形棒，利用 NiTi 形状记忆合金棒弯曲后，在加热恢复过程中产生出的恢复力使脊柱处在正常位置。这种治疗方式不易引起骨的断裂、神经损伤及其他并发症。

3.5.4　其他金属生物医用材料

（1）钽：是化学活性很高的元素，在生理环境中，甚至在缺氧条件下，也能在其表面生长一层化学稳定钝化膜，使钽具有优异的化学稳定性与耐腐蚀性。钽植入骨内能与新骨直接结合，但在软组织中引起的组织反应要比钛与钴基合金强些。钽的氧化物基本上不被吸收，不呈毒性反应。具有半导体性质，可用作刺激脑和肌肉组织的电极。钽可加工成板、带、箔、丝，钽片用于修补露骨，钽丝可用于缝合神经、肌腱和血管。钽在介入性治疗中有广泛用途，在血管内支架表面复合钽涂层能有效地提高抗凝血性能。

（2）铂及铂族贵金属：一般以合金形式使用。由于具有强的抗腐蚀性能和低的电位阈值，用作起搏器端部电极。目前，作为齿冠、齿桥、齿托、卡环、充填件等用于齿科修复中。

（3）稀土磁合金和磁性铂合金：常用于磁穴疗法，眼睑功能的修复等。

3.6　高分子生物医用材料

生物体是有机高分子存在的最基本形式，有机高分子是生命的基础。动物与植物体组成中最重要的物质——蛋白质、肌肉、纤维素、淀粉、生物酶和果胶都是高分子化合物。高分子化合物在生物界普遍存在，决定了它们在医学中的特殊地位。用于修复损坏或病变失去功能的人体组织和器官及在医疗诊断和治疗中使用的天然的或合成高分子及其复合材料，称为高分子生物医用材料或称为医用高分子材料。医用高分子材料是生物医用材料中发展最早，应用最为广泛，用量最大的材料。在各种材料中，高分子材料的结构、化学组成和理化性质与生物体组织最为接近。

3.6.1　医用高分子材料的分类

1. 按照实际应用分类

一类是直接用于治疗人体某一病变组织、替代人体某一部位或某一脏器、修补人体某一缺陷的材料。如人工管道（血管、食管、肠道、尿道等）、人造玻璃体（眼球）、人工脏器（心脏、肾脏、肺、胰脏等）、人造皮肤、人造血管、手术缝合用线、组织黏合剂、整容材料（假耳、假眼、假鼻、假肢等）的材料

另一类则是用来制造医疗器械、用品的材料，如注射器、手术钳、血浆袋等。这类材料用来为医疗事业服务，但本身并不具备治疗疾病、替代人体器官的功能。

2. 按照材料与活体组织的相互作用关系分类

（1）医用非降解高分子材料，在体内不降解、不变性、不会引起长期组织反应的高分子材料，适合长期植入体内。

（2）医用降解高分子材料，这类材料在体内逐渐降解，其降解产物能被肌体吸收代谢，或通过排泄系统排出体外，对人体健康没有影响，如用聚乳酸制成的体内手术缝合线，体内黏合剂等。

3. 按来源分类

可分为天然医用高分子材料，如胶原、明胶、丝蛋白、角质蛋白、纤维素、多糖、甲壳素及其衍生物等。

人工合成医用高分材料，如聚氨酯、硅橡胶、聚酯等。

天然生物组织与器官，取自患者自体的组织，取自同种异体组织，来自其他动物的一种同类组织。

4. 按用途分类

可分为硬组织相容性高分子材料，如骨科、齿科高分子材料；软组织相容性高分子材料；血液相容性高分子材料；高分子药物和药物控释高分子材料。医用高分子材料的医学应用如表 3-6 所示。

表 3-6　医用高分子材料的医学应用

用途	功能	主要使用高分子材料
人工血管	置换病变血管或进行搭桥手术	聚酯纤维、真丝、膨体聚四氟乙烯、聚酯脂
人工瓣膜	置换病变的瓣膜	低温同性碳、聚酯脂、硅橡胶、聚四氟乙烯、聚酯纤维
人工心脏、心脏辅助泵	置换心脏或加强病变变心脏功能	聚酯脂、聚氯乙烯、硅橡胶、天然橡胶、Avcohane-51
心脏补片	心脏修复手术	聚四氟乙烯、聚酯纤维
人工血浆	代替血浆、血液增容	葡聚糖、羟乙基淀粉、聚乙烯基吡咯烷铜
人工血红蛋白	代替红细胞与金属氧气	全氟三丁胺、全氟三丙胺、环氧乙烷与环氧丙烷共聚物
人工玻璃体	填充眼球玻璃体腔	硅橡胶海绵、聚四氟乙烯海绵、骨胶原
人工晶状体	矫治白内障	甲基丙烯酸甲酯、甲基丙烯酸羟乙酯共聚物、聚丙烯、聚有机硅氧烷凝胶
人工角膜	提供光线传递到视网膜的途径	甲基丙烯酸酯共聚物凝胶、共聚涤纶、硅橡胶
人工泪管	矫治泪道慢性阻塞	硅橡胶、聚甲基丙烯酸酯

3.6.2 合成医用高分子材料

3.6.2.1 合成非降解医用高分子材料

利用聚合方法制备的生物环境中能长期保持稳定，不发生降解、交联等反应的医用高分子材料。这类高分子材料包括聚乙烯、聚丙烯、聚丙烯酸酯、芳香聚酯、聚硅氧烷、聚甲醛、聚甲基丙烯酸甲酯、聚丙乙烯、聚酮、氟碳化合物、某些聚氨酯等。不存在绝对稳定的聚合物，非降解型高分子材料实质上是降解非常缓慢的材料，要求其本身和其降解产物不对机体产生明显的毒副作用，同时，材料不致发生破坏性影响。主要用于人体软、硬组织修复体、人工器官、人造血管、接触眼镜、膜材、医用黏结剂和管腔制品等的制备。

1. 聚乙烯吡咯烷酮（PolyvinylpYrrolidone，PVP）

聚乙烯吡咯烷酮（化学结构式见图 3-3）是一种非离子型水溶性高分子化合物，是一类重要的聚烯类高分子，是 N-乙烯基酰胺聚合物中最具特色，被深入研究的化学品种。

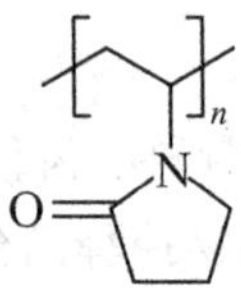

图 3-3　聚乙烯吡咯烷酮（polyvinylpyrrolidone，PVP）

PVP 作为一种合成水溶性高分子化合物，具有胶体保护作用、成膜性、黏结性、吸湿性、增溶或凝聚作用、良好的溶解性能和配合性。如 PVP 既溶于水又溶于大多数有机溶剂，且毒性低。另一方面 PVP 还具有优良的生理惰性，不易分解，不参与人体代谢。同时，它又具有优良的生物相容性，对皮肤、黏膜、眼睛等不形成任何刺激。从生物学观点来看，PVP 的分子结构特色类似于用作简单的蛋白质模型的那种结构，它的诸如水溶性、对某些小分子物质的配合能力以及能够被某些蛋白质沉淀剂如硫酸铵、三氯乙酸、单宁酸和酚类所沉淀等特性也与蛋白质相似，因此广泛被用于药物制剂的辅料。曾经作为血浆替代品用于战争，目前血浆被右旋糖酐以及改性的明胶、羟乙基淀粉等血浆扩容剂所取代。PVP 在医药其他方面的应用也非常活跃，如作为片剂、颗粒剂的黏结剂、稳定剂、液体制剂的分散剂，包衣成膜剂及色素分散剂，难溶性药物的共沉淀剂及眼药的延效剂、润滑剂等。

2. 医用有机硅高分子

有机硅高分子包括聚硅烷[见图 3-4（a）]和聚硅氧烷[见图 3-4（b）]两大类，在生物医学领域获得广泛的应用的是聚硅氧烷。1964 年，医用级的有机硅胶剂在美国问世，并用于装配医疗设备。

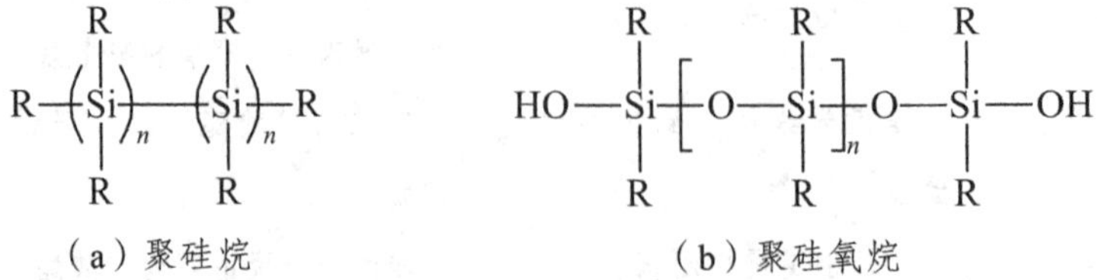

（a）聚硅烷　　　　　　　　　　（b）聚硅氧烷

图 3-4　有机硅高分子（R 为—CH_3—C_2H_5 或—$CH=CH_2$ 等）

聚硅氧烷主链由硅氧键（-Si-O-Si-）组成的有机硅聚合物。聚硅氧烷由硅粉与氯甲烷、氯乙烷或氯苯在铜系催化剂作用下，直接反应转化为羟基氯硅烷（是一类重要的聚硅氧烷单体，另一类聚硅烷单体为烃基硅氧基硅烷）。烃基氯硅烷经水解缩合生成不同结构的硅油、硅橡胶和硅树脂，统称为聚硅氧烷。硅油是由一氯硅烷和二氯硅烷单体经水解缩聚而得的线性型结构油状液体；硅橡胶是纯的二氯硅烷单体经水解缩聚而得的具有弹性的线型大分子长链聚硅氧烷生胶，是将生胶加入无机填料如 SiO_2 等经混炼、硫化而制得弹性体聚合物。

聚硅氧烷属生物惰性材料，具有高的透气率和对透气的选择性、极佳的耐生物老化性、无味、无毒、无致癌性，有较好的抗血栓性能（仅次于医用碳素和聚氨酯），能耐高压蒸汽、环氧乙烷和放射性灭菌等多种灭菌方法。作为人工器官和组织长期替代用品，包括脑积水引流装置、二尖瓣、心脏起搏器、人造脑膜、人造喉头、人造皮肤、人工肌腱、人工指关节、人工角膜支架，以及整容修复用的硅橡胶海绵、修复块、鼻尖鼻梁、耳朵等。作为短期植入材料，包括腹膜透析管、静脉插管、动静脉外瘘管、导尿管、胃插管等。作为药物控制释放载体，如硅橡胶长效避孕药环等。作为体外循环用品，包括人工心肺器薄膜、人工心肺机输血泵管、人工肾用导管、胎儿吸引器吸头等。

3. 医用聚氯乙烯（Plolyvinylchloide for Medical Use，PVC）

医用 PVC 属多组分的塑料，它以人工合成 PVC 树脂配以无毒的增塑剂、稳定剂、抗氧剂和润滑剂等，经高温挤压塑化而成，并在严格的条件下，制成各种医用制品。医用 PVC 制品数量在医用高分子制品中居首位。主要用于制作输血袋、输液袋、腹膜透析袋、输血器、输液器、体外循环管道和鼓泡式氧合器、手术袋、血泵和人工假肢等。

PVC 树脂它是氯乙烯单体在适当条件下聚合而成的大分子聚合物，其平均聚合度一般为 $500 \sim 2\,000$。PVC 是坚硬白色的粉末，在显微镜下呈棉花球或乒乓球状。有良好的化学稳定性，有较强的极性，在光和热作用下，会释放氯化氢 HCl。医用级 PVC 树脂无毒，不为生物吸收或分解。要求 PVC 粉体中有毒单体含量 $<5 \sim 10 \times 10^{-6}\%$，经加工后 $<1 \times 10^{-6}\%$。

增塑剂为使坚硬的 PVC 树脂柔软，加入无毒增塑剂邻苯二甲酸二（2-乙基己基）酯（DEHP），简称邻苯二甲酸二辛酯（DOP）。为提升 PVC 材料性能，常加入增塑剂、稳定剂、抗氧剂、润滑剂。

稳定剂 PVC 树脂在光和热作用下，释放 HCl，形成不稳定的聚烯烃结构，稳定剂通过吸收 HCl 而阻止这种降解作用。在塑料中，通常加入 $1\% \sim 4\%$ 的稳定剂，医用 PVC 塑料的无毒稳定剂，主要有硬脂酸锌和铝皂，以及环氧大豆油（ESD），环氧四氢邻苯二甲酸二辛酯（EPS）等。

抗氧剂本身具有吸收氧的作用，可阻止 PVC 大分子链上聚烯烃结构的氧化。常用量约为 1%，这类化合物主要是亚磷酸酯，如无毒或低毒的亚磷酸一苯二辛酯。

润滑剂为防止塑料成型加工时制品表面的毛糙现象，而加入润滑剂。主要品种有硬脂酸和硅油，用于医用 PVC 塑料的品种，主要有苯甲基硅油和甲基硅油，前者与 PVC 塑料相容性好，即使其用量较大（3%），制品仍保持透明。硅油也有利于减少 PVC 塑料表面对血小板黏附。

3.6.2.2　生物降解或吸收医用高分子

许多医学植入装置，如矫形装置和药物控释系统，只需短期或暂时起作用，若作为异物继续在体内，就有长期释放毒性的潜在危险，需要再次手术取出。此外，近年发展起来的组织工程，作为细胞载体的支架材料，也要求最终材料能降解吸收为新生组织和器官所替代。这类材料在体内生理环境下，可逐步降解或溶解并被机体吸收代谢，无须再次手术取出。此外，降解高分子材料的要求是，材料本身及其降解产物是生物体内自身存在的小分子，不引起对机体的毒副作用，比非降解材料具有更好的生物相容性。

医用高分子材料在生物环境作用下发生降解，是多方面因素引起的，既与材料本身结构、组成和性质有关，又与材料所处的生物环境密切相关，是物理、化学和生物等因素交互作用的复杂过程。各种因素有：① 材料方面：化学结构（水解性、亲水性、离子强度等）、构型（光学异构体、立体规整度）、形态（结晶性或无定型及结晶度大小）、分子量（分子量大小、分子量的多分散性）、形状（比表面积大小）和低分子物的存在（自催化作用）等。② 植入部位的环境因素（体液：pH 大小、金属离子，酶：种类和浓度，吸收物质的种类）、物理因素（外应力的存在、消毒方式、保存历史）等。在上述众多因素中，起主要作用的是材料本身的化学结构，其中聚合物主链的易水解的键按照化学键水解难易程度从大到小排列如下：聚酸酐>聚原酸酯>聚羧酸酯>聚氨基酸酯>聚碳酸酯>聚醚>聚烃类。

因此，可以根据聚合物主键的结构预言降解趋势，并进行分子设计，以制备不同降解速度的聚合物。

典型的合成可降解高分子材料有：① 聚乳酸（又称聚烃基丙酸）、聚乙交酯（又称聚烃羟基乙酸）及二者共聚物；② 聚 ε-己内酯及其共聚物；③ 聚原酸酯和聚酸酐；④ 聚磷腈；⑤ 聚氨基酸。生物合成的聚 β-羟基丁酸酯和 β-羟基戊酸酯。

在一定条件下，可降解高分子材料有：聚酯、聚酰胺、聚碳酸酯、聚氨酯等。

天然生物降解高分子材料有：胶原、氨基葡萄聚糖、壳聚糖等。

1. 聚乳酸、聚羟基乙酸及二者共聚物

聚乳酸（PLA）和聚羟基乙酸（PGA）是典型的合成可降解聚合物，也是结构最简单的线性聚羟基脂肪酸酯。

PLA 由丙交酯开环聚合制备，降解后生成乳酸；PGA 由乙交酯开环聚合制取，降解后生成羟基乙酸。采用有机金属化合物如辛酸亚、锡氯化锌等为催化剂在 140 ~ 170 ℃ 下，由本体熔融聚合。PLA 和 PGA 是迄今研究最广泛、应用最多的可降解生物材料。

聚乳酸分子有一个不对称的碳原子，因此，有两种光学异构，可形成四种不同构型的聚合物：两种规整性构型，右旋聚乳酸（D-PLA）和左旋聚乳酸（L-PLA）；一种外消旋构型的聚乳酸（DL-PLA），第四种是内消旋构型，在实际中很少使用。L-PLA 分子中不对称碳链为规整构型，形成半结晶聚合物，熔点约 185 ℃，其最大初始弯曲强度几乎是 DL-PLA 的两倍，降解吸收时间长（一般为 3 ~ 3.5 年），适用于承载的装置，是制作骨折内固定装置理想的材料。DL-PLA 分子中的不对称碳链为非规整结构，是无定形聚合物。降解吸收速度较快，一般为 3-6 个月。适用于药物控释系统，主要作药物控释载体和软组织修复材料。PLA 与磷酸钙陶瓷、生物活性物质如骨形态发生蛋白（BMP）复合，是很好的骨、软骨材料。PLA 也是细胞生成长的优良载体，是组织工程用优良的支架材料。

PGA 具有简单规整的分子结构，因而，形成结晶状聚合物，结晶度一般为 40% ~ 50%，熔点约 225 ℃，不溶于常用的有机溶剂，只溶于六氟异丙醇这样的强溶剂。PGA 可溶融纺丝加工成高强度纤维，由它制成了世界上第一个合成可吸收缝线 "Dexon"。Dexon 在体内两周后，仍能保留 50% 以上的原始强度，四个月左右，可完全吸收。

以 PGA 为主结构与其他聚合物共聚，可大大改善物理性能，最成功的共聚物是羟基乙酸与乳酸（GA/CL=90/10）形成的无规共聚物。其熔点降低为 205 ℃，结晶度也降低，可在较低温度下加工成纤维，因此，有利于制作手术缝线。GA 和 LA 共聚物表示为 PLGA。与 Dexon 相比，用它制成的第二代合成可吸收缝线在体内维持有效强度的时间长，而完全吸收的时间则变短（90 天可完全吸收），是更优良的吸收缝合线。PGA 与三次甲基碳酸酯（60∶40）共聚合制成嵌段共聚物，是最新的可吸收缝线材料。

PLA、PGA 及它们的共聚物，虽然具有可控制的降解性能和物理、力学性能以及可靠的生物安全性，但是，这类材料的化学结构缺乏反应官能基团，也不具有亲水性，力学性能还无法满足广泛的需要，现进一步对 PGA 和 PLA 进行改性，以取得适应广泛需要的降解材料。

2. 医用水凝胶（Hydrogels）

水凝胶是亲水性线性大分子经交联后形成的网状结构的水溶胀体，常见的医用水凝胶，主要有：聚甲基丙烯酸羟乙酯（PHEMA）、聚乙烯醇（PVA）、聚丙烯酸胺（PAAM）、聚电解质络合物（Polyeleclyte）、医用聚乙烯吡咯烷酮（Polyvinylpyrrolidone）、多糖类（Polysacoharide）。

（1）聚甲基丙烯酸羟乙酯（Polyhydroxyethyl Methacylate for Medical Use，PHEMA）。

聚甲基丙烯酸羟乙酯由单体甲基丙烯酸羟乙酯聚合而成。不含水时和有机玻璃一样是一种透明无色的固体，可进行机械加工，吸收后变成柔软而富有弹性的水凝胶。该材料亲水、透氧、具有良好的生物可接收性，可煮沸消毒。采用交联、共聚、大分子反应或共混，可对水凝胶进行改性。用于制作软接触镜、人工角膜、人工玻璃体、义齿基托软垫底，水凝胶固定氧化酶用于测定糖尿病人的血糖，水凝胶包裹药物用于药物缓释体系，将聚甲基丙烯酸羟乙酯粉末喷雾到烧伤创面，作为敷料，有利于保护皮肤，透气性良好。还可作耳鼓膜塞、人工软组织及医疗用品表面的亲水化等。

（2）医用聚乙烯醇（Polyvinylalcohol for Medical Use，PVA）。

PVA 侧链上带有羟基的乙烯类聚合物，由醋酸乙烯酯醇解而制成，是一种水溶性高分子材料。其分子量为 $44.02 \times n$，n 为平均聚合度。PVA 为白色或微带黄色粉末或颗粒，无臭。溶于水及极性强的溶剂如含水苯酚、二乙撑三胺、二甲基亚砜。其物理性质与平均聚合度和醇解度的高低有关。低醇解度的 PVA 易溶于冷水中。完全醇解的 PVA 在冷水中溶胀，加热到 60 ℃ 以上才能较快溶解，其溶解度随分子量增加而降低，PVA 侧链上的羟基与仲醇性质相似，可进行各种化学反应，如与酸作用生成酯，与氧化剂作用使侧链上羟基变成羰基，在 γ-射线辐照下亦可发生上述氧化或降解反应。PVA 水溶液经 γ-射线辐照或用交联剂处理，可生成网状结构的水凝胶。分子量在 30 000 以下的 PVA 对机体无毒、无刺激、无过敏反应。分子量在 50 000 以上的 PVA 长期应用对肝、肾脾、肺等有一定损害。PVA 可加工成纤维、薄膜、中空纤维、微胶囊、海绵体和水凝胶等不同用途的医用材料和制品。用作避孕薄膜、药膜和药物缓释及固定酶载体、药物黏结剂、赋形剂、润滑剂和乳化剂、眼保护膜、止血纤维、烧伤覆盖膜、PVA 中空纤维血液过滤和分离器以及血浆代用品等。

（3）医用聚丙烯酰胺（Polyacrylamide for Medical Use，PAAM）。

PAAM 是一种水溶性丙烯酸类聚合物，由单体丙烯酰胺聚合而成。有粉状、水溶液、乳液、球状等形态。干燥时，玻璃化温度较高，对热和碱性介质不太稳定。PAAM 具有良好的生物相容性，但其单体有使神经肌肉功能失调的毒性，要求医用 PAAM 中游离单体含量不超过 0.05%。PAAM 具有黏合性和絮凝性，用作医用黏合剂和合成生理黏液。其水凝胶具有抗凝血性和耐水解稳定性，包覆活性炭用于血液灌。制作高含水率的软接触镜，制作吸水性尿素吸附剂以及用于医疗用品的表面亲水化等。

（4）医用聚电解质络合物（Polyelectroclyte）。

医用聚电解质络合物由多阳离子物（如明胶）和多阴离子物（如阿托伯胶）在水中络合而从水中凝聚出来，再用甲醛或戊二醛交联后形成络合物水凝胶。聚电解质络合物血液相容性好，用作人工肾膜及微胶囊包膜材料。

（5）医用聚乙烯吡咯烷酮（Polyelectroclyte for Medical Use）。

医用聚乙烯吡咯烷酮由单体吡咯烷酮聚合而成，亲水性好；水溶液可作血浆替代物；水凝胶主要用于制作高含水率的软接触镜、缓释药物加载体及医疗用品的表面的亲水化。

3.6.3　天然生物高分子材料

天然生物材料是天然高分子材料，人类和动物机体的皮肤、肌肉组织和器官都是高分子化合物。构成机体的基本物质，如蛋白质、多糖和核糖核酸都是高分子化合物，他们在机体内行使各式各样的生理功能，进行新陈代谢。天然高分子材料由于其多功能性，生物相容性和可生物降解性，是人类最早使用的医用材料之一。直接使用它要发生免疫反应，已成功研究采用物理和化学方法对其进行处理形成生物医用材料，称之为生物衍生材料或生物再生材料。目前天然高分子医用材料主要有天然蛋白质材料和天然多糖材料。

3.6.3.1　天然蛋白质材料

蛋白质是构成生物体的一种基本的有机质，是人们最早使用的天然生物材料之一。蛋白质的基本结构单元是氨基酸。氨基酸分子中的氨基、羟基和羧基通过缩合形成聚酰胺，从而使分子连接成肽链。肽链上的侧基 R 不同，肽链的几何构型不同。这种结构通过相同链段的不同部分间形成的氢键结合并保持在一起酸侧基为 H，其肽链具有平面结构，具有大侧基的肽链通常为右螺旋结。蛋白质是由一条肽链或有几条肽链通过二硫键连接而成，除上述螺旋结构外，还有更为高级的结构。作为医用材料主要是结构蛋白，如胶原（Collagen）、明胶（Gelatin）、纤维蛋白（Fibrinogen）。

1. 医用胶原

医用胶原是一种蛋白质，属于天然高分子材料，广泛存在于脊椎动物的皮、骨、软骨、肌腱和结缔组织中。医用胶原通常是从牛皮和牛肌腱中提取，提取的方法有：①酸提取法，常用的酸为醋酸、丙烯酸等。②酶水解法，常用的酶有无花果酶、胰酶、麦芽糖淀粉酶等。胶原是天然生物材料，与活体组织相容性好，植入机体后，无毒、无刺激，能促进细胞增殖，加快创面愈合，并能被人体分解吸收，分解产物无副作用。胶原的可塑性好，容易加工成所需形状，用于制备人工心瓣膜、人工皮、人工肾透析膜、血管代用品、外科缝线、止血剂、人工肌腱、人工晶体、人工角膜、外科修补材料、药物载体等。

2. 医用明胶

医用明胶从脊椎动物的皮、骨、软骨、肌腱和结缔组织中存在的胶原蛋白质经过缓和水解制得的蛋白质，其化学组成和氨基酸序列与胶原类似，但分子量较低，为部分无定形胶原。明胶外观为浅黄色半透明的粉、粒或薄片，蛋白质含量82%以上，水含量9%～12%，且含少量无机矿物及有机杂质。明胶为两性聚电解质，亲水性强，其溶胶和凝胶能可逆转变。生物相容性好，可生物降解被吸收。用作药物胶囊的包膜和复合乳剂的内水相、药剂的敷料等。由甲醛交联的明胶海绵，其中注入药物和抗生素作止血海绵和血管栓塞材料。明胶添加各种营养成分后常用作细菌的培养基。明胶-壳聚糖薄膜可作为皮肤掩膜等。

3. 纤维蛋白

纤维蛋白是一种血浆蛋白，由血浆中采用常规净化方法（沉淀法、色谱法、电泳法等）分离提取出纤维蛋白质，制备成各种形式的医用纤维蛋白质制品，应用于临床的形式有：① 纤维蛋白质原单独或与凝血酶（从人或牛血浆中提取）共同凝固，用作眼科手术的组织黏合剂、肺切除后的胸腔填充物和外科手术的止血材料。② 纤维蛋白粉末，纤维蛋白原和凝血酶凝固，干燥后研磨成粉，也可用氧化钙凝聚 Cohn 组分，产生不溶纤维蛋白，经洗涤干燥制成粉末，用于充填骨炎和骨髓炎手术的骨缺损和止血。③ 纤维蛋白海绵，纤维蛋白原和凝固酶一起投料凝固成泡沫经冷冻、干燥、热处理。或在可溶性纤维蛋白原中加过氧化氢同时凝固形成泡沫。用于唾液腺外科手术后填充料。④ 纤维蛋白薄膜，用凝血酶使 Cohn 组分共凝固，然后用压力除去液体而得。用于替代硬脑膜、保护神经缝线、烧伤治疗等。⑤ 组织替代材料，血浆在低温下用乙醇沉淀纤维蛋白原加入氧化钙生成纤维蛋白，经洗涤、干燥后研磨成粉末，加热至 150 ℃ 破坏或降低其抗原性，以甘油作软化剂在 120～140 ℃ 和 10～50 MPa 压力下模塑成一定形状的塑料制品，包装后用 γ 射线辐射灭菌，临床上主要用于关节成形术、视网膜脱离、女性压迫性尿失禁、眼外科治疗、鼻中隔穿孔阻塞、肝脏止血和疝气修复。

3.6.3.2　天然多糖类材料（Natural Polysaccharide Materials）

多糖类是由许多单糖分子经缩聚去水通过糖苷键结合而成的一类天然高分子化合物。广泛存在于动物、植物细胞壁中，已知的多糖数以百计。医学上应用涉及的多糖有：① 纤维素（Cellulose），由 D-吡喃葡萄糖基与 β-糖苷键结合而成的线性天然结晶性高聚物。纤维素的分子式为$(C_6H_{10}O_5)_n$，每一个葡萄糖单元具有三个羟基，与有关的化合物进行反应可获得许多重要的衍生物，如医学上应用醋酸酯化纤维素，得到医用醋酸纤维。② 甲壳素和壳聚糖。③ 葡萄糖及其衍生物。

1. 医用醋酸纤维素（Cellulose Acetate for Medical Use，CA）

医用醋酸纤维素由天然纤维素与醋酸（或醋酐）起酯化作用而制得的，与醋酸起酯化作用可形成一醋酸酯、二醋酸酯和三醋酸酯，醋酸酯是这三种酯的总称。医学上应用的醋酸酯主要是二酯和三酯或二者的混合物。三酯在强度、密致性、耐热性、耐潮性以及收缩率等方面优于二酯，但在溶解性及加工性等方面却比二酯差。医学上较多地使用醋酸根含量为 55%～58% 的二酯和三酯混合物，溶于适当的溶剂，进行涂布、浇铸、纺丝加工成型，制得中空纤维膜，用作血液透析和过滤膜，用于人工肾及人工肝解毒支持装置中。三醋酸纤维素的一个或两个醋酸基被其他基团取代时，可生成一系列醋酸纤维素的衍生物，可用作药物控制释放及控制溶解的膜材料。

2. 医用甲壳素和壳聚糖（Chitin and Chitosan）

甲壳素又称甲壳质，是一种来源于动物的天然多糖，其化学名为 (1-4)-2-乙酰胺基-2-脱氧-β-D-葡萄糖。甲壳素存在于虾、蟹等甲壳动物及昆虫等外壳中，也存在于植物的细胞壁内。将甲壳素脱去部分乙酰基后所得的产物为壳聚糖。甲壳素和壳聚糖的制备方法简单，工艺成熟。将虾和蟹的甲壳洗后浸酸脱钙，用 10% 的碱液脱除蛋白，并以无水乙醇洗涤，干燥后制得甲壳素。继续与浓碱液反应脱去乙酰基即得壳聚糖。甲壳素和壳聚糖是一种天然的无抗原、生物相容性好的新型生物材料。对其在水和碱中的难溶性进行改进，如进行酯化、醚化、氧化、磺化以及接枝交联等，可制得血液相容性好的各种壳聚糖衍生生物材料。用于制作吸收缝线、软骨、皮肤、血液透析膜材、细胞培养微胶囊包膜材料、隐形眼镜等。

3. 葡萄糖及其衍生物

葡萄糖（Dextran）原名右旋糖酐。由葡萄糖（右旋糖酐）与环氧医用氯丙烷相互交联而成葡萄糖凝胶，可用于细胞菌培养；制作高血压及冠心病药物；药物分离提纯及分析。

4. 琼脂糖凝胶

琼脂糖凝胶用于包裹活性炭制作人工肝辅助装置吸附剂，制成小球用于血浆分离。

3.6.3.3 生物衍生材料（Biologically Derived Materials）

经过特殊处理的天然生物组织所形成的生物医用材料，又称生物再生材料。生物组织可取自同种或异种动物体的组织。特殊处理为：① 维持组织原有构型而进行的固定、灭菌和消除抗原性的较轻微的处理，如经戊二醛处理固定的猪心瓣膜、牛心包、牛颈动脉、人脐动脉、冻干的骨皮、猪皮、牛皮、羊膜、胚胎皮等；② 拆散原有构型，重建新的物理形态的强烈处理，如用再生的胶原、弹性蛋白、透明质酸、硫酸软骨素和壳聚糖等构成的粉体、纤维膜、海绵体等。经过处理的生物组织已失去生命力，生物衍生材料是无生命的材料，但由于衍生材料，或是具有类似于自然组织的构型和功能，或是其组成类似于自然组织，在维持人体动态过程的修复和替换中具有重要的作用。主要用作人工心瓣膜、血管修复体、皮肤掩膜、纤维蛋白制品、巩膜修复体、鼻种植体、血液唧筒、血浆增强剂和血液透析膜等。

医用金属材料、高分子材料、陶瓷材料性能对比如表 3-7 所示。

表 3-7　金属材料、高分子材料、陶瓷材料性能比较

	抗张强度	杨氏模量	韧性	疲劳强度	耐摩擦性	耐侵蚀性	抗老化	生物活性
金属材料	○	△	○	△	△	△		×
高分子材料	×	△	○	×	×	○	△	×
陶瓷材料	△	×	×	×	○	○		○

○—好，△—中，×—差。

3.7　生物医用材料的发展趋势

3.7.1　智能材料

智能生物材料的性能是组成、结构、形态与环境的函数，它具有环境响应性。生物体的最大特点是对环境的适应从植物、动物到人类均如此。

1. 智能高分子凝胶

刺激响应性高分子凝胶是其结构、物理性质、化学性质可以随外界环境改变而变化的凝胶。当受到环境刺激时，这种凝胶就会随之响应，发生突变，呈现相转变行为。这种响应体现了凝胶的智能型。根据所受的刺激信号不同，可以将高分子凝胶分为 pH 响应性凝胶，化学物质响应性凝胶、温敏性凝胶、光敏性凝胶、磁场响应性凝胶、响应内部刺激凝胶。

2. 药物释放载体

通过温度、光、超声波、微波和磁场等物理与 pH、葡萄糖等化学刺激信号使材料的结构与功能发生变化，实施对药物释放的信号控制。

3.7.2　组织工程材料

组织工程（Tissue Engineering）概念是 1987 年由美国麻省理工学院化学系 Robert 和波士顿儿童医院 Joseph 提出的。它是应用生命科学和工程学的原理和方法，去认识动物的正常和病态组织的结构-功能的关系，建造一种生物装置来维护、增进人体细胞和组织生长，以恢复或重建受损组织或器官的结构和功能，维持或改善组织器官的一门新兴边缘学科。是综合细胞生物学、材料科学、生物化学、化学工程、生物医学工程学和移植学等学科交叉领域。组织工程学的出现为现代医学的发展和进步，开辟了一个新的领域。它是建立在细胞培养、天然生物材料提纯、人工材料合成、移植技术基础上的一门新学科。组织工程化的组织和器官，无生命的合成的或天然的生物制成的组织，人工器官或同种异体组织或器官移植相比，其特点是无抗原性、来源不受限制、可按预先设计塑形、具有生命力等。组织工程研究的基本原理和方法：① 用于直接移植或体外器官制造的干细胞的培养；② 研制生物相容性好，能为细胞生成、增殖提供三维空间的生物材料支架；③ 将培养的细胞或组织吸附扩增到生物材料支架上，形成细胞—生物材料复合物，植入机体病损部位；④ 种植的细胞在生成相应的组织和器官。这种具有生命力的活体组织能对病损组织进行形态结构和功能的重建，并达到永久性的替代。综上所述，组织工程研究是利用生物相容性材料和有生命的生物分子组合成生物人工替代物的技术学科。生物相容性材料是构成组织工程化组织或器官的基材。

为解决器官或组织损伤的修复，利用组织工程将活体某一器官的细胞在体外进行分离培养，种植到三维支架上植入体内，使细胞借助支架和营养物慢慢生长出新的组织和器官。从材料科学与工程观点看，这种具有生命的活体组织可视为细胞的复合生物材料。它由三种主要结构构成：组成功能单元的细胞，细胞外基质（ECM），骨架组织。常以细胞复合系统使用。

　　高分子材料由于易于利用物理、化学、生物的方法，使材料与细胞（或生物活性分子）结合产生生物功能系统，因此，常被用于组织工程中的基材，特别是生物降解高分子材料。组织工程发展的早期，医学家，生物学家从机体正常组分考虑，首先选用了天然高分子材料，如胶原，但胶原难以成型加工，力学性质欠佳，且随来源不同物理性质有很大差异。此外，动物来源的胶原还有不同程度的免疫原性。天然高分子还有透明度酸，甲壳素及衍生生物等多糖类高分子物质。总的来说，胶原和多糖类天然高分子材料亲水性强，它带有的氨基序列可以促进细胞的附着和分化。但其组分、结构和降解行为不易控制，一般降解周期较短，力学性能不够理想。因此，人们的主要兴趣已转向化学合成的生物降解材料的研究方面。

　　组织工程支架的制备工艺是多种多样的。有的支架材料具有多孔性、高强度，有些可释放生物活性分子，研究新的支架材料和新的支架制备工艺，将是开发新一代组织工程化人工器官的基础。组织工程材料用以制备组织工程化人工组织和器官（仿生人工组织和器官），如人工血管、骨和软骨、人工胰脏、甲状腺、肾上腺、人工皮肤、神经再生等，已有一些取得成功的实例，详见第 4 章。

第4章 人工器官

随着植入医学与替代医学的发展，以人体器官的结构和功能为基础研制而成的能够部分或全部替代、补偿、修复或辅助人体自然器官发挥功能的人工器官，成了医学进展的标志性成就。关于人工器官的研究可以追溯到1943年荷兰医生科尔夫制成了第一个人工肾，首次以人造器官代替人体的重要器官，开创了人工器官的新纪元。之后随着现代医学、现代工程技术、电子学、机械学、化学、力学、材料学等新科学、新技术发展，尤其是血液材料组织相容性的研究、新免疫抑制剂如环孢霉素A的问世，使得器官移植之后的急性排异现象得到了很好的控制，这些大大推进了人工器官研制和应用的研究。

第3章中，我们已经对生物医用材料做了详细的讲解。人工器官与材料的关系极为密切。可以这样说，没有合适的生物材料，就没有相应的人工器官。材料的发展为人工器官的开发和创造奠定了基础。反之，人工器官的发展，对材料提出了更高更新的要求。人工器官常用材料可分为金属材料、无机材料、高分子材料、复合材料、杂化材料、生物活性材料等。在人工器官中，以人工材料制成的装置能够在一定程度上替代天然器官的功能，但缺少生物活性，不能参与正常的新陈代谢活动。生物活性材料是人工器官研究的重点。组织工程法所获得的人工器官，也将成为解决人工器官生物活性的更有前途的方法。

4.1 人工器官概述

4.1.1 人工器官相关概念

1. 人工器官

人工器官用于模拟人体器官的结构和功能，用人工材料和电子技术制成，部分或全部替代人体自然器官功能的机械装置和电子装置。狭义而论，只有那些替换了原自然器官的位置，并能发挥其全部功能的和具有生物活性的人造装置才能称得上是真正的人工器官。目前使用与开发的人工器官大多是广义的人工器官。狭义的人工器官是人们努力的方向。组织工程、克隆技术、转基因技术、肽工程等使真正的人工器官（人工制造、有生命、与受体组织长合、成为身体一部分、参与正常新陈代谢等）成为可能。

2. 器官移植

器官移植指用同类器官来置换人体病变的器官。器官移植可分为同种器官移植和异种器官移植。前者是用同种生物的器官来置换病变的器官，后者是用其他生物的同类器官来置换病变的器官。

3. 人工器官与外科手术

人工器官与外科手术的关系非常密切。有些手术进行是要靠人工器官来维持生命，如心胸外科手术时要靠人工心肺机来维持血液的循环，靠氧合器（人工肺）来供给氧气和排除二氧化碳。很多的人工器官要靠外科手术来植入体内，如人工关节、人工髋、人工心瓣、全人工心脏等。由于人工器官的推动，外科学也获得了巨大的发展。

4.1.2　人体系统与自然器官

1. 人体结构的分级与研究层次

人体从小到大可以分为若干个层次，即：分子、细胞、组织、器官、系统、全身。构成人体的最小单元是细胞。细胞是一切生命体的最基本的结构与功能的单元，一组相同或相似的细胞及其间的物质在一起构成一种组织，完成特定的功能。结合生物大分子来研究生物医学工程，即形成分子生物医学工程学。

研究组织的功能与替代即形成组织工程学。研究软硬组织的应力与应变即是软组织力学或硬组织力学。因而，组织工程与人工器官的关系的研究，也应属于人工器官研究的范围。专门研究器官功能与替代就形成了人工器官学科分支。以人工器官为对象的力学研究即构成人工器官力学，如人工肺内气体与血液的流动等。组织和器官是人工器官分支的主要研究对象。

器官是由组织与细胞组成的，而多数人工器官却不含有活的细胞。所以严格地说，这些人工器官还是天然器官功能的替代物。由所有的细胞、组织、器官和系统结合在一起即组成了人体。研究人体器官与环境的关系，如热量、质量的交换，体内的热量分布与平衡，流体的流动，物质的传输等，也属于生物医学工程研究的工作范畴。由于人工器官的使用，人体各组织、细胞、器官、系统和全身都会受到影响发生相应的改变，故人工器官的应用与人体整体是密不可分的。由具有共同功能的若干器官联系在一起而构成系统。

2. 人体自然器官

按照系统可将天然器官分述如下：心血管器官（心脏、血管、血液）、呼吸系统器官（鼻、咽、喉、气管、肺）、排泄泌尿器官（肾、输尿管、膀胱、尿道）、消化器官（牙齿、食道、胃、肠、肛；胰、肝、胆、脾）、神经系统器官（脑、神经网络）、运动系统器官（肌肉、骨骼、关节、筋腱）、感觉系统器官（眼睛、耳朵、鼻子、舌头）、分泌系统器官（胰脏、脑下垂体、肾上腺、甲状腺、松果体、卵巢、睾丸）、生殖系统器官（子宫、输卵管、睾丸）。除了大脑以外，人工器官已经用到上述自然器官的替代。

4.2　心血管系统人工器官

心血管系统由心脏、血管和血液组成。心血管系统人工器官主要是人工心脏辅助和全人工心脏、人工心瓣、人工血管、血管支架。该系统的主要功能是运输血液及其所携带的营养、废物、氧、二氧化碳、水分、电解质、激素、热量等。心脏是血液流动的动力，是心血管系统的核心。心脏是一个空心的肌性器官，位于胸腔的两肺中间。血管是一套封闭、连接的管道，总长度约 10 万千米。

心脏的很多疾患都是致命的，同时又由于其功能比较单一，以及该系统的运动，特别是心脏的运动，以机械运动为主，故实现起来可能性较大。新型药物、治疗装置以及医疗方法，对于多种类型的心脏病提供了有效的治疗途径。现有很多病人利用人工心瓣和心脏辅助机械装置改善生存质量、延长生命。

4.2.1　人工心脏

4.2.1.1　人工心脏辅助

人工心脏辅助（Ventricular Assist Devices，VAD）作为人工心脏的初步，亦可以称为机械循环支持系统（Mechanical Circulatory Support System，MCSS）。尽管心脏移植对于一些特定的患者来说是一种可以挽救生命的治疗措施，但是受到供体短缺的限制，人们不得不寻找人工心脏替代装置。1960 年 Debakey 发明了第一个左心辅助装置。1966 年报道了第一个在临床中成功应用的案例。在过去的 20 年内，机械循环辅助装置的技术有着飞速的发展。对于急性及慢性终末期心衰患者的治疗，VAD 都是最有效的措施之一。它可用于以下几种情况：开胸手术中维持病人的生命；心脏移植后而发现移植失败时的生命支持；等待心脏移植的临时措施，或成为心脏移植的桥梁；心肌梗死的紧急救命措施。

心脏辅助装置一般是安装在上腹部、胸腔内或其他位置。泵的每一次压出都与心室的收缩在时间上同步。在心脏辅助装置的壳内部，通常是由电力带动机械挤压位于两块板之间的塑料袋中的血液。血液流动方向由阀门来控制。电能是经皮传输到心脏的。装置不与血液直接接触，不用考虑抗凝问题。

主动脉内气囊反搏（Intra-Aorta Balloon Pump，IABP）作为一种心脏机械辅助的方法，用于心肌缺血性心脏病和心源性休克病人的抢救与改善危重病人血流动力学的疗效是非常显著的。该法创始于 20 世纪 60 年代，在 70 年代定型。它的基本原理是：假定病人尚有血压维持，用机械的方法将外界能量引入循环系统，以支持病人的血液循环，挽救病人的生命。

IABP 操作原理是：用一根带有气囊的导管插入主动脉，配合病人的心脏的收缩与舒张，进行抽吸与加压，帮助心脏工作。

（1）心室收缩时，在心室收缩之前的瞬间，控制装置抽气，致使气囊收缩，主动脉压力下降，留出主动脉空间，心脏射血进入主动脉（主动脉刚度很好，有弹性，抽不瘪）。这是由于气囊的作用产生抽吸作用，即使天然心脏收缩不大，也会有足够的血液射出，并且减小天然心脏的能耗，使之得到保护与休息。此阶段叫收缩抽吸阶段。

（2）心室舒张时，在心室舒张之前的瞬间，气囊突然充气（由体外经导管压入气体），排开一定的血液，使降主动脉的压力增大，心脏出口处压力增高，使冠状动脉和其他几个动脉分支灌注压增大，血液被压入这些动脉。不但使心肌缺血得到缓解，而且其他血管的血液供应也得到改善，心搏出量上升，并对脑及上肢的供血液也有影响，可使休克得以缓解。这一充气扩张过程叫作"反博"，或叫作舒张加压。

4.2.1.2 全人工心脏

人工心脏利用机械的方法把血液输送到全身各器官以替代心脏的功能的装置，全人工心脏（Total Artificial Heart TAH）要具有两个泵，分别替代左右心室的搏出功能，以完成天然心脏的体循环和肺循环。1957 年，Akutsu、Kolff 首次在狗身上成功安装了一个由空气驱动的心脏泵。1969 年美国 Cooley 首次将全人工心脏用于临床，为一名心肌梗死并发室壁瘤患者安装了人工心脏，以等待供体进行心脏移植。但是不久以后发现，抗凝和能源问题近期内解决不了。于是从 1972 年开始，由全人工心脏转向左心辅助装置的研究，以求临时代替心脏的功能，使天然心脏得以休息和恢复。1982 年美国犹他大学医学中心 Devries 首次设计了永久性植入人体的 Jarvik-7 型完全人工心脏，成为世界医学史上一个重要的里程碑，这种人工心脏外部有驱动装置，患者借助管子与机器相连，可长期使用。该人工心脏最大的缺点是需要体外装置提供动力能源。其构造是：有两个气动的球形聚氨酯泵模拟双心室功能，以涤纶毡片与患者心房相连，以两根聚氨酯电缆穿出胸壁连接外部控制器。底部是铝制的。每一个腔室内有一个柔软的瓣膜。由压缩空气经过软管从体外推动瓣膜开启与关闭。以此推动血液在血管中循环。

人工心脏有不同的分类，按用途可分为左心室辅助循环、右心室辅助循环及双心室辅助循环和全人工心脏。左、右心室辅助应用较早，双心室辅助循环优势甚至优于全人工心脏。全人工心脏对植入性、持续能源、血液相容性提出了很高的要求。按照应用分类：短期泵、间断性泵、长期泵和永久性泵。人工心脏研究开发主要侧重于以下几个问题：

（1）泵。从首次人工心脏研究经历了电磁泵、钟摆泵、离心泵、液压泵。其中电磁泵用有机玻璃作为泵体，用聚氨酯作为管道，植入动物胸腔，动力由体外用电线引入体内。钟摆泵，由一个小电机左右摇摆，交替带动血泵。

从血流效果上来看分为搏动性血流和非搏动性血流两种，非搏动性人工心脏需要高效的能源与轴承密封或电磁轴承，以减小血栓形成，维持正常器官功能，它需要更高的血管内压，从全人工心脏永久性应用来看，进一步发展非搏动性泵更有利于人工心脏解决血栓和全植入人体的问题。传统气泵正由可携带性、可植入性、可压缩性好的电动泵代替。从结构原理上看，膜式和囊式泵有望代替传统管型、摆型、螺形血泵。

（2）能源。从应用功能设置来看，可分为外置型与内置型，从实用性来看可移动内置电源最为理想。目前主要有三个研究方向：高能电池、高效储电瓶、经皮充电。

（3）材料。在实际应用中采用的人工泵材料有硅橡胶、甲基硅橡胶、嵌段硅橡胶、聚氨酯、聚醚氨酯、聚四氟乙烯织物、聚酯织物复合物、聚烯烃橡胶等。

（4）人工心脏的调节。将人工心脏与集成电路结合起来，根据自体适时需要控制人工心脏的做功，如可以根据病人的心电图调节心脏。内置传感器以感受心室压力变化，根据患者运动或安静状态调整相应心输出量。随着生物传感器的发展，可根据更多血流动力学特征进行自身调节。

作为全人工心脏的血泵，总体积应与天然心脏大小相同或近似，形状尽量地相似，植入体内的位置也应相同；血流动力学状态好，心壁内外光滑，没有凹缝、凸棱、拐角；血腔间隔膜光滑、均匀、浴血管连接自然牢靠；两只血泵运动配合协调，使肺循环和体循环相互配合平衡；无噪音；材料的组织相容性好，血液相容性好；材料抗生物老化性强；材料表面性能（如形态、结构、水溶性、电荷等）优异；材料的力学性能（如刚度、硬度、强度、弹性等）好。耐疲劳及挠曲率达 10 万次/天，100 000 000 次/年。

人工心脏近年来发展具体表现为外置气动泵向超压缩电动泵发展，辅助循环向可携带全人工心脏发展。随着人工心脏发展，需要进一步解决的问题是：小型而具有高射血效能；安全可靠的控制系统和能源供应模型；经久耐用的带瓣血室。Syncardia 的人工心脏与人体自然心脏对照如图 4-1 所示。

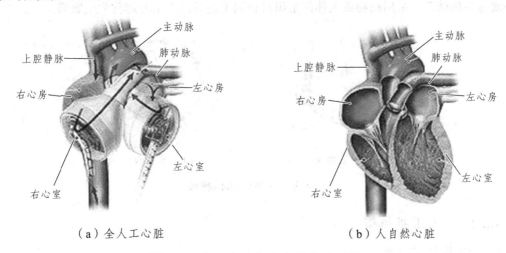

（a）全人工心脏 　　　　　　　（b）人自然心脏

图 4-1　人工心脏与人自然心脏对照

4.2.2　人工心脏瓣膜

4.2.2.1　心脏瓣膜

心脏内瓣膜随着心脏收缩，有节律的开关保证了血液在人体内单向流动，主要有主动脉瓣、肺动脉瓣、三尖瓣、二尖瓣，如图 4-2 所示。它开放时允许血液流向下游，而关闭时却阻止血液反向流动，即它具有单向性和被动性。天然心瓣具有多项优良的特性，如：开放的快速性、关闭的柔和性、闭合的紧密性、工作的耐久性、功能的单一性。当心脏瓣膜病变严重，不能用瓣膜分离术或修补手术改善功能时，则需要采用人工心脏瓣膜置换术，代行天然心瓣的功能，这就是人工心瓣。

具有以下心瓣故障或病症需要更换人工心瓣：天然心瓣狭窄或畸形（如融合或破损）、不能开启、闭锁不全。片叶增厚、钙化、乳头肌断裂、心内膜炎且治疗无效者都属于此类。这些病变可能是先天的，也可能是后天疾病或外伤造成的。这些瓣膜疾病危及生命，必须更换以不同材料用人工制造的替代物，也就是人工心瓣。

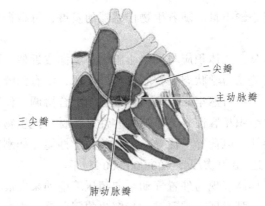

图 4-2　心脏瓣膜

人工心瓣按材料可分为两大类：机械瓣和生物瓣。如图 4-3 所示，用人造的材料制成的人工心瓣称为机械瓣。采用动物或人体的组织材料加工制成的人工心瓣称为生物瓣。

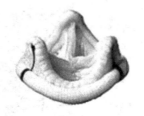　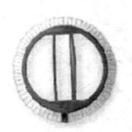

（a）生物瓣　　　　　　　（b）机械瓣

图 4-3　生物瓣和机械瓣

4.2.2.2　人工机械瓣

1. 人工机械瓣材料

机械瓣膜是由坚硬材料（固定瓣架）、弹性材料（阻塞体）和织品类材料（瓣环）三部分组成。瓣环是用于固定瓣架和安装缝合环的环体。瓣架用于支撑阻塞体和限制阻塞体的位置及运动距离。阻塞体相当于天然心瓣的瓣叶，在血流作用下开启与关闭，起单向阀的作用。用于制造瓣环、瓣架和阻塞体的材料有：金属（如钴、镍、铬、钛等）；硬质非金属（如石墨、热解碳、类金刚石等）；高分子（如聚甲醛、硅酮橡胶等）。

纺织品：如聚四氟乙烯（PTFE）织物、涤纶（Dacron）等，它主要是用于与组织缝合。

人工机械瓣按发展先后、闭合体或叶片形状、支架形式和高低、工作原理等依据，可分为四大类：笼球瓣、笼碟瓣、斜碟瓣、双叶瓣，详见表 4-1 和图 4-4。

表 4-1　心脏瓣膜的发展历程

名称	结构特点	代表性产品
第一代　球笼瓣	瓣架呈笼样，四根瓣柱由不锈钢铸成，球状阀体由硅橡胶、金属或热解碳制成。 优点：结构简单、启闭稳定、耐久性好；	Starr-Edwards 瓣、Smeloff-Cutter 瓣和 Magovem 瓣

续表

名称		结构特点	代表性产品
第一代	球笼瓣	不足：跨瓣压差高，过瓣血流为侧流、形成涡流区、栓塞率高，溶血，瓣架高造成左室流出道梗阻和室间隔刺激。此外体积较大。	
第二代	笼碟瓣	活塞式中心碟片，其阀体为透镜状碟片，开放时过瓣血流通过其小的测孔。 优点：瓣架低，质量轻，耐久性好。 不足：跨瓣压仍较大，属于周围血流型，血流动力学性能差，碟片活动范围小，易导致机械失灵，结构损坏发生率高	Ka-Shiley 瓣和 Beall 瓣
第三代	斜碟瓣	其阀体亦为蝶形片，由圆形环内铰链结构将碟片悬夹于瓣环内，碟片开放时向一侧倾斜 60-80 度。特点是从笼碟瓣的过瓣血流侧流改为半中心流，使血流动力学得到明显改善，降低血栓发生率，术后瓣膜有关并发症低	Lilehei-Kaster 瓣、Medtronic-Hall 瓣、Sorin 瓣和 Bjork-Shiley 瓣
第四代	双叶瓣	基本结构是在圆片状瓣叶，每个瓣叶与基底两端各有一个轴与瓣环内相应处的槽构成铰链，可自由开关，启闭原理接近自然瓣，属于中心血流型，明显改善了血流动力学，瓣叶灵活，有效瓣口面积大，跨瓣压差小，血栓率低	St. Jude 瓣、CarboMedics 瓣、Sorin Bicarbon 瓣、ATS Open Pivot 瓣、On-X 瓣。

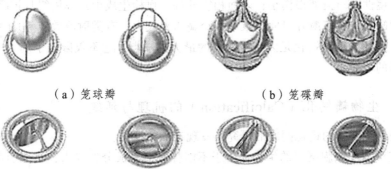

（a）笼球瓣　　　　　　　　（b）笼碟瓣

（c）斜碟瓣　　　　　　　　（d）双叶瓣

图 4-4　人工心瓣的形状

2. 人工机械瓣的基本问题

虽然机械心瓣早已广泛应用，但是它存在着发生血栓的问题。这是因为不论是上述哪一种人造材料，都是异物引入体内，血液相容性的问题始终存在，结果导致凝血和血栓。更换机械心瓣的病人需终生抗凝，即始终使用抗凝药物。否则有可能会发生机械结构失灵（卡住或掉落等），会直接威胁病人的生命。机械瓣多是刚性材料，关闭不是十分柔和。

4.2.2.3　人工生物心瓣（Biomaterial Heart Valve）

人工生物心瓣主要是指用来自生物体（动物体或人体）的材料，经加工成型以替代天然心瓣开闭功能的装置。人工生物瓣可分为两类，即同种生物瓣和异种生物瓣。

1. 同种生物瓣

同种生物瓣指的是来自人体的生理组织的材料制成的人工心瓣，多数来自尸体，少量来自供体。在同种生物瓣中，主要有两类同种生物瓣，即人主动脉瓣和硬脑膜瓣。抗感染能力比机械瓣和异种的生物瓣都强；不用瓣架，直接缝合。同时存在不足：制备工艺困难；衰变率高，再术率高；供体有限，取材困难，不能及时供应。

2. 异种生物瓣

由于同种生物瓣的供体有限，多数生物瓣还是异种生物瓣。异种生物瓣又可进一步分为两类：一是主动脉瓣，动物的主动脉加人造支架，如广泛应用的猪主动脉瓣等；另外有片状生物组织瓣，将运动的片状生理组织包裹在支架上，再用化学方法固定，如牛心包瓣等。

应用异种生物瓣有两个基本问题，即消毒和去除抗原。常用消毒方法有用甲醛处理；用羟丙酸 β 内酯处理；用 γ 射线处理；用汞盐处理；用环氧乙烷处理；用快速冷冻法处理；用高浓度抗生素处理。即用戊二醛处理材料，使得异种生物瓣植入成为可能。用戊二醛的作用是使生物材料中的胶原分子产生交联，从而降低抗原性。

（1）猪主动脉瓣。猪主动脉瓣的主要问题是：跨瓣压差大，钙化，机械强度较小，易发生穿孔与破裂。钙化问题是生物瓣的普遍问题也是导致穿孔与破裂的损坏的主要原因。

（2）牛心包瓣。心包是包在心脏外面的一层坚韧的包膜（Pericardium）。由于它的胶原纤维呈多向性，所以韧性好。由于面积较大，可取下裁成任意形状。这两点优于猪主动脉瓣。

与机械瓣相比，人工生物瓣具有以下优点：中心流型，血流状态接近天然心瓣的状态；瓣叶有柔性、挠性，对血液损伤小；表面相容性好，血栓生成少；不用终身抗凝；无噪音。

生物瓣的缺点主要有瓣开口面积较小；跨瓣压差较大；有类射流效应（Jet-like Effect）；类脂质沉积；钙化衰变：钙化是人工生物瓣的最大的缺点。它不仅限制了病人的适用范围，而且限制了瓣的寿命。

4.2.2.4 生物瓣钙化（Calcification）的机理与延缓

对于生物组织瓣膜的钙化问题的研究，发现有如下原因：

（1）无完整内皮细胞覆盖的生物瓣由于不能控制血浆成分的渗入，可能引起组织钙化和衰败的条件；

（2）血流动力学状况不良的情况下，会产生血流滞流区引起血栓形成，这种血栓极易促使钙盐的沉积，又产生血栓再形成，如此形成恶性循环，而导致生物瓣钙化失灵；

（3）血中钙磷离子是荷电粒子，瓣膜表面电荷变化，对钙磷离子的沉积有很大影响。根据实验可知，材料表面负电荷占优势时，钙离子沉积的可能性较大。

生物瓣的钙化可以分为内部钙化和外部钙化两类。内部钙化与结缔组织、细胞及其碎片、胶源有关。外部钙化与血栓、整合物（整合物是一种环状内络合物，由金属离子和分子中含两个以上的供电子基团的物质——整合剂结合而成，可以是中性分子，亦可以是带电离子）、组织过度生长有关。影响钙化发生的因素很多，如：力学因素（动态变形和静态变形等外因），生物组织材料处理过程因素（如戊二醛的浓度不当等）；宿主因素（如年龄、性别、活动、职业等）。目前对生物瓣的钙化仍需要大量研究，所以只能是设法延缓钙化的过程。可以通过流体力学的分析，改造制作工艺，减少钙化的力学因素，提高耐久性。也可用表面活性剂进行预处理或用化学物质中和表面电荷。还可以采用 EHDP 缓释法，EHDP（乙羟基二磷酸盐）放在缓释药物聚合物中形成缓释体系，可以防止钙磷结晶的生长。

4.2.2.5　组织工程瓣膜

另一种有希望得到应用的是组织工程人工心脏瓣膜，利用病人自身细胞经人工培育后成为新的心脏瓣膜，用于置换损坏的心脏瓣膜。其方法是将自体细胞（包括成纤细胞核内皮细胞）在体外先后种植于生物可降解材料的支架上，形成成纤维细胞和内皮细胞层，移植后，随着支架的降解吸收，自体瓣膜可建立，由于瓣膜完全来自自体细胞，在生物相容性方面优于其他瓣膜。

4.2.3　人工血管

20 世纪 50 年代初期，Voorhees 等成功将纤维编织的人工血管植入犬腹主动脉，并于 1953 年应用于临床，自此人工血管的研究得到了广泛关注。人工血管多是由各种惰性高分子材料（如涤纶（Dacron）、膨体聚四氟乙烯和聚氨酯（e-PTFE））经特殊工艺制作而成。人工血管应用实例，主髂动脉闭塞转流手术模式如图 4-5 所示。

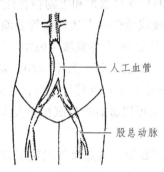

图 4-5　人工血管应用与转流手术

4.2.3.1　常见人工血管

1. 涤纶人工血管

针织的涤纶（Dacron）人工血管采用纺织技术将涤纶细线织成结节状结构，表现出较小的移动性，空隙呈放射状向外延伸，具有良好的稳定性。体内实验发现，涤纶表面与血液接触处形成一层致密的纤维蛋白层，而材料外壁与周围的结缔组织之间包裹着大量的巨噬细胞。临床上常作大、中口径的动脉移植。

2. 膨体聚四氟乙烯人工血管

由于不具有化学活性而表现出较好的生物稳定性，同时因表面带负电荷而阻止血小板黏附，e-PTFE 被认为是理想的抗凝血材料。临床上常用于股-膝下远端动脉重建和冠状动脉搭桥。尽管聚四氟乙烯有很好的生物惰性和血液相容性，但由于材料顺应性差，仍可出现血小板黏附、聚集，导致血栓形成，导致人工血管早期闭塞。

3. 多孔聚氨酯（PUR）人工血管

这是一种非织物人工血管。其他的材料多半比较僵硬，而聚氨酯可加强柔顺性，更接近颈动脉的机械性能。为便于组织长入，可采用多孔聚氨酯。孔的尺寸是 1 到 30 μm 不等。由于聚氨酯与组织和血液相容性好，故植入一定时间后，内壁表面能形成一层类似内皮细胞的薄层，外壁面上形成一层胶原蛋白，相容性更好。

4.2.3.2　人工血管改性

尽管上述人工血管取得了一定成功，但由于所使用的材料无生物活性，应用在低血流量和高血流阻力部位极易形成血栓。小直径的人工血管比较困难，这主要是小直径血管的血液流速较低，容易沉积而发生堵塞，也会使内膜徒长，造成吻合处直径太小以至于不通。为了提高静脉移植物和小口径动脉移植物的远期畅通，人们致力于新生内膜、人工血管材料表面改性，将内皮细胞种植于人工血管，以及人工血管基因修饰等的研究。

（1）物理改性。通过物理方法或物理原理对人工血管的表面进行改性，从而调控细胞的行为。如增大节间距离，以增强细胞的渗透性，促进人工血管腔面的内皮化。同时采用碳涂层、等离子体表面改性等手段提高材料表面亲水性、增加表面负电荷，减少血栓形成，抑制血液成分吸附，从而提高移植物的抗凝血效果和生物相容性。

（2）化学方法。通过化学接枝或结合的方法在血管表面固定有良好生物活性和抗凝血效果的黏附蛋白，如明胶、精氨酸-甘氨酸-天冬氨酸（RGD）、肝素、纤维蛋白胶、成纤维细胞生长因子-1、内皮细胞生长因子（VEGF）等。其中 RGD 被证明是细胞黏附的主要决定簇，可与内皮细胞的跨膜蛋白家族——整合素家族特异结合，从而促使内皮细胞黏附。纤维蛋白、成纤维细胞生长因子-1 和肝素涂层可以将血小板沉积率大大降低。内皮生长因子和肝素涂层能够减少血栓形成，提高移植物畅通率。

（3）带有一层内皮细胞的人工血管。这是血管组织工程的前奏。从动物或人的动脉上分出细胞涂覆在聚四氟乙烯人工血管上，然后植入人体。实验表明，这一层内皮细胞能有效地防止血栓的生成。

（4）细胞组织培养法（组织工程）制造动脉血管。为了替换发生梗死的冠状动脉，常用病人自身腿部或胸部的静脉管来代替。利用组织工程学原理将细小的细胞组织培养成人造动脉。将平滑肌和纤维细胞制成薄片状，一层层绕接在一个细管上，用内皮细胞衬底，在合适条件下培养成动脉血管，生成冠状动脉搭桥手术代替人体血管。

4.2.4　血管支架

血管支架是指在管腔球囊扩张成形的基础上，在病变段置入内支架以达到支撑狭窄闭塞段血管，减少血管弹性回缩及再塑形，保持管腔血流通畅的目的，如图 4-6 所示。部分内支架还具有预防再狭窄的作用。主要分为冠脉支架、脑血管支架、肾动脉支架、大动脉支架等。

血管支架按照结构和材质可分为：金属支架、聚合物支架、涂层支架（金属涂层支架、生物可降解膜被覆金属支架、PC 涂层支架、碳化硅涂层支架、碳分子涂层支架、多聚物涂层支架、静脉覆盖支架等）

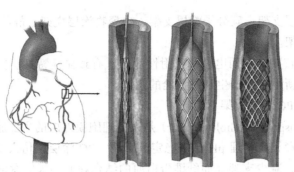

4-6　人工血管支架及其冠状动脉搭桥应用

4.2.4.1　金属裸支架

美国强生 Cordis 公司于 1994 年推出的 Palmaz-Schatz(PS)支架，是世界上第一个成功使用的冠状动脉金属裸支架。金属裸支架材料包括 316L 不锈钢、镍钛合金、钴基合金、铂铬合金等。金属裸支架的使用量达上百万例。但是，金属裸支架植入后还有一定比率的再狭窄，再狭窄率一般在 20%~30%。再狭窄与血管壁损伤、支架对血管的接触刺激、内膜增生等有关。在金属裸支架时代，支架做得越光滑、越细致、支架平均金属覆盖率越小，支架再狭窄率越小。此外，金属裸支架还存在血液相容性欠佳导致晚期血栓、长期机械牵拉产生异物反应、损伤血管内皮细胞功能等缺点。

另一类金属裸支架是金属可降解血管支架。可降解金属材料取材范围相对较窄，主要围绕人体体液中金属离子的各种成分进行调配或添加少量稀有金属改善其力学性能。可降解金属支架的缺点是，生物降解性和生物相容性不理想，随着支架质量下降，支撑性能亦减小。

基于金属裸支架的性能特点与不足，对金属裸支架进行表面改性受到重视。

4.2.4.2　聚合物支架

聚合物支架与血管壁的相容性优于金属支架，可避免后期的内膜增生，特别是可降解的聚合物支架。聚合物支架产品中，在可降解材料基体的选择上，主要包括聚左旋乳酸、聚乳酸-羟基乙酸共聚物、氨基酸络合衍生物等生物相容性和生物降解性材料。在支架结构上，主要为锁扣式设计、自膨胀式设计、对称支架结构单元设计等。报道较多的包括以聚合物为支架基体材料的美国强生公司（Cordis）、美国 REVA 公司（波士顿科学）等。但这些公司均处于研究阶段，尚无大规模的临床数据和上市资格。

聚合物支架的缺点是，其径向力比金属支架小，因此需要更大的支撑厚度，从而造成支架体积较大，无法达到远端小血管。植入时无法用气囊将其完全扩张，不得不使用加热方法，会对血管造成潜在的危险。因较大的回弹力，X 射线失踪不理想。另外，聚合物材料密度低于金属，无法在 X 射线下清晰显影，通常是借助输送器的金属定位标志做参照。

4.2.4.3　涂层支架

涂层支架就是将具有良好生物相容性的材料，通过特殊涂覆技术包被于金属支架表面，隔绝金属支架与血管组织的接触，抑制血小板聚集。

主要的涂层支架有金属涂层支架、生物可降解膜被覆金属支架，此外还有磷脂酰胆碱 PC

涂层支架、碳化硅涂层支架、碳分子涂层支架、多聚物涂层支架、静脉覆盖支架等。

（1）金属涂层支架。

其缺点是金属有较高的表面电位和吸附性粒子，有致血栓特性。实验证明，金、银、铜覆盖支架并不能解决新生内膜增生和致血栓的问题。

（2）磷脂酰胆碱 PC 涂层支架。

磷脂酰胆碱（Phosphatidylcholine，PC）是人类细胞膜外层的主要脂质组成部分，具有电中性、高亲水性、无毒和在生理 pH 值下稳定的特性。PC 涂层模仿人体自然细胞膜的化学特性，可降低摩擦系数，减少支架表面纤维蛋白原的结合和血小板的激活与黏附，从而减低支架植入后的急性/亚急性血栓形成。

（3）碳化硅涂层支架。

碳分子涂层可阻止金属支架释放重金属离子而诱导的血小板激活；可使支架表面更光滑，以增强支架的生物相容性，减弱其抗原性而防止血栓形成。

（4）自体静脉移植覆盖支架。

由传统支架上覆盖静脉血管内皮细胞构成，可减少支架致血栓特性和局部组织反应。其缺点是仍能引起轻度内膜增生反应。

（5）药物支架（药物涂层支架/药物洗脱支架）。

药物的种类有：血小板功能抑制剂，如阿司匹林、苯酚咪唑，潘生丁、抵克力等。抗凝血药物如：肝素、水蛭素、华发林等。

支架加载的药物可以通过扩散机制或随着聚合物的降解而释放，其释放主要有三种形式：药物混合于聚合物中，以弥散方式释放，待其排空后聚合物才开始降解；药物非共价键结合于聚合物中，聚合物表面发生水解，交联短链药物释放；药物与聚合物间为共价结合，只有当共价键断裂，药物才开始释放，持续时间较长。

优点：药物涂层支架植入体内后，药物持续高浓度释放，是药物能够在"靶位"达到有效治疗浓度，而且维持一定的释放时间，能够有效地预防支架内置术后的再狭窄。缺点：它在抑制平滑肌细胞增生的同时，也抑制了损伤动脉的愈合及内皮化，因而可能导致局部延迟愈合，对药物涂层支架的长期疗效不利。

（6）生物可降解膜被覆金属支架。

优点：血栓源性小，炎性反应轻微；较好的血管支撑力；减少支架再狭窄和内膜增生；提高了支架的生物相容性；不存留异物，安全、无毒；血栓形成、异物反应及新生内膜增生少，内皮化更完全；可抑制早期的血栓形成和晚期的新生内膜增生，研究较多的是纤维蛋白被覆支架；可减少新生内膜增生及减少异物反应，使局部血管结构保持完整，减少再狭窄的发生率。

缺点：机械强度、体积及所载药物的释放速度等方面还不能完全适应临床需要；相较于金属材质，相对力学强度普遍较低。可降解高分子血管支架的弹性回缩普遍较大，适合做成自膨胀型；其降解产物的积累会引起局部炎症反应。

4.2.4.4 可降解支架

传统金属支架植入冠脉后，因血管舒缩受限、长期异物刺激等会阻碍血运重建。因此，可降解支架应运而生。

最早的可降解支架是日本研发的 Igaki–Tamai 支架，是由聚合乳酸制成的无药物涂层支架。

随后是 Absorb 可降解支架，是由可生物吸收的聚合乳酸制成，并使用依维莫司涂层，以减少再狭窄。之后，研发的可降解支架有 ART-BRS 支架（Absorb 全为 L-乳酸，而 ART-BRS 中加入了 2%的 D-乳酸）、DESolve 支架（与 Absorb 材质相同，结合 novolimus 作为抗增殖药物）、Fantom 支架（由 PTD-PC 材料制成，不透射线，有雷帕霉素涂层）、Magmaris 支架（用慢降解镁合金制成）等。

生物可降解心血管支架可分为四种类型，包括生物可降解膜被覆金属支架、药物涂层支架、完全生物可降解性冠状动脉支架和载药生物可降解性冠状动脉支架。目前应用于临床的生物可降解支架主要还是药物涂层支架，虽然其使用范围在不断扩大，但其有效性和安全性仍需更多研究证实。

理想的生物可降解心血管支架应具备以下特点：① 与金属支架相当的机械力学性能；② 生物可降解性，完成对血管壁一定时间的机械支撑作用后可自行降解，且降解产物对组织无毒副作用；③ 良好的顺应性，易于通过病变血管；④ 良好的组织相容性及血栓源性；⑤ 比金属支架更易携带药物，局部缓慢释放；⑥ 良好示踪性。但是，目前的可降解支架还存在诸多不足，如在降解过程中出现的断裂、支架梁暴露、炎症、新生粥样硬化等问题。此外，支架内血栓、支架贴壁不良、新生粥样硬化、血管舒缩、DAPT 时长等问题也有待解决。

4.3　呼吸系统人工器官

呼吸系统（Respiratory System）包括那些使气体在大气与血液之间进行交换的器官，即鼻、咽、喉、气管、支气管和肺。人工气管仅具有通气功能，人工喉主要是用于病人的语言功能，而人工鼻主要用于病人的嗅觉功能。呼吸系统的功能已经在第 2 章呼吸力学章节中进行介绍。

4.3.1　人工肺

人体自然肺是呼吸系统的中心。它是气体交换的主要场所，此外还担负调节酸碱平衡、滤出小的血凝块、调节体内水分、调节体温等任务。它分为左右两个，位于胸腔内部，被心脏和其他一些结构分开。气体交换主要是在肺泡内进行的。肺泡内气体相与毛细血管内的血液相之间是通过肺泡—毛细管膜（呼吸膜）完成的。

人工肺又名氧合器（Oxygenator）或气体交换器（Blood Gas Exchanger），是一种代替人体肺脏排出二氧化碳、摄取氧气，进行气体交换的人工器官。1667 年，Hooke 就曾提出了用人造装置来代替自然肺呼吸的设想。这就是人工肺概念的最早想法。

1812 年，在法俄战争中，Le Gallois 提出用体外回路的血液灌注可维持组织器官的代谢，从而建立了体外循环的概念。1883 年，Von Schoset 制成了鼓泡式氧合装置。但是由于抗凝、祛泡、氧合能力等问题没有得到解决。直到 1950 年，研究者们才发现了涂在接触表面的硅化合物是良好的除泡剂。这为临床奠定了技术基础。Gibbon 于 1953 年成功地将体外循环技术用于房间隔缺损患者心脏直视修补术。他采用的是垂屏式血膜氧合器。1955 年 Kolff 研究人工肾时发现血液经过透析膜时可被氧合。他随后用聚乙烯薄膜绕成卷筒式膜式人工肺。这可以认为是膜式人工肺的雏形。1956 年，Effler 发明了第一个盘管式人工肺。同年 Clowes 开发了平板夹层式人工肺，材料为聚乙烯（PE），后又用聚四氟乙烯（PTFE，Teflon）。1963 年 Kolobow 在 Kolff 人工肾的基础上改进了一种卷筒硅胶膜式人工肺。1965 年 Bramson 首次将折叠式硅胶膜式人工肺用于临床。

4.3.1.1　膜式人工肺

自 1953 年成功应用于心脏手术以来，人工肺发展经历了垂屏式、转碟式、鼓泡式、膜式等四个阶段。垂屏式、转碟式人工肺因其氧合性能有限、预充量大、操作复杂、安全性能低等原因，已经被淘汰。鼓泡式人工肺直接将氧气通入血液进行气体交换。气-血直接接触不仅对血液造成一定程度的损伤，同时还易发生气栓等危险，目前已经停止使用。膜式人工肺则根据人体生物肺气泡气体交换原理，借助疏水性的带微孔的中空纤维膜来完成氧气和二氧化碳的交换，从而较好地避免了诸如蛋白质变性、溶血发生、血小板耗竭、氧合性能有限、预充量大、消毒困难、操作繁琐等缺点，具有气体交换能力高、血液破坏轻的优点。由于膜肺在其对于血液损伤较小这一点上的优势，可以说是占领了体外呼吸辅助的医疗领域，称为体外膜式氧合（Extracorporeal Membrane Oxygenation，ECMO），如图 4-7 所示。此外，膜式人工肺日益在下腔静脉呼吸辅助（IVOX）、重要器官保存、人工子宫、人工肝辅助等方面展现了日益广泛的用途。

4.3.1.2　人工肺的应用

1. 人工肺应用之一——心肺旁路（Cardiopulmonary By-pass，CPB）

心肺旁路是人工肺最早、最基本的应用。体外循环（Extracorporeal Circulation，ECC）是心肺旁路实现的前提。体外循环的概念可以追溯到上个世纪初。1812 年，Legallois 提出，体内外任何脏器都可以用血液的体外循环维持存活。这一概念的实现，已有 100 多年的历史。但是只是在这近 60 年气体交换装置（人工肺）的使用才真正实现开胸手术的心肺旁路。心肺旁路期间，血液绕过心脏而且绕过肺，这样在进行心脏手术时就可以有安静的而又比较干爽的手术野。血液从腔静脉通过引流旁路导管抽出，进入人工肺以前首先通过热交换器。在人工肺中血液获得 O_2 和排除 CO_2，氧合后的动脉血重新通过导管从主动脉弓回到体循环。

2. 人工肺应用之二——ECMO

体外膜式氧合 ECMO 是 ECLS（Extracorporeal Lung Support）的一种。对于急性呼吸衰竭（Acute Respiratory Failure，ARF）或成人呼吸窘迫综合征（Acute Adults Resoiratiry，ARDS）的传统治疗方法是采用机械通气。当肺部有严重病变，则机械通气的效果不佳。而且机械通气有天然的缺欠，即病人的呼吸道中的痰不易排除，因而成功率很低。而应用人工肺，特别是膜式人工肺，治疗急性呼吸衰竭病人，显示了明显优于传统疗法的特点。目前在临床上已经广泛采用了两种体外辅助支持治疗方法。即，体外膜式氧合（Extracorporeal membrane oxygenation，ECMO）法和体外 CO_2 排除法（EC CO_2 R：Excorporeal CO_2 Removal）。

在体外膜式氧合法中，将 60%~80%的心输出量引入体外旁路（由四肢、颈部等处的血管），在外体的回路中进行膜式氧合，而后将血送回体内，从而完成体外加氧和排除二氧化碳。

由于呼吸支持通常要进行几天或更长的时间，其对于血液的破坏就成为一个不容忽略的问题。其中最突出的是血栓问题。传统的防止血栓的方法是在进行体外循环的同时，进行全身抗凝，即在体外循环的血液中，定时定量地加入肝素等抗凝剂。

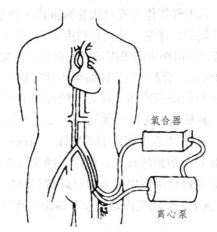

（a）ECMO 系统示意图

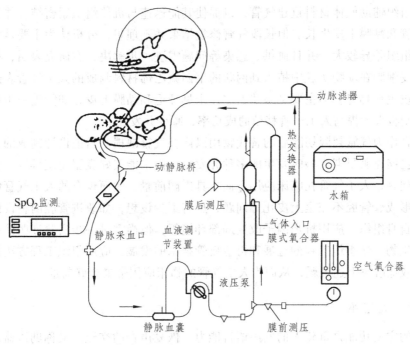

（b）右心房-主动脉 ECMO 示意图

图 4-7　体外膜式氧合

4.3.2　呼吸系统其他人工器官——人工气管、人工喉、工人鼻

4.3.2.1　人工气管

由于肿瘤、外伤、先天性病症等原因需实行部分气管切除。当切除长度超过 4 厘米以上

时，残余端对接困难。这就需要一段人工替代物。人工气管以医用高分子材料编织而成的网状管状物，取代因癌症或意外伤害而切除了的气管或部分支气管，需满足能与相连的组织愈合或使组织长入，能承受来自周围组织的压力所造成的变形。气管病变行手术切除治疗存在超限切除后直接吻合困难等问题，人工气管作为气管代替物重建气管是解决这一问题的有效方法。

常用材料有，涤纶—硅胶制品，涤纶、硅胶材料因具有良好的组织相容性，排异反应小，无致癌和腐蚀性，且轻便柔韧、不损伤周围组织等特性而被广泛应用于医学领域中。存在容易产生增生，不易于自体上皮细胞长入管腔，与受体结合不佳等缺点，常作为临时性的气管通道。

碳纤维复合材料，碳纤维与周围组织相容性好，碳纤维编织物表面不光滑，利于固定。存在人工气管管道不易弯曲，容易造成吻合口漏气，并无法实现在体内组织化要求。

聚酯-聚氨酯网复合材料，提高了人工器官的柔顺性、屈曲性和顺应性，从而可以防止移植材料对周围血管的侵蚀，有利于细胞的长入，但这些网状人工器官生长不全易发生管腔狭窄，同时渗漏、感染等并发症也制约了应用。采用可降解材料作为气管内支撑，主体材料为生物高分子聚乙丙交酯（PGLA）长丝和聚丙烯长丝，外涂天然高分子聚合物甲壳胺，内涂聚氨酯制成复合人工气管。

基于人工气管本身并无生命力，人们先后设想并实验采用带蒂的骨膜瓣、肌皮瓣、食管、小肠等自体组织辅助假体材料重建气管，以促使其能迅速与机体组织紧密结合并利于管腔内表面新生血管和黏膜上皮生长。但长段气管修复结果并不理想，分析认为主要是所用的自体组织和气管组织差异较大，并且血供、感染等问题需进一步解决，有研究表明，将分离得到的呼吸道上皮细胞在动物实验中植入到网状的聚四氟乙烯材料制成的人工气管表面，电镜扫描显示有上皮生长趋势，但主要是鳞状上皮，未见纤毛和黏膜上皮，如能进一步在体内诱导上皮分化，则将大大提高人工气管移植的成功率，减少并发症。

人工气管作为气管超限切除后的替代物用以修补气管缺损。目前设计制成的人工气管在很大程度上已能克服早期实验时发生的多种并发症，尚未能很好克服免疫排斥、血管再生、供体来源等问题，人工气管在临床应用方面更具广阔前景。然而现有的人工气管依然存在气管内腔肉芽形成、管腔不完全上皮化等问题，虽有不少设想，如改进管腔内径设计、管腔内壁覆盖机体自身组织，应用抗炎因子改变局部环境等，但尚需进一步实验证明其有效性。近年来，随着生物医学组织工程的进展和再造血管技术的发展，应用组织工程方法制成的人工气管可能有效地解决上述难题，从而为人工气管的临床应用带来良好前景。

4.3.2.2　人工喉

人工喉的主要功能是重建人的发声语言能力，恢复声音的交流。又称助讲器，即人工制造的一种起到声源和振动作用，以发出近似人类声音的装置。当喉被切除丧失发声能力时，可以用它作为辅助发声说话的工具。目前的人工喉基本可以分为三种：机械式人工喉；电子人工喉；植入式人工喉。

人类发音有四个步骤：产音，振动，共鸣和改扩发音。产音是由于肺呼气气流移动而产生，振动是喉声带振动而产生基本音，共鸣是喉以上的咽、口腔、鼻腔扩大声音，改扩发音是舌、齿、唇和腭改造扩大的基本音，而成为可辨识的声音。喉是发音的主要器官，由于肿瘤侵袭，需要采取切除喉头手术，患者就成为无喉失音残废者。

正常人的肺和支气管汇于气管，经喉开口于咽腔前部、咽腔上与口腔、鼻腔、下与食道连接。喉切除后，气管与食管不再汇合于咽腔，二者成为完全分开的系统。气管在喉以下二、三环处切断，断端缝合于颈前皮肤，形成永久性气管瘘口，为肺呼吸通道，喉气管环与会厌和舌骨一起切除，咽瘘修补向前缝合咽壁，上到舌根，下与食管连接，因之食管也成为新的发音通道的一部分。喉切除后，鼻不再是呼吸通道、共鸣的器官；嗅觉、味觉都发生了变化，口、舌功能也起了变化。根据喉切除后解剖生理的特点，喉科专家和发声人员研制出各种类型的发声重建方法。

喉切除后语言重建的方法有外科手术重建、人工器械和食管发声 3 大类。

（1）发声外科重建。外科手术恢复语言的方法和喉全切除术在历史上同时发生，至少有100 多年历史了。手术的种类很多，目前用于临床上的要有：气管食管造瘘、安放发音管及发音钮等。它们的共同特点是，在气管和食管之间通过手术建立一个通道，用手堵住颈部气管造瘘口后，使得从肺中呼出的空气通过新建的气管——食管造瘘口进入食管，逆流入口腔，由构语及共鸣器官协调作用形成言语。术后说话一般不需特殊训练，声音比较清晰，音质音量达到近似正常发音的程度。

（2）人工器械。通常又称做人工喉，患者说话时将人工喉导管的一端置于颈部气管造瘘口处，另一端置于口腔前端，利用肺中的呼出气流，进入机械喉的振动室引起橡胶膜振动，发出基本音，再通过构语器官形成言语。人工喉（Artificial Larynx）又称助讲器，即人工制造的一种起到声源和振动作用，以发出近似人类声音的装置。当喉被切除丧失发声能力时，可以用它作为辅助发声说话的工具。目前的人工喉基本可以分为三种：机械式人工喉；电子人工喉；植入式人工喉。

（3）食管发声。在正常的情况下，咽部及食管为一紧闭的管道，在吸气时咽部被迫扩张，位于第四到第六颈椎的下咽部与食管连接处张开，吸入的空气由此处进入食管上段，并于该处成一储气囊；发声时，空气从储气囊排出经过咽部与食管连接处，引起该部肌肉收缩振动致膜发出声音，此声音为食管声。然后配合构语和共鸣器官的协调作用，就形成了食管言语。又因咽部与食管连接处为主要的振动发声部位，因此称为"新声门"。

4.3.2.3　人工鼻

人工鼻（又称呼吸过滤器，温室交换器）是模拟人体解剖湿化加热系统的机制所制造的人工替代性装置。它将呼出气中的热和水汽收集和利用以温热和湿化吸入的气体，并有过滤细菌与尘粒的作用，既可以用于呼吸机，也可用于气管切开和气管插管。

4.4　泌尿系统人工器官

泌尿系统（Urinary System）由肾（2 个）、输尿管（2 条）、膀胱（1 个）、尿道（1 个）组成。该系统在体内主要起排泄、调节、内分泌作用，以维护身体的稳定与平衡。这个系统是靠排除或吸取水分和溶质而实现这一目标的。这一系统的核心是肾。

体内营养成分的新陈代谢会由细胞产生许多物质，如二氧化碳、多余的水等，并产生热量。蛋白质的代谢会产生有毒的含氮化合物，如氨和尿素等。除此以外，很多基本电解质，如钠、氯、硫、磷和氢等，也会在体内聚集起来而超过体内所需。这些物质将从体内排除。

泌尿系统所排泄的主要是对人体有毒有害的物质，如：尿素、尿酸、肌酸及其他小分子毒素。该系统所调节的内容很多，如：血的组成和血的体积、电解质、pH、糖、氨基酸、水、体液、渗透压等。该系统的内分泌有肾素、促红细胞生成素、前列腺素等。该系统的人工替代物应用最广、最为普及的是作为临床治疗的人工肾（目前的水平为血液透析），而其他的如输尿管、膀胱、尿道等也都有了相应的替代物。

4.4.1 人工肾

人体肾是调节体液的重要器官，它的主要功能是调节血液的体积和组成，保留体内所需物质，从血液中排除废物最终形成尿液。它能维持体内水、电解质、酸碱的平衡，使肌体的内环境保持相对的稳定。肾有左右两个，10～12 cm 长，5～5.7 cm 宽，位于腰上部、腹腔后部、腹膜壁之间。肾的调节功能主要是由肾小体来完成的。肾本身有丰富的血管出入，两肾每分钟大约有 1 200 mL 的血液流过，占全部心脏输出的四分之一。

如果肾由于病变或外伤，如休克、创伤、感染、溶血、中毒等，而不能正常工作，如不能排除有毒的含氮化合物，调节 pH 值，不能维持正常的血浆电解质浓度等，血液不能正常在肾内循环，便会引起肾脏功能性或器质性的病理变化，临床表现为尿量显著减少，代谢紊乱和尿毒症等一系列生理、生化改变。一般称为肾衰竭。必须用人造装置替代肾脏的功能，对血或体液进行过滤。这种过滤称为透析或人工肾。

人体发生肾衰竭原因很多。这些原因可分为三大类，即肾前性肾衰、肾本身肾衰和肾后性肾衰三种。肾前性的原因有：血流不足、贫血、失血、心脏病、高血压等。肾本身有感染、中毒等。肾后主要是尿道堵塞等。肾衰的临床症状有肾血液循环、灌注紊乱、肾功能及其器质性变化、尿少、代谢紊乱、尿毒症等。

4.4.1.1 人工肾的概念和用途

早在 1913 年，Abel 就用一个大圆桶来盛装透析液，用一根 20 多米长的有渗透性的管子浸在透析液中，在管壁上进行水及溶质的交换，排除血液中的毒素及过量的水，完成部分肾的功能。这是当代人工肾的雏形。直到 1944 年，Kolff 才将人工肾用于临床。

广义地说，体内或体外的、部分或全部地、短时或长期地替代人体肾及其功能的装置均可称为人工肾。目前的人工肾主要用于治疗和作为天然异体肾移植的过渡或"桥梁"。在上述三大功能中目前主要是用于排泄与调节，内分泌功能尚不具备。

人工肾用于治疗急性肾衰和尿毒症，同时也用于等待肾移植的桥梁。人工肾是当前最早、用量最大、最成功的人工器官。人工肾有若干种：多层平板式、细管式、套筒式、离子交换柱式、活性炭吸附式、膜式。膜式人工肾（简称膜肾）又可分为平板式和中空纤维式。

4.4.1.2 膜式人工肾的工作原理（Mechanism of Membrane Artificial Kidney）

体外血液透析是由透析器、泵、透析液供应装置即连接管组成。用管将桡动脉与人工肾相连，血液由泵引出泵入人工肾的醋酸纤维半透膜的一侧，另一侧就是人工制造的溶液，叫作透析液。目前所说的人工肾，几乎都是指膜式人工肾。膜式人工肾的清除毒素、调节水与电解质成分的功能是在体外血液透析回路中完成的，如图 4-8 所示。

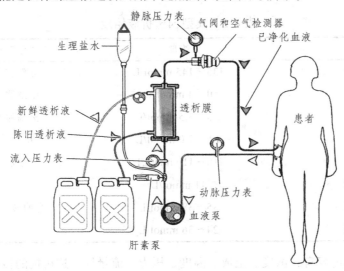

图 4-8　血液透析原理

在该回路中，人工肾是中心。膜肾的一侧流过的是称为透析液的高纯水溶液，其中的溶质是钠、钾、钙、镁、氯离子以及葡萄糖、碳酸根或醋酸根。另一侧与透析液反向流过的是血液。

在膜肾中，基本过程是血液与透析液之间的物质交换，即传质。这种传质的机理有两个，一是扩散，一是超滤（即对流传质）。由于膜孔较大，允许水分子自由通过，故使水分子及所携带的离子可以自由通过。在扩散传质中，推动扩散的动力为浓度差。这是由溶质分子的自由运动所引起的。在一侧溶液中一旦有的分子碰到了足够大的膜孔，该分子将通过膜孔而进入另一侧溶液。反之，另一侧溶液中的浓度高的小分子也会通过膜而进入这一侧溶液。

影响扩散速率的因素有：浓差（浓度梯度）、扩散系数、溶质分子大小、孔径、孔隙率、材料亲水性、血液与透析液的流动速度等。

在超滤方式中，推动力为静水压和渗透压。相比之下，水分子的尺寸较小，它可以通过半透膜的孔。水分子会在静水压或渗透压的作用下而通过膜。溶液中较小的溶质分子就会随同水分子一同通过膜孔（这又叫作溶剂导引——solven drag）。大分子却不能通过膜孔，而被截留在原地。这就是人工肾仅能清除小分子的原因。

应当指出的是，与膜肺不同，膜肾的膜两侧分别都是液体，即一侧是血液，另一侧是透析液，故双侧的传质膜阻力都很重要。

4.4.1.3　透析液的组成

在血液中，除了血细胞核蛋白质分子之外，所有的物质（包括水分子）都能透过膜孔向两个方向传递。这样血浆里电解质的浓度就由透析液的浓度决定。这就要求透析液的电解质浓度与正常的血浆一样。任何多余的电解质都会由于浓度梯度的作用而通过膜进入透析液。由于透析液中不含有毒素，毒素分子如尿酸等将会传递进入透析液。由此，毒素被排除，正常的电解质平衡可以保持。此外由于透析液里含有较多的葡萄糖，所以血液里的营养成分得以保持。

根据不同的病状，透析液可有很多种。表 4-2 的成分是一个比较典型的组成。

表 4-2　典型的透析液组成

成分	浓度	与细胞外液相比
Na	135～145 mmol/L	与细胞外液相同
K	0～4 mmol/L	比细胞外液稍低
Ca	2.5～3.5 mmol/L	比细胞外液稍低
Mg	0.5～1.0 mmol/L	比细胞外液低
Cl	110～119 mmol/L	与细胞外液相近
葡萄糖	11 mmol/L	
醋酸盐	35～38 mmol/L	有的透析液用磷酸
碳酸根	24～36 mmol/L	

透析液的控制内容有：浓度、组成、温度、压力、流量等。透析机的传感器可发出多种信号，进行警告，甚至在不正常时自动关闭回路；可自动检测漏血以及血液的突然变化。这样来保护病人的生命。

4.4.1.4　血液清除率

血液清除率表示了某种溶质在血侧被清除的程度。它通常是在血流速率 200～300 mL/min 的情况下测得的。可以表示为：

$$Cl = Qb(Cbi - Cbo)/Cbi = Wm/Cbi \tag{4-1}$$

式中 Cl 是血中某溶质的清除率，其单位与体积流率相同，m^3/hr；Qb 是流经人工肾的血流速率；Cbi 为该溶质在人工肾入口的浓度；Cbo 为溶质在人工肾出口的浓度；Wm 为溶质经过人工肾前后的质量变化。

4.4.2　人工膀胱、人工输尿管与人工尿道

4.4.2.1　人工膀胱

人工膀胱的全名叫"可控性、全置换体内植入式人工膀胱"。由于各种原因，病人的全部膀胱被切除，需要某种形式的容器来代替，以储存与释放尿液，这就是人工膀胱。以往多用肠道代替，缺点很多，如：手术复杂，手术时间长，并发症多，仍需外接储尿器，护理复杂，生活不便，对病人的生理、心理影响大。近年来开发了人工膀胱。

1. 人工膀胱的材料

人工膀胱的材料要求严格。它要与组织相容、与尿液相容、具有惰性、在尿液中抗老化性好、柔韧性好、强度好、不发生尿盐沉积、不易结石、不发生尿路感染。常用的有硅橡胶

（Silicone Rubber）和聚氨酯（Polyurethan）两种。前者强度稍差，长期浸在尿液中会发生老化，体内组织不易长入。后者优于前者，具有抗结痂、结石、生物老化、生物降解性能。有人实验用聚氨酯制造的膀胱，长达 38 个月无结石，此外它质地柔软，不溶于酸、碱和有机溶剂，在聚合过程中可以控制其性能，组织相容性好，加入织物可进一步增加强度。由于聚氨酯的这些优异特性，可选为人工膀胱的材料。

2. 人工膀胱的生理学基础与设计

人工膀胱应能全面模拟天然膀胱的三大功能，即：尿液流入、尿液储存、尿液排出，即使尿液进得来、存得住、出得去。所以一个完整的膀胱应由三部分组成，即进口管、出口管、储存器。

在支配与控制上，人造膀胱与天然膀胱很不相同。天然膀胱受神经系统支配，受主观意志控制。在材料上，是可伸缩的肌性材料，体积约 400～500 mL，每日排尿 4～5 次。

人工膀胱可以制成可收缩的肌性人工材料，但不能由神经支配，无主观感觉。在储存量上，人工膀胱应与天然膀胱有相近的容量，以接受正常的排尿间隙。但是由于人工膀胱无感觉，需要定时排尿。有时尿量产生过多，应适当缩短排尿时间。此外还应装备传感报警系统。

在排尿的动力上，人造膀胱与天然膀胱也不相同。天然膀胱的主要动力是逼尿肌（可产生 5～10 cm H_2O 的压力），此外腹压也起一定的作用，重力并不重要。而人工膀胱的重力排尿却很重要。加上腹压，总的排尿压力仅有 20 cm H_2O 左右，尚不及天然膀胱的一半。故属于低压排尿。这就要求尿道系统的阻力要低。

在残尿上，天然膀胱基本无残尿，而人造膀胱也必须使残尿尽量地少，应小于 10%，这是因为人造材料易发生结石。容易造成尿路感染、结石、输尿管逆流、输尿管积水、肾积水而导致肾衰。人工膀胱的结构形式可有若干种，如盒式、管状、卵圆形、扁平形、飞碟式等。

4.4.2.2　人工输尿管

输尿管的作用是将尿液从肾盂输送到膀胱。它是连接人工膀胱和天然输尿管的接头。因为膀胱切除后，同时会切除一段输尿管，有时甚至是很长的一段。往往这一段同时具有输送尿液和抗返的两种功能。因此人工膀胱必须有一段输尿管，以便与残余的输尿管相连接，具有抗返功能。

人工输尿管会发生一些故障，如梗阻，即尿液流不下去；返流，即尿液由膀胱返回肾盂。反流有很大的危害，将膀胱的压力传到肾脏，使肾盂受到机械损伤，并可将膀胱的感染带到肾脏，肾积水会导致肾衰。故要着力防止。

人工输尿管有直管型和螺旋型。直径在 0.5～5 mm。这取决于原残余输尿管的尺寸和阻力。人工输尿管的关键是抗返瓣的设计。已有 5 种不同的设计方案：乳头裂隙型、半球裂隙型、鸭嘴型、双小叶型、单叶型。其中以后两种为好。

4.5　分泌系统人工器官

分泌系统分泌与传输荷尔蒙携带信息以调节身体活动。分泌系统分为内分泌和外分泌系统。外分泌系统由若干腺体组成，如：汗腺、皮脂腺、黏液腺、消化腺，它们分泌各种物质进入体表面或一些腔道，如体腔、器官的内腔、皮肤表面等。内分泌系统也有若干腺体组成，如：脑下垂体、甲状腺、肾上腺、松果体、胸腺等。它们的分泌物进入分泌细胞的间质液，通过毛细血管进入血液。除了这些内分泌的腺体之外，体内还有若干个器官也包含有内分泌组织，如消化系统的胰脏、卵巢、睾丸、肾脏、胃脏、小肠、胎盘等。本节以人工胰为主介绍分泌系统的人工器官。由于目前水平的人工胰的基本功能不是消化，而是内分泌，所以将它安排在本节中讲述。

胰脏是椭圆形的管状腺体器官，长约 12.5 cm，直径约为 2.5 cm。它位于胃部大弧下，指向后方。它由头、身、尾三部分组成。它的外分泌产物又有两条管道引向小肠，帮助消化。这是它也属于消化系统的原因。

胰脏的内分泌功能是由胰脏内部一些分散的细胞簇来完成的，这些细胞簇被称为胰岛，共有三类：α 细胞，分泌荷尔蒙增血糖素（glucagon）；β 细胞，分泌荷尔蒙胰岛素；δ 细胞，分泌生长荷尔蒙抑制因子（GIHF）。

胰岛素（Insulin）的主要生理作用是抵抗弱血糖素，以几种方式降低血糖水平。它可以加速葡萄糖由血液向细胞的传递，加速葡萄糖向糖原（glycogen）的转变，降低糖原分解，刺激葡萄糖和其他营养成分向脂肪酸转变，协助蛋白质的合成等。

人工胰的主要功能和作用是替代天然胰脏内 β 细胞的功能，输送、供给或分泌胰岛素以治疗糖尿病（Diabetes）。糖尿病的起因是胰岛素（Insulin）绝对或相对的不足，也叫葡萄糖代谢紊乱。因为葡萄糖是靠胰岛素的作用才能由肠道吸收并送到肝脏中。葡萄糖靠胰岛素才能透入细胞，产生能量和热量。如果胰脏发生病变，可造成胰岛素不足。这些会导致糖代谢紊乱，以至发生糖尿病。

由于血糖透入细胞进行氧化要靠胰岛素的帮助才能进行，所以胰岛素的缺乏使这一过程受阻，细胞中产生的能量减少，人体会出现疲乏无力、头晕目眩等症状，体重下降、身体消瘦，体内大量的蛋白质转化为葡萄糖而进入血中，使血液中葡萄糖浓度愈来愈高，在肾脏内可能会超过肾小管的再吸收能力而进入尿液，出现糖尿。进而出现多饮、多食、多尿和消瘦的一系列症状。

糖尿病治疗有四种方法：① 保守疗法，如限制饮食，服降糖药，中医疗法等，主要适用于 Ⅱ 型糖尿病的治疗；② 安装人工胰，即胰岛素药泵，适用于 Ⅰ 型糖尿病的治疗；③ 胰脏移植，可替代原胰脏的全部功能。胰腺移植成功的真正转折是 1978 年环孢素 A（CsA）的临床应用。和其他器官移植一样，CsA 使徘徊不前的临床胰腺移植获得长足进步，并进入临床实用的新时期；④ 胰岛细胞植入，分泌与产生自体的胰岛素。

4.5.1 人工胰发展历史

从 1972 年 Clemens 首创第一代人工胰成功以来，人工胰共经历了五代，即：第一代床侧、大型、创伤型；第二代床侧、小型、创伤型；第三代便携、小型、创伤型；第四代小型、开路植入式；第五代生物活性人工胰。

若按工作原理来分类，上述的五代人工胰可分为两类，即机械式与生物活性（或半生物活性，亦称混合类）人工胰。

当今普及人工胰的是第四代，即小型植入式人工胰。国际上已证明了：植入式的胰岛系泵控制糖尿病可行，效果可达一年以上。小型植入式人工胰药泵可根据病人血糖情况定时定量地释放胰岛素，除此以外，第五代人工胰，即生物活性人工胰（Bioartificial Pancreas）也随着科技的发展逐渐走入人们的视野。

4.5.2　第四代人工胰

要研究与开发第四代人工胰，有几个主要研究内容，它们是：葡萄糖传感器；胰岛素泵；控制系统。这三个研究内容中，葡萄糖传感器的研究十分重要的，特别是它的实用性和可靠性。原理是葡萄糖-氧化酶（Oxidase）之间的反应，在第六章生物医学传感器中有详细讲解。

人工胰开发的核心是胰岛素泵。胰岛素药泵，有气压式和磁力推动式等类型。经过多年的研究，当前胰岛素泵已设计得很好了。进一步改进的主要任务是：减小尺寸和改进外形；提高稳定性和可靠性；加强组织相容性。

胰岛素泵使用的主要问题是并发症，即胰岛素管堵塞，胰岛素泵失效。

4.5.3　第五代人工胰（Bioartificial Pancreas，BAP）

第五代人工胰的基本概念是：胰岛素不用从外部注入，而是自体产生。主要的想法是将活的胰岛细胞植入人体。主要有以下方法：

（1）微球囊式。将人体的胰岛细胞分离出来，封入藻酸云母微球囊中，植入病人体内，可供应胰岛素达 9 个月。

（2）中空纤维混合式人工胰。用中空纤维封入胰岛细胞，而后植入人体，及糖尿病人的腹主动脉或外髂静动脉间作分流管，产生胰岛素供病人使用，又称为血管内装置。实验观察发现可在短时间内供给胰岛素，维持病人正常血糖水平。

（3）扩散室式。或称血管外扩散室。用高分子半透膜制成小型的扩散室，装入动物胰岛，植入腹腔，约 10 周后会分泌胰岛素。

（4）隔离膜式 BAP。把胰岛包免疫隔离半透膜中，可阻止人体免疫系统对封入室内的胰岛细胞的攻击。如使用琼脂糖/聚乙烯醇互穿聚合物网络为免疫隔离膜。

4.6　消化系统人工器官

消化系统（Digestive System）由消化道和消化腺两大部分组成。消化道包括口腔、咽、食道、胃、小肠（十二指肠、空肠、回肠）和大肠（盲肠、阑尾、结肠、直肠、肛管）等。临床上常把口腔到十二指肠的这一段称上消化道，空肠以下的部分称下消化道。消化腺有小消化腺和大消化腺两种。小消化腺散在于消化管各部的管壁内，大消化腺有三对唾液腺（腮腺、下颌下腺、舌下腺）、肝和胰。本节以人工肝为例进行介绍。

正常肝如图 4-9 所示，呈红褐色，质地柔软。成人的肝重量相当于体重的 2%。肝脏是身体内以代谢功能为主的一个器官，并在身体里面起着去氧化、储存肝糖、分泌性蛋白质的合成等作用。肝脏也制造消化系统中的胆汁。肝脏是人体消化系统中最大的消化腺，是人体内最大的腺体器官和重要的分泌、排泄、生物转化及屏障器官。肝脏受到损害将引起肝功能衰竭，引发黄疸、低蛋白血症、高氨血症、出血、肾功能不全、代谢紊乱甚至昏迷等症状。急性肝衰竭（ALF）的临床死亡率一直高达80%。原位肝移植术后存活率可高达70%。但由于供体短缺，人工肝成为研究热点。

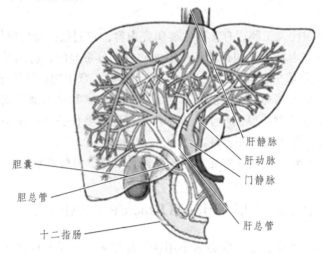

图 4-9　肝脏结构图

现在的"人工肝"，是一套体外循环系统，部分代替肝脏的功能，因此，一般称之为"人工肝支持系统"。与"人工肾"对比，"人工肝"要复杂得多，这是因为肝脏除了代谢功能外，还有一个重要的"合成"任务，人体的诸多蛋白，包括凝血因子在内的许多重要因子，都是由肝脏合成分泌的，如果没有这些，人也无法生存下去。只能单纯实现解毒功能的人工肝叫物理人工肝，也称为非生物肝。非生物肝是一种以机械被动去毒为主的治疗方法，包括血浆置换、血液和血浆灌流、血液透析、血液过滤、分子吸附再循环系统等。已有研究结果表明，这些方法能够在一定程度上降低肝衰竭患者体内的有害毒性物质水平，但患者总体存活率并不高，而且存在进一步破坏凝血机制等副作用，不能完成肝脏合成代谢转化等功能。如图4-10所示，双重滤过血浆置换疗法是先使用膜型血浆分离器将血浆分离出来，然后将血浆成分通过更小孔径的膜型血浆成分分离器清除血浆中的高分子量成分，而白蛋白等低分子量成分随着补液（白蛋白溶液）回输患者体内的。

能实现解毒功能又同时完成部分合成功能的人工肝叫"生物人工肝"（bioartificial liver，BAL）。生物人工肝中的"核心"就是生物反应器，它由特殊材料作为支架，让人工"培养"的肝细胞在支架上生长。生物人工肝的基本思想是将体外培养的肝细胞置于体外循环装置（生物反应器）中，病人的血液和血浆通过半透膜直接接触与反应器中的肝细胞进行物质交换，为肝功能衰竭病人提供代谢功能。通常生物人工肝包括三个部分：①具有能够发挥正常肝脏大部分功能的肝细胞；②将患者血液输送到肝细胞的传输系统；③生物反应器。使用生物人工肝的过程如正常机体血液流过肝脏一样，血液中的毒性物质被肝细胞摄取、代谢，同时营养物质由肝细胞合成、补充，是理想的人工肝支持与治疗模式。混合型人工肝是将生物反应器与血液透析过滤、血浆置换、血液灌流等装置结合起来，建立体外循环。

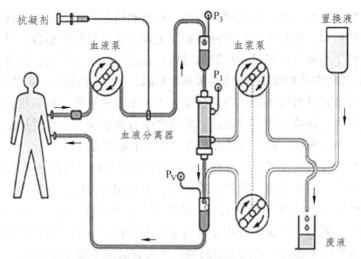

4-10 人工肝支持系统

目前人工肝中所使用的肝细胞来源于人和动物肝脏，一般来说，用人的肝细胞最好，但由于供体肝脏的严重不足，在组合型人工肝中不可能用正常人肝细胞，于是选择用动物肝细胞。所以医学专家们正在研究用生化细胞系，建立人类肝细胞株。几种主要的生物人工肝应用的细胞基本上都是原代培养的动物肝细胞，主要是猪肝细胞、人类肝肿瘤细胞系细胞或正常人肝细胞。两类细胞各有优缺点，动物源性肝细胞可大量获得，但有导致人畜共患疾病、将动物源性疾病传染给人类、异种蛋白进入人体导致免疫反应等危险。肝肿瘤细胞有可能逸入患者血循环，导致肿瘤的产生。正常肝细胞存在供体短缺问题。

人工肝的作用机制在于部分清除患者体内毒性物质如内毒素、胆红素、胆酸、肿瘤坏死因子、补体激活物等多种血管活性物质，减轻肝脏炎症。与此同时，作为置换的新鲜同型血浆补充了血浆蛋白、凝血因子、调理素等生物活性物质，这样既可减轻患者的水肿、出血，又可减少机体的感染机会，有利于肝细胞的修复和再生。患者治疗前后血清胆红素水平明显下降，肝昏迷症状明显改善，表明"人工肝"治疗起到了降低血氨及维持颅内压的作用。"人工肝"适用于重型肝炎、高胆红素血症、肝性脑病。当病人的血液通过"人工肝"的中空纤维膜后，含有内毒素、高胆红素以及其他病变因子的血浆就被自动分离、丢弃，将处理过的健康血浆输送给病人，同时补充生物活性物质，如蛋白质、凝血因子等。

4.7 运动系统人工器官

运动系统的器官包括骨、肌肉、筋腱、关节与肢体。该系统的功能是很多的，如支撑、运动、保护、矿物质储藏、血细胞制造等。在运动系统的人工器官中，最普及、用量最大的是人工骨和人工关节。该系统的人工器官主要是替代自然器官的支撑和运动功能的。

4.7.1 人工骨

人因外伤、炎症、肿瘤和先天畸形造成的骨缺损或肢体不全，需人工骨进行修复骨缺损。

人工骨的材料主要有四类，即金属、陶瓷、塑料和组织工程。也有的将以上材料复合或混合组成人工骨的材料。制作人工骨的材料必须无毒无害，与组织相容；具有机械耐久性，在长时间循环负荷下不疲劳；尽量少用附加材料，自身可以迅速固化；符合天然骨的运动特点，据高耐磨性；物理性质如弹性模量等与天然骨相似；在手术转换时，应尽量少切除健康骨。

人工骨所用的金属材料以不锈钢和钛合金为主。不锈钢坚固，组织相容性尚好，成型容易。但是它的重量大，在体内仍会被腐蚀，并且产生有毒物质。钛材料虽然可以避免产生毒素，但价格昂贵，加工困难，难以与真骨长合，会发生脆裂等。

塑料轻便，加工容易，特别适用于形状复杂的骨的替代物。但缺点是不够坚固耐久。

陶瓷材料硬度大，不易磨损，化学性质稳定，组织相容性好。在某种意义上说，陶瓷材料更具有"生命性"，因为这种材料含有钙、磷等为人体所吸收的元素，并且可制出微孔，使骨细胞长入陶瓷内，甚至毛细血管等小血管也可长入小孔。加工制作也较容易。另外，陶瓷材料最有希望作为组织工程人工骨的支架材料，因为它易加工成多孔结构，与组织相容性好，经过适当处理具有生物相容性。

以上几种人工骨的材料都需要一种重要的辅助材料——骨水泥。骨水泥化学名为聚乙烯吡咯烷酮。这是人工骨与天然骨残端相互连接的化学法。它是由聚甲基丙烯酸甲酯固体（PMMA）和甲基丙烯酸甲酯单体（MMA）液体混合而成。

组织工程人工骨是将成骨细胞在人工材料的支架上培养成骨组织。支架材料可以是陶瓷、羟基磷灰石、生物活性玻璃、高分子材料、复合材料等。近年来陆续出现了体内采用组织工程法的诱导成骨、生物降解的磷酸钙陶瓷人工骨、氟磷灰石微晶玻璃人工骨、骨形成蛋白复合材料以及其他采用组织工程法的人工骨。

4.7.2 人工关节

人工关节置换，即是用人造的装置来代替天然关节的运动和动力学功能。人工关节置换已广泛地用于关节炎的晚期治疗，外伤致残和骨瘤外科切除后的关节替代。人工关节应当在术后的整个生活过程中尽可能接近天然关节的作用，无不适感及并发症。种植体与固定的材料不应引发不良组织反应，同时它们本身也不应为组织所腐蚀、磨损，应具有耐久性和足够的机械强度。外科植入或更换手术简便迅速，创伤小，尽可能少切除骨骼。主要的人工关节是膝关节和髋关节，其次是脊椎、手指关节等。本节以人工膝关节为例进行介绍。

膝关节是体内最重要和最复杂的关节。关节炎也以膝关节炎为最多。年纪、外伤和疾病都会引起膝关节的磨损和撕裂。导致膝关节置换的最普遍的原因是骨关节炎（osteoarthritis）。这种疾病会引起股骨和胫骨之间的软骨逐渐地变坏。失去了软骨这个缓冲垫，两端的骨头就会直接在一起摩擦，从而引起巨大疼痛。风湿性关节炎是另外一个原因。它是关节周围组织发炎而引起关节坏死。膝部外伤有时会导致关节不正常，这成为伤后关节炎。它也引起疼痛，有时会持续很多年。

人工膝关节的发明，至少可追溯到 1938 年。1951 年就出现了用聚丙烯酸甲酯制作的铰链型人工膝。迄今为止，由于生物力学、生物材料和外科手术技术的发展，人工关节置换已成为临床常见的手术。

1. 人工膝关节置换术

虽然人工膝关节置换已成为常规手术，但是设计一个结构合理、功能良好的膝关节，却是个很复杂的工作。首先设计者必须进行生物力学分析。要明了膝关节结构对于功能的影响、膝关节的受力、人工膝关节置换的生物力学。

人工膝关节置换包括切除一部分股骨、胫骨或膝盖骨，重新修复表面，然后植入一个金属或高密度塑料制成的人工膝关节。

人工膝关节有几个部分组成，各部分并不直接联系在一起。最大的金属部分连接在股骨上。另一较小的金属部分安装在胫骨的上方，棒状的部分插入胫骨的轴内。一个高密度的塑料（盘）放在金属棒的前面为股骨上的金属帽提供支撑。这个塑料为关节提供一个缓冲软垫，类似天然关节的软骨，如图 4-11 为膝关节炎与膝关节置换。

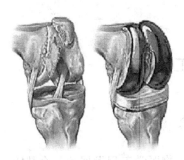

图 4-11　膝关节置换

2　智能人工假肢

智能假肢，又叫神经义肢，是指医生们利用现代生物电子学技术为患者把人体神经系统与照相机、话筒、马达之类的装置连接起来以嵌入和听从大脑指令的方式替代这个人群的躯体部分缺失或损毁的人工装置。图 4-12 为早期的电动手臂。图 4-13 为电动能动假手，图 4-14 为该假手握球动作。

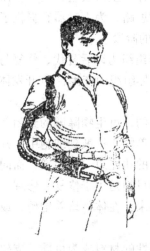

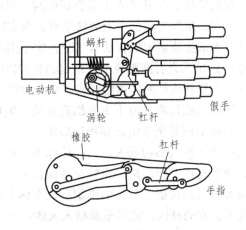

图 4-12　电动手臂图　　　　　　4-13　电动能动假手

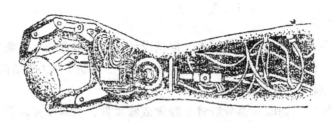

图 4-14　人工电动能动假手握球

人工假肢的进一步发展使得外观与功能更像真的四肢。如脚有脚趾，采用硅橡胶材料与技术，皮肤一样的颜色，甚至有汗毛、有感觉。

常用生成感觉的方法为用电极埋入人造假肢内，用导线引到人体自身的皮肤上，皮肤再发送信息到大脑产生感觉。

4.8　组织工程人工器官

4.8.1　组织工程的概念

组织工程人工器官是当代生物医学工程发展的一个热点。组织工程是材料科学与生命科学之间的交叉领域，是属于新兴的基于细胞的治疗方式。经过优化设计的工程组织植入人体后，还可以与受体的活组织有机地整合，达到彻底治疗的目的。这是其他的传统治疗方法所无法比拟的。

应用工程学和生命科学（及生物学）的基本理论、原理和技术，在体外预先构建、培养、生长出活的组织替代物，或有生命活性的种植体，用于修复、维持、改善人体组织以至器官的部分或全部功能，即培养细胞长出活的组织，以替代人体的病变组织甚至器官；或者作为一种体外装置，暂时替代器官的部分功能，以达到提高生存、生活质量，延长生命活动的目的。组织工程的应用，打开了人工器官研究与开发的崭新思路，为人工器官提供了一个强有力的手段。当前，组织工程已发展到科学研究和实际应用的阶段。

目前已开发的生成组织的方法有三个：① 在体外培养组织为以后替代、修复与置换病残组织作准备；② 植入含有细胞或不含细胞的装置以引导人体组织的产生；③ 开发体内或体外的装置，设计来修补或替换体内组织或器官的功能。

组织工程的实施是将分离下来的细胞种植在生物相容的、可生物降解的封闭装置中。这些装置具有各种不同的化学组成和物理形状，它们允许营养物质扩散到细胞中，并且可以作为一个完整的单元植入动物或人体内。该体系既而导致新的功能组织的生长，而同时骨架会逐步降解，细胞构成空间结构，血管会逐渐长入。此法的目的是用于修复、修理、保持或增强特定组织和器官的功能。自体的细胞可从个体上分离出来，在体外培养增殖，或采用基因修复法替代不正常的基因，然后重新植入人体。

材料科学的飞跃发展使得生产生物相容性和生物降解性的材料成为可能。支架在这里起了一个细胞附着地点的作用，它又可以使植入体有一定的形状。一个加工良好的支架应具有精确的空间点阵结构，以使得传质过程不受生物物理因素的限制。该点阵结构也应使得它能随细胞黏附而改变有用的表面面积，同时使得细胞更好地与营养物相接触。人们正在探索可结合在高分子支架结构内的、能不断地供应营养物和生长因子的支架形式。表面面积与质量之比可以变化，或者不同结构的孔隙率可以改变。同样孔隙率的高分子上孔的大小可变化以增大或减小高分子结晶点阵的特征长度和弹性、可压缩性和蠕变恢复性的支架材料。

4.8.2　组织工程的实现

组织工程的实现具有三大要素：① 种子细胞；② 细胞载体材料（或称为支架材料），这是组织工程的关键；③ 组织构建。由此构成一个典型的组织工程过程，如图 4-15 所示。

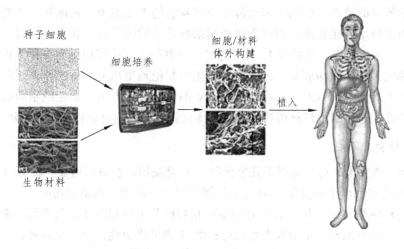

图 4-15　组织工程示意图
（引自 Shieh and Vacanti，2005）

1. 种子细胞

用于组织工程的细胞称为种子细胞，一般来说种子细胞应满足以下要求：① 来源广、数量足；② 增值力强、可大量扩增；③ 具备特定生物学功能；④ 纯度高，具备特定功能细胞占主导；⑤ 无免疫排斥反应。

种子细胞是实现组织、器官再造的前提和基础，也是制约组织工程应用和发展的瓶颈。根据来源，种子细胞可分为自体细胞、异体细胞和干细胞。自体细胞具有体内移植后不引起免疫排斥反应等优点，但是它来源有限，在体外难以大量扩增，以及去分化等局限。研究人员希望能获得一种"万能供体"细胞系，通过去除或掩盖细胞表面识别"异体"细胞的蛋白质，克服免疫反应问题。然而，这种细胞也存在明显限制，如容易引起病原体体内传播、免疫排斥等。近年来人们开始将注意力集中到干细胞研究领域。

干细胞具有自我繁殖能力以及向一种或多种成熟细胞分化的特征，按分化阶段不同，可以将干细胞分为成体干细胞（即组织特异性干细胞）和胚胎干细胞。

众所周知，正常组织具有生理性的自我更新和修复能力，而参与修复和更新的主要成分是成体干细胞。成体干细胞不仅取材方便、来源广、分化潜能相对局限而更容易定向诱导分化，而且能取自自体，从而有效避免了免疫排斥问题和伦理学争议。成体干细胞种类繁多，骨髓基质干细胞是来源于骨髓中的间充质干细胞，可以诱导向骨、软骨以及脂肪细胞分化。脂肪干细胞是存在于脂肪组织中的充质干细胞，也具有向骨、软骨以及脂肪细胞分化的能力。表皮干细胞是表皮组织中存在的干细胞，参与表皮细胞的更替与修复。毛囊干细胞除了能修复表皮损伤外，还能参与皮肤附属器，包括毛发、皮脂腺、汗腺等重建。角膜缘干细胞是角膜上皮细胞的祖细胞，神经干细胞和内皮祖细胞分别可以分化为神经细胞和内皮细胞。

现阶段的成体干细胞大部分都是来自自体，不利于实现组织工程规模化治疗的长远目标。因此同种异体干细胞的研究以及通用型种子细胞研究的拓展将是未来种子细胞的主要研究方向。

除了成体干细胞外，胚胎干细胞因其独特的无限增值能力和分化的全能性，已成为组织工程种子细胞研究的热点。胚胎干细胞源于早期囊胚的内细胞团，在体外适当的培养条件下能无限扩增而保持未分化状态。而在去除抑制细胞分化的因子后，胚胎干细胞可以自发向内（肝、胰腺等）、中（肌肉、骨骼等）、外（神经、皮肤等）三个胚层细胞分化，得到分化程度不同的各种细胞类型。然而胚胎干细胞除了可能引起伦理道德上的争议外，还存在着致瘤性和免疫原性两大难题。对致瘤性，必须建立有效的诱导分化方案，促使细胞向成熟靶细胞分化。对免疫原性，通过细胞核移植技术建立个体化胚胎干细胞可能得到有效解决。

2. 生物材料

细胞载体（或支架）材料有以下几个作用：① 对缺损组织进行增强；② 阻止周围组织的侵入；③ 细胞迁移和增殖的支架；④ 与生长调节因子一起调节细胞的功能。

对生物材料的基本要求有：① 良好的生物相容性及组织相容性，利于细胞黏附与增值，无细胞毒性，无免疫原性，不引起炎症反应；② 生物可降解性，可完全降解，产物无毒，降解速率与组织形成速率基本一致；③ 具有可塑及一定的机械强度，能维持特定大小和性状，可引导组织再生；④ 一定的孔隙率及适当大小的孔径，细胞能均匀分布在材料表面及内部；⑤ 性质稳定，易存储、消毒等。

为了满足上述要求，考虑不同类型的重建组织在降解速率、力学性能与生物功能方面要求相差甚远，因而需要采用不同的生物材料，这些材料包括胶原蛋白、纤维蛋白、甲壳素、壳聚糖、纤维素衍生物等天然可降解材料，聚羟基乙酸及其共聚物（如聚羟基乙酸（PGA）、聚乳酸（PLA）共聚物 PLGA）聚脂肪酸酯、聚原酸酯及聚酐、聚膦腈、聚氨基酸等合成可降解高分子材料。水凝胶材料的开发是当前组织工程又一研究热点，大多数天然及合成材料都可以通过适当的加工处理、分子设计等方法制成水凝胶，由于其网链间物理和化学交联作用的存在，它能吸收大量的水分，但只溶胀而不会溶解，且能保持一定的结构形状。在临床上修复不规则组织时，用水凝胶既可以与细胞原位注射成型，也可以预先加工成如管状、片状等各种形状。

通常组织工程支架都是三维多孔支架，具有适合细胞生长的孔结构、较高的孔隙率和机械性能，这需要适当的制备工艺来完成。传统的支架制备技术包括天然生物组织衍生法、粒子致孔法、熔融成型法、气体发泡法、相分离法、冷冻干燥法等。近年来，超临界 CO_2 技术、计算机辅助成型技术、静电纺丝技术等制备技术取得了重要进展。

（1）天然生物组织衍生法是利用天然生物组织经过特殊物理或化学处理，去除细胞、部分或全部有机质或无机质、脱抗原等得到材料支架。这种支架与人体的网架结构、生物力学性能非常接近，并可能保留部分活性因子，有利于细胞的黏附、生长及发挥生理功能。目前，各种生物衍生支架在骨、皮肤、心瓣膜、周围神经、尿道等组织工程中均有研究。

（2）粒子致孔法是首先将生物材料和致孔离子制成均匀的混合物，然后利用二者不同的溶解性或挥发性，将致孔剂粒子去除后即可形成孔隙结构。致孔剂离子有氯化钠、酒石酸钠、柠檬酸钠、糖、石蜡和冰等。粒子致孔法简单、适用性广、孔隙率和尺寸易调节。但致孔法需要使用有机溶剂。

（3）相分离法，可分为溶致相分离和热致相分离法。前者是聚合物溶液浇铸成型后在非溶剂的作用下发生相转换（由分离相转为连续相），去除溶剂和非溶剂而形成多孔支架。后者是通过将高温的聚合物溶液冷冻而实现的，是由温度改变来驱动相分离的方法，它适用于热塑性、结晶性高聚物空间可控多孔材料的制备。

（4）超临界 CO_2 法，利用不同压力下气体在固体中溶解度不同的原理制备多孔支架。首先将已压制成型的热塑性聚合物试样放入容器中，通入超临界状态的 CO_2 高压气体形成聚合物/气体溶液。然后将容器内气体压力降至大气压，这一快速的放气过程使得 CO_2 在聚合物中的溶解度降低，在聚合物试样中由于 CO_2 过饱和而形成气穴。这种方法的优点是不使用有机溶剂，缺点是制得支架的孔隙率和孔径不可控。

（5）计算机辅助成型技术，包括计算机辅助/低温沉积技术和计算机辅助/固态自由成型技术（快速成型）两种。计算机辅助成型是 20 世纪 80 年代发展起来的，它采用离散/堆积的概念制造组织工程支架。该技术首先对实体或其模型三维进行分层处理得到二维层面信息数据，然后根据每层数据，以特定的方法生成与该层形状一致的薄片，这一过程反复进行，逐层累加直至完成三维支架模型。

（6）静电纺丝技术，是指聚合物溶液在外加电场作用下的纺丝工艺。在高压电场力的作用下，处于纺丝喷头的聚合物溶液或熔体液滴，受静电排斥力、库仑力和本身表面张力的共同作用，形成带电细流，在喷射过程中细流拉伸分裂多次，经过溶剂挥发或固化后形成纳米级至微米级的超细纤维，最终被收集在接收屏上，形成非织造超细纤维膜，或附加特殊装置，将超细纤维膜纺成纱线。由于静电纺丝所得到的纤维比常规方法得到的纤维细度小，所以其非织造膜具有超高的特异性比表面积和孔隙率，是制备具有表面活性组织的组织工程支架的理想方法。

3. 组织构建

组织构建是在生物材料支架上种植种子细胞和（或）添加生长因子，通过体外培养或体内植入的方式形成具有特定功能的生物组织。

组织构建包括体外和体内两种方式。体外组织构建是将种子细胞接种在生物支架上，在体外长时间培养过程中，支架材料逐渐降解，细胞不断分泌特异性细胞外基质，最终形成特定组织。这种方法的优点是，便于及时对构建过程进行观察和评价，对相关因素进行分析和控制，并可实现产业化。主要缺点是培养条件要求高，且不同组织往往需要不同的培养条件。体内组织构建是将种子细胞与生物材料混合后，直接或短时间体外培养后植入体内，最终在体内环境中逐渐形成特定组织。

在组织构建过程中，除了种子细胞和支架材料这两个关键因素外，生长因子、力学作用等各种生物与物理信号对组织工程化组织的形成也具有重要的影响。生长因子是在细胞间传递信息，并对细胞生长具有调节功能的肽类或蛋白质类物质，可以调节细胞增殖、分化、迁移和基因表达，是生物体内具有重要生理功能的信号物质。近年来，生长因子已经应用到组织工程中并且取得了显著效果，如骨形态发生蛋白、碱性成纤维细胞生长因子、胰岛素样生长因子、血管内皮生长因子、表皮生长因子、神经角质生长因子、神经生长因子、软骨调节素-I、血小板生长因子等分别应用于骨、软骨、肌肉、血管、神经、皮肤等组织工程。

4.8.3 组织工程人工器官

1. 组织工程人工血管种植内皮细胞

以往使用聚合物人工材料织成管状织物植入人体来替代损坏的血管，存在血栓和漏血的问题。特别是直径小于 6 mm 的小血管，植入后表面很快就形成血栓而堵塞管腔。在人工材料血管的表面种植内皮细胞，则可形成一个类似于天然血管内壁的光滑的抗血栓表层改善人工材料的血液相容性，减少血栓的生成。

目前，以这种组织工程的方法进行内皮细胞种植的主要有一步法和二步法两种方法。一步法是在种植人工血管之前将内皮细胞注入人工血管内腔；二步法则是在种植之前在体外将内皮细胞在人工血管内培养数天，而后再种植。这两种方法已实现临床。

这些方法的主要问题是种植的内皮细胞活性较低，再就是黏附的内皮细胞容易被冲掉。所以如何提高细胞活性和黏附的牢固程度就成为目前人工血管研究的主要方向。理想的目标是设法找到一种介质，它既能促进内皮细胞的黏附又能刺激内皮细胞的增殖。人工材料表面的内皮细胞化，不仅仅是改善人工血管的有效途径，也是各种植入体内的人工材料的人工器官的发展方向。

2. 组织工程人工胰

胰岛素不用从外部注入，而是自体产生。微球囊式将人体的胰岛细胞分离出来，封入藻酸云母微球囊中，植入病人体内，可供应胰岛素达 9 个月。用中空纤维封入胰岛细胞，而后植入人体，产生胰岛素供病人使用。

3. 组织工程人工骨

骨形成蛋白（Bone Morphogenetic Protein，BMP）和人工材料复合具有生物活性，可在体内诱导成骨。细胞的要素在体内，MBP 将非骨细胞诱导成骨。此法不仅可修复骨结构，还可重建骨组织。BMP 是从人、鼠、牛、猪、羊等动物的骨中提取的化学物质。它是一种酸性蛋白，分子量在 18 000 左右。

4. 组织工程人工皮肤

以往治疗烧伤时，或用病人自身皮肤植皮，或用保护性的贴复层。现在可望用一种转基因的猪皮进行移植。转基因技术（Genome）也可用于组织工程和人工器官。

5. 组织工程人工软骨

由于软骨组织基本上由软骨细胞这一单一成分组成，故该组织的构建比其他组织要容易一些。组织工程的种子细胞是软骨细胞，来自关节、软骨膜、肋软骨、耳软骨等。软骨组织工程的支架材料可用胶原凝胶、纤维蛋白、聚乳酸、聚羟基乙酸及一些共聚物组成。可用铸模或仿丝编织等方法进行成形加工。根据不同需要，可制成为膜状、海绵状、棒状、块状等。

第 5 章　生物医学数学模型

数学已成为探索疾病的发生、发展规律，提高诊断的科学性的一个实质性的工具，它对医学的发展产生了重要的影响。同时数学理论本身也由于有了新的思想和新的问题而逐渐丰富起来，并由此逐渐派生出生物医学工程学、数量遗传学、药代动力学、计量诊断学、计量治疗学、定量生理学等边缘学科，同时预防医学、基础医学和临床医学等传统学科也都在试图建立数学模式和运用数学理论方法来探索出其规律，这些都要用到数学知识。

近代数学发展存在四次危机说：第一次危机指初等数学只能反映简单的数量关系而不能反映变化率，促使 Descartes 的坐标几何与 Newton、Leibniz 微积分的诞生；第二次危机暴露了数学只能反映确定现象及其规律而不能反映随机现象和统计规律，促使概率论、统计学的诞生；第三次危机暴露了二值逻辑的局限性与反映模糊现象的局限性，促使了模糊数学（Fuzzy Mathematics）的诞生；第四次危机暴露了数学不能正确反映生命现象与人脑思维的规律，促使了生物数学（Biomathematics）的发展。经典数学、统计数学、模糊数学与生物数学的出现，反映了数学发展的四个里程碑。

5.1　数学与生物医学结合

5.1.1　数学化与数学模型

生物医学数学模型首先是将物理问题用数学作定量描述，利用数学方法计算推导建立模型，经过实践检验，求得新理论，使实际问题研究从定性的、描述性的水平，通过数学引向定量的、精确的论述。科学研究的这条数学化的途径，基本上适用于一切科学，它的一般模式是：

实际问题——数学化（定量分析）——数学模型（定量公式或定性指标）——反馈修正（实践检验）——定性理论

数学化的方法较多，随问题而异，我们用表 5-1 来概述。数学化的模式在计算机出现以后又有新的进展，例如在医学方面，近年来出现了医学专家咨询系统，如早在 1971 年就由斯坦福大学的 Shortiffe 等研制了血液感染病医疗诊断系统 MYCIN，MYCIN 系统存放有大量传染病专家长期积累的知识，把这些知识归纳成 200 多条规则（后扩充至 500 多条）存放在计算机中，这些规则具有"如果…那么…"这种形式，称为产生式规则。这是目前专家系统使用得最广泛的推理方式之一。世界上比较著名的医疗诊断系统还有青光眼医疗诊断系统 CASNET、内科病医疗诊断系统 INTERNIST、肾病医疗诊断系统 PIP、处理精神疾病的系统

PARRY 等。通过计算机人工智能把诊断提高到专家水平，降低了误诊率，发展了医药学科，其意义十分深远。它们的模式为：专家治病经验——数学化——计算机学习——反馈修正——专家系统——计算机问诊。专家系统通常由人机交互界面、知识库、推理机、解释器、综合数据库、知识获取等 6 个部分构成。

表 5-1　数学范畴

问题的范畴	数学化方法	数学模型	主要数学知识	数学分支
精确领域	数学物理方法	代数方程 微分方程	初等数学 数学分析	经典数学
随机领域	概率统计方法	经验公式 随机模型	概率论 数理统计	统计数学
模糊领域	模糊方法	模糊数学模型	模糊集论 线性代数	模糊数学
某些复杂系统的最优解	统筹方法	规划模型	规划论 最优化理论 生物数学	运筹学
生命领域	生物统计方法	生态模型	离散数学 突变论	生物数学

数学模型是数学抽象概括的产物，其原型可以是具体对象及其性质、关系。数学模型有广义和狭义两种解释，广义地说，数学概念、如数、集合、向量、方程都可称为数学模型，狭义地说，只有反映特定问题和特定的具体事物系统的数学关系结构方程。具体来说，数学模型就是为了某种目的，用字母、数学及其他数学符号建立起来的等式或不等式以及图表、图像、框图等，描述客观事物的特征及其内在联系的数学结构表达式。

1. 建立数学模型的方法和步骤

（1）模型准备，首先要了解问题的实际背景，明确建模目的，搜集必需的各种信息，尽量弄清对象的特征。

（2）模型假设，根据对象的特征和建模目的，对问题进行必要的、合理的简化，用精确的语言作出假设，是建模至关重要的一步。

（3）模型构成，根据所作的假设分析对象的因果关系，利用对象的内在规律和适当的数学工具，构造各个量间的等式关系或其他数学结构。

（4）模型求解，可以采用解方程、画图形、证明定理、逻辑运算、数值运算等各种传统的和近代的数学方法，特别是计算机技术求解。一道实际问题的解决往往需要纷繁的计算，许多时候还得将系统运行情况用计算机模拟出来，因此编程和熟悉数学软件能力便举足轻重。

（5）模型分析，对模型解答进行数学上的分析。包括能否对模型结果作出细致精当的分析，对特殊问题需进行误差分析，数据稳定性分析等。

2. 数学模型分类

数学模型种类很多，而且有多种不同的分类方法。

（1）按模型的应用领域分类，可分为生物数学模型，医学数学模型，地质数学模型，数量经济学模型，数学社会学模型等。

（2）按是否考虑随机因素分类，可分为确定性和随机性模型。在确定性模型中变量间的关系是确定的，而随机性模型中变量之间关系是以统计值或概率分布的形式给出的。

（3）按是否考虑模型的变化分类，可分为静态和动态模型。静态模型是指要描述的系统各量之间的关系是不随时间的变化而变化的，一般都用代数方程来表达；动态模型是指描述系统各量之间随时间变化而变化规律的数学表达式，一般用微分方程或差分方程来表示。

（4）按变量取值可分为连续时间和离散时间模型，模型中的时间变量是在一定区间内变化的模型称为连续时间模型，上述各类用微分方程描述的模型都是连续时间模型。在处理集中参数模型时，也可以将时间变量离散化，所获得的模型称为离散时间模型。离散时间模型是用差分方程描述的。

（5）按建立模型的数学方法分类，可分为几何模型、微分方程模型、图论模型、规划论模型、马氏链模型等。

（6）按人们对事物发展过程的了解程度分类，白箱模型，指那些内部规律比较清楚的模型。如力学、热学、电学以及相关的工程技术问题；灰箱模型，指那些内部规律尚不十分清楚，在建立和改善模型方面都还不同程度地有许多工作要做的问题。如气象学、生态学、经济学等领域的模型；黑箱模型，指一些其内部规律还很少为人们所知的现象。如生命科学、社会科学等方面的问题，但由于因素众多、关系复杂，也可简化为灰箱模型来研究。

5.1.2　数学与生物医学的结合

数学在医学领域的应用是十分广泛的，这引起了医学的革命性变化，而这些应用基本上都是通过建模的方法得以实现的。我们应该对这两门学科的相互渗透引起重视，力争用数学方法解决更多的医学问题。如以下几个方面：

1. 生物种群模型

在生物医学数学中，影响较大、发展最为系统和成熟的模型是以种群动态数学模型的产生和发展作为突破口，此类生物数学模型主要形成了以下形态：沈括的种群动态数学模型、斐波那契（Leonardoda Fibonacci）的家兔增长动态数学模型、徐光启的人口增长动态数学模型、格朗特（J.Graunt）的生命表模型、欧拉（Leonhard Euler）的人口集合增长动态数学模型、马尔萨斯（Thomas Robert Malthus）人口模型。

在 20 世纪初，生态模型黄金时代，具有代表性的有 Logistics 模型、Thompson（1924）的昆虫拟寄生模型，Lorka（1923），Volterr（1925）的捕食模型。Streter-Phelps（1925）的河流系统中的水质模型，Kermack-Mckendrick（1927）的传染病模型。种群模型代表性的有洛克特-沃尔泰拉模型、单种群扩散动态数学模型、多种群扩散动态数学模型、复合种群动态数学模型、郝林种群动态模型、混沌种群动态模型。

近年来较多研究者开始关注在分子通路与组织尺度层面上细胞反应，与免疫系统相关的疾病也是研究人员关注的一个重点，如利用常微分方程建立了包含 I 型辅助性 T 细胞、II 型辅助性 T 细胞和调节性 T 细胞相互作用的动力学模型来模拟过敏反应，并分析了不同方式特异性过敏原免疫疗法的效果。如采用常微分方程建立了一个病毒感染系统的数学模型来考察血浆树突细胞在抵御病毒感染过程中的作用，模拟结果表明血浆树突细胞在感染初期能够有效地保护巨噬细胞免受病毒感染，然而该系统会随着病毒复制的加快而变得脆弱，在病毒复制率达到一定程度之后感染便无法控制。

2. 医学统计学

医学统计学是基于概率论和数理统计的基本原理和方法，研究医学领域中数据的收集、整理和分析的一门学科。如在疾病的防治工作中，经常要探讨各种现象数量间的联系，寻找与某病关系最密切的因素，揭示生命指标的正常范围，相互的内在联系或发展规律；进行多种检查结果的综合评定、探讨疾病的分型分类，通过计量诊断模型，选择治疗方案；对某些疾病进行预测预报、流行病学监督；对药品制造、临床化验工作等作质量控制，以及医学人口学研究等。

以传染病模型为例，为了能定量地研究传染病的传播规律，人们建立了各类模型来预测、控制疾病的发生发展。通过预测高峰期的时间及发病人数，可以让人们提前进入预警状态从而增强个人的防御意识及社会的整体防疫力，预算对突发事件的物资投入以实现对经济的宏观调控和减少浪费，并使突发疫情对人们生产生活所带来的不便最小化。

3. 数学是现代化医疗器械及医疗诊断方法的催化剂

数学与计算机的结合在生物技术和生物医学工程方面应用广泛。例如自从科马克（A.M Cormack）提出图像重建的数学方法，并模拟出 X 射线断层图像重建，由此推动了 X-CT 机的出现。反投影重建数学方法是 CT（computed tomography）的核心。X-CT 重建方法移植到放射性核素成像中，由此产生了 ECT。磁共振成像的主要技术原理也是基于傅里叶变换。对于现代化医疗器械中，大量采用了微电子、计算机技术，具有自动分析、智能识别等技术，这些技术都是建立在数学理论基础上的。

4. 数学模型在药物动力学上的应用

药物动力学是定量研究药物在生物体内吸收、分布、排泄和代谢随时间变化的过程的一门学科，它的发展对药物评价，新药设计，药物剂型改进，临床指导合理用药，以及优化给药方案等具有重大的实用价值。药物动力学模型是为了定量研究药物体内变化规律而建立的模拟数学模型，常用的有房室模型和生理药动学模型。通过房室模型可以分析药物在人身体的运行情况，得到药物在血液中的浓度变化（即血药浓度），从而给出最佳给药方式及血药浓度的峰值时间，用以选择最佳治疗方案。而生理药动力学模型则主要用于预测药物在器官组织中药物浓度及代谢产物的经时过程，为药物处置在动物间的外推奠定了基础。

5. 数学在心血管生理病理方面的应用

通过对血管分支建立数学模型，为分析血管的条数和分支数、讨论血管的总长度提供了理论依据，从而可计算出药物流遍全身、药物发生作用的时间，为药理学上提供较高的参考价值。

例如血液黏度测量数学模型的建立能够准确地反映体内新鲜血液的力学特征，血液黏度是表征人体血液流变特性的重要参数之一，许多疾病如高血压、脑中风、心肌梗死等都表现为血液黏度值的改变，因此测量血液黏度对研究这些疾病的形成、发展及预防有着极其重要的生理和病理意义。

此外血管中的血液流动问题是心血管系统中极为重要的研究课题，血管的血流有障碍会造成心血管系统生理异常，严重的话会导致生命危险。目前已经建立了入口效应问题、锥角度效应问题和流固耦合效应问题的数学模型，这有助于深化人们对心血管系统的运动规律、正常的生理功能、异常的疾病机理等的认识。血管壁性质的改变是大多数心血管疾病形成初期的显著特征，因此，血管壁的健康和功能状况可以综合地反映一个人心血管风险程度，通过模型进行血管弹性分析。此外可以运用数理统计方法研究高血压、糖尿病等一些疾病的血液流变特性，从而为疾病的诊断提供新的依据。

6. 模糊数学在医学领域的应用，

模糊数学用确定的数字来表述不确定的现象，依据统计学的数据，运用模糊逻辑的思维方式，就可建立起模糊关系矩阵，再采用模糊数学的运算法则便可得到精确的结论。这就是模糊数学应用在医学领域方面的基本原理。模糊数学方法有不要求病情相互独立的优点，如模糊综合评价应用模糊数学的理论，将模糊信息通过模糊判断的手段，从而求得明确评价结果。这种评价方法广泛应用于卫生事业管理工作中，如医院盈利质量、疾病治疗质量的好坏等。

5.2 经典数学及其模型

5.2.1 生态模型

5.2.1.1 生物种群生长模型

生物种群在不同的生长阶段有不同的增长量，其生长曲线通常为 S 型，人们通常用 Logistic 模型来描述。生物种群对有限空间资源和生存条件竞争和外界环境条件变化都影响其实际增长率。下面讨论 3 种种群增长模型。

1. 自然生长

在无限环境中，种群生长不受任何条件限制，种群表现为自然增长，呈指数增长规律，也称为 J 型增长。设 $N=N(t)$ 是时刻 t 某生物群体的个体的个数。当繁殖率 $a>0$ 时，种群生长率与群体个数成正比，即微分方程：

$$\frac{\mathrm{d}N(t)}{\mathrm{d}t} = aN(t) \tag{5-1}$$

解出：$N(t) = c\mathrm{e}^{at}$，当 $t=0$ 时，$N(t) = N_0$（即开始计算时的群体个数），求得 $c=N_0$，该种群生长模型 $N(t) = N_0 c\mathrm{e}^{at}$。

这是一个简单的理想模型，不考虑死亡迁移的情况，且繁殖率 a 为正常数，即繁殖率保持不变，如图 5-1。当种群在一个有限空间增长时，随着数量的上升，受有限空间资源限制，种内竞争增加，必然要影响种群的增长，从而降低了种群的实际增长率，一直到停止增长，甚至种群数量下降，从而出现限制性增长。

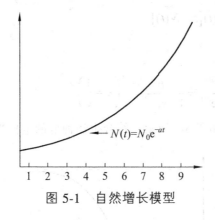

图 5-1　自然增长模型

2. 限制性生长

假设环境条件允许种群有一个最大值，此值称为环境容纳量或负荷量，当种群数量达到最大值时，种群则不再增长，用 b 表示 N 的上界，即 $N=N(t)$ 可以趋近于 b，当 $b-N(t)\to 0$ 时，$\mathrm{d}N(t)/\mathrm{d}t$ 也趋于零，于是

$$\frac{\mathrm{d}N(t)}{\mathrm{d}t}=a[b-N(t)] \quad (\,a>0,b>0\,) \tag{5-2}$$

仍设 $t=0$ 时，$N(t)=N_0$，方程的特解是

$$N(t)=b-(b-N_0)\mathrm{e}^{-at}$$

如果 $N_0=0$，则为 $N(t)=b(1-\mathrm{e}^{-at})$

限制性增长模型曲线，如图 5-2 所示。这个模型是 Mitsscherlich 于 1939 年提出的。

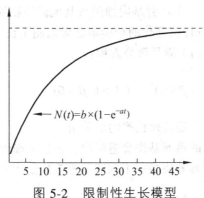

图 5-2　限制性生长模型

3. 具有生物学意义的限制性生长模型

根据以上的假设，种群在有限环境中的增长将不是 J 形，而是呈 S 形增长。S 形曲线有上渐近线，此值即为环境容纳量。曲线变化是逐渐的，而不是骤然的。从曲线的斜率来看，开始变化速度慢，以后逐渐加快，到曲线中心有一拐点，变化速率加快，以后又逐渐变慢，直到趋于上渐近线。

将前两种情形合并考虑，假定 $\mathrm{d}N(t)\big/\mathrm{d}t$ 与 $N(t)$ 和 $(b-N(t))$ 都成比例，得微分方程：

$$\frac{\mathrm{d}N(t)}{\mathrm{d}t} = aN(t)\big[b-N(t)\big] \tag{5-3}$$

用分离变量解出：

$$N(t) = \frac{bc\,\mathrm{e}^{abt}}{1+c\,\mathrm{e}^{abt}} = \frac{b}{1+k\mathrm{e}^{-abt}} \qquad \left(k=\frac{1}{c}\right)$$

它是典型的 S 形曲线，如图 5-3 所示，符合生物种群的生长规律。

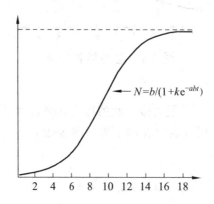

$N=b/(1+k\mathrm{e}^{-abt})$

图 5-3　Logistics 增长模型

5.2.1.2　微生物菌落的增长模型

在生物界中微生物具有很高的繁殖速度，以大肠杆菌为例，在 37 ℃ 的培养牛奶中，分裂一次需要 12.5 min，若以通常 20 min 分裂一次，一个细菌 24 h 后可以产生 4.722×10^{21} 个后代，总重量可达 4.722 t。但实际上一个培养基内细菌或其他微生物的一个菌落往往因缺乏空间、缺乏养分及毒物出现，培养基 pH 值变化的功能不会无限制生长。因此，在一个培养基内，任何时刻 t 的微生物群体含量 $N(t)$ 满足微分方程：

$$\frac{\mathrm{d}N(t)}{\mathrm{d}t} = kN(t) - \beta N(t)^2 \qquad (k>0, \beta>0) \tag{5-4}$$

式中，kN：表净增长率（出生率超过死亡率的部分）；

βN^2：如果毒物在细胞间的培养基作普遍扩散，则任一细胞察觉到全部 N 个细胞的累积中毒效应，全部 N 个细胞的中毒效应是一个细胞中毒效应的 N 倍，故正比于 N^2。

将原方程改成

$$\frac{\mathrm{d}N(t)}{\mathrm{d}t} = kN(t)\left(1 - \frac{\beta}{k}N(t)\right)$$

令 $\dfrac{k}{\beta} = N_{\mathrm{e}}$

则

$$\frac{\mathrm{d}N(t)}{\mathrm{d}t} = kN(t) \cdot \frac{N_e - N(t)}{N_e}$$

求解积分可得

$$N(t) = \frac{N_0 N_e}{N_0 + (N_e - N_0)e^{-kt}} \tag{5-5}$$

讨论：如图 5-4 所示，① 当 $N_0 < N_e$ 时，$N < N_e$，微生物菌落增长曲线为 S 形曲线，即随 t 增长，菌落增长逐渐上升到接近 N_e 的水平，不会超过 N_e。

② 当 $N_0 > N_e$ 时，$N_0 > N_e$，菌落增长表现为向平衡值 N_e 做衰减，可表现出当培养基条件逐渐不适应于微生物菌落生长时，细菌死亡率超过了出生率的情况。

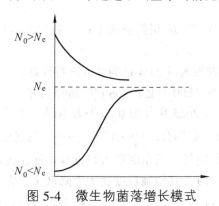

图 5-4　微生物菌落增长模式

5.2.1.3　人口模型

严格地讲，讨论人口问题所建立的模型应属于离散型模型。但在人口基数很大的情况下，我们可以近似地假设人口随时间连续变化甚至是可微的。这样，我们就可以采用微分方程的工具来研究这一问题。

无论是在自然界还是在人类社会的现实生活中，有大量的现象都遵循着这样一条基本的规律：某个量随时间的变化率正比于它自身的大小。譬如说，银行存款增加的速度就正比于本金的多少。人口问题也是这一类的问题：人口的增长率正比于人口基数的大小。

1. 模型的建立

最早研究人口问题的是英国的经济学家马尔萨斯（1766—1834）。他根据百余年的人口资料，经过潜心研究，在 1798 年发表的《人口论》中首先提出了人口增长模型。他的基本假设是：任一单位时刻人口的增长量与当时的人口总数成正比。于是，设 t 时刻的人口总数为 $y(t)$，则单位时间内人口的增长量即为 $\dfrac{y(t + \Delta t) - y(t)}{\Delta t}$

根据基本假设，有

$$\frac{y(t + \Delta t) - y(t)}{\Delta t} = r \cdot y(t) \quad （r 为比例系数）$$

令 $\Delta t \to 0$，可得微分方程：

$$\frac{\mathrm{d}y}{\mathrm{d}t} = r \cdot y \qquad\qquad (5\text{-}6)$$

这就是著名的马尔萨斯人口方程。若假设 $t=t_0$ 时的人口总数为 y_0，则不难求得该方程的解为

$$y = y_0 e^{r(t-t_0)} \qquad\qquad (5\text{-}7)$$

即人口总数都遵循指数规律增长。人们曾用这个公式对 1700 年至 1961 年达二百六十余年世界的人口资料进行了检验，发现计算结果与人口的实际情况竟然是惊人地吻合！

然而，随着人口基数的增大，这个公式所暴露的不足之处也越来越明显了。事实上，设某时刻的世界人口数为 y_0，人口增长率为 2%，且经过 T 年就要翻一番，则有

$$2y_0 = y_0 e^{0.02T} \qquad\qquad (5\text{-}8)$$

解之，即得 $T=50\ln 2 \approx 34.6$（年）。根据公式（5-7）我们不难计算出，世界人口大约 35 年就要翻一番。

于是，我们以 1965 年的世界人口 33.4 亿为基数进行计算，可以得到如下的一系列人口数据：2515 年 200 万亿；2625 年 1800 万亿；2660 年 3600 万亿；……

若按人均地球表面积计算，2625 年仅为 0.09 平方米/人，也就是说必须人挨着人站着才能挤得下。而且随着时间的推移，我们有：$\lim\limits_{t\to\infty} y_0 e^{r(t-t_0)} \to \infty$。这显然不符合人口发展的实际。这说明，在人口基数不是很大的时候，马尔萨斯人口方程还能比较精确地反映人口增长的实际情况，但当人口数量变得很大时，其精确程度就大大降低了。究其根源，是随着人口的迅速膨胀，资源短缺、环境恶化等问题越来越突出，这些都将限制人口的增长。如果考虑到这些因素，就必须对上述的方程进行修改。

2. 改进的人口模型

1837 年，荷兰的数学、生物学家弗尔哈斯特（Verhulst）提出了一个修改方案，即将方程修改为：

$$\frac{\mathrm{d}y}{\mathrm{d}t} = r \cdot y - by^2 \qquad (0 < b \ll r) \qquad\qquad (5\text{-}9)$$

其中 r、b 称为"生命系数"。由于 $b \ll r$，因此当 y 不太大时，$-by^2$ 这一项相对于 $r \cdot y$ 可以忽略不计；而当 y 很大时，$-by^2$ 这一项所起的作用就不容忽视了，它降低了人口的增长速度。于是，我们就有了下面的人口模型：

$$\begin{cases} \dfrac{\mathrm{d}y}{\mathrm{d}t} = r \cdot y - by^2 \\ y\big|_{t=t_0} = y_0 \end{cases} \qquad\qquad (5\text{-}10)$$

这是一个可分离变量的一阶微分方程。解之，可得

$$y = \frac{r \cdot y - by^2}{by_0 + (r - by_0) \cdot e^{-r(t-t_0)}} \qquad\qquad (5\text{-}11)$$

这就是人口 y 随时间 t 的变化规律。

5.2.2　医学模型

5.2.2.1　重金属毒物蓄积模型

随着近代生物数学的发展，目前对毒物在体内的定量分析取得了很大的进展，金属毒物对机体的致病性影响研究已很广泛和详尽。应用数学模型这一方法来表达金属毒物在机体内的吸收、蓄积和排除这三者之间的数量关系，来预测在长期接触某一项浓度的金属毒物时机体内的蓄积量，并预测接触者是否发生慢性中毒和中毒发生时间。

1. 整体理论数学模型建立的理论

长期低浓度接触恒定量金属毒物后，机体内的蓄积量取决于毒物的吸收量和排出量。在生产环境中毒物的吸收量常常较为恒定，我们可以把吸收量看作一个定值。毒物的排出量在吸收量确定的情况下取决于该毒物的生物半衰期 $T_{1/2}$，$T_{1/2}$ 短则体内蓄积量就少，$T_{1/2}$ 长则蓄积量就多。各种金属毒物在体内都有较稳定的生物半衰期，也就是说在吸收量和 $T_{1/2}$ 确定的情况下，体内的蓄积量只会随时间变化趋于一个极限值，这个值就是最大蓄积量。

吸入人体内的金属毒物是逐次分布于体液和器官组织之中并达到平衡，在这里我们把机体看作一个统一的整体，并假设毒物进入机体后程均质状态。这样，机体就符合代谢动力学的一级动力学条件。即化学物离开某一均质状态整体的速率与该整体存在的化学物浓度成正比关系，其表达式：

$$\frac{\mathrm{d}s}{\mathrm{d}t} = -ks \tag{5-12}$$

式中：s 为 t 时的体内毒物浓度；K 为毒物从体内排出的速度常数；负号表示从体内排出。

利用分离变量法对上式求解：

$$s = c\mathrm{e}^{-kt}$$

其中 c 是正常数，如果在一次性吸入毒物的瞬间（$t=0$），毒物在体内呈均质状态的量是 s_0，那么机体内的蓄积量 $s=s_0$，则 $s_0 = c\mathrm{e}^{-k\times0} = c$，于是有

$$s = s_0\mathrm{e}^{-kt} \tag{5-13}$$

这就是一次性吸入剂量 s_0 后，经过 t 时间的体内蓄积量表达式。

如果以天为单位，每天给予一个新的剂量 s_0。那么就要对上式进行积分以求得连续接触毒物后任一时刻体内的蓄积量，即

$$s_t = \int_0^t s_0\mathrm{e}^{-kt}\mathrm{d}t = \frac{s_0}{k}(1-\mathrm{e}^{-kt}) \tag{5-14}$$

当 t 趋于无穷时，表示长期接触某金属毒物，体内的蓄积量：$s_\infty = s_0/k$

设 $T_{1/2}$ 为一次吸入剂量 s_0 后由体内排出一半所需要的时间，则该 $T_{1/2}$ 时刻 $s = s_0/2$，即

$$\frac{s_0}{2} = s_0\mathrm{e}^{-kT_{1/2}}$$

可求得 $T_{\frac{1}{2}} = \dfrac{\ln 2}{k}$

若已知该毒物在人体内的半衰期 $T_{1/2}$，则可由此求得排出速度：$k = \ln 2 / T_{1/2} = \dfrac{0.0693}{T_{1/2}}$

根据毒理学研究，许多金属毒物已确定了半衰期，由此而得出金属毒物在体内的蓄积量、每日吸收量和生物半衰期之间的数量关系的建立数学模型。

最大蓄积量模型：

$$s_\infty = s_0 / k = s_0 / \dfrac{0.0693}{T_{1/2}} = 1.44 \times s_0 \times T_{1/2} \tag{5-15}$$

2. 重金属毒物蓄积模型的应用

（1）估计金属毒物在体内的最大蓄积量。

在现场劳动卫生调查中，所在岗位的生产工艺过程、可能接触的职业性有害因素、空气中毒物浓度、个体防护与个人卫生情况等，以接触机会的大小、接触方式、接触时间、接触浓度为诊断的基本依据，推测有无职业中毒可能。

例 5-1：对某蓄电池厂进一步调查，发现该厂所有车间没有安装任何职业卫生防护设施，工人很少使用防护服，口罩，手套等防护用品。该厂大多数个人反应有头痛，头昏，记忆力减退，四肢无力，肌肉酸痛等症状，少数工人有腹痛，便秘等症状。曾测得其蓄电池工厂车间空气中铅烟浓度常年平均值为 0.03 mg/m³。已知工人每日工作 8 个小时，人平均 24 小时吸入空气 20 m³，即 8 个小时约需 7 m³ 空气，铅烟在肺部的吸收率约为 30%。经计算，工人每日吸入体内的铅量为 0.063 mg。已知铅在人体内的半衰期 $T_{1/2}$ 是 1 600 天。

应用重金属最大蓄积量模型，可算出长期接触该浓度下的铅烟，长期处于该环境下，体内铅含量：

$$s_\infty = 1.44 \times 0.063 \times 1\,600 = 145 \text{ mg}$$

即长期工作在该车间的工人，体内最大铅含量可达到 145 mg。

（2）预测是否发生中毒。

如果知道某金属毒物致使人体中毒的阈剂量，就可以根据最大蓄积量来判断是否发生中毒。

例 5-2：某地居民常年食用含有甲基汞的鱼，根据目前研究表明甲基汞的吸收率为 100%，中毒阈剂量为 100 mg，半衰期 $T_{1/2}$ 为 70 天。现测得鱼中含甲基汞 2 mg/kg，居民平均日食鱼 657 g，在体中甲基汞最大蓄积量计算：

$$s_0 = 2 \times \dfrac{657}{1000} \times 100\% = 1.35 \text{ mg}$$

$$s_\infty = 1.44 \times 1.35 \times 70 = 135 \text{ mg} > 100 \text{ mg}$$

即最大蓄积量超过中毒阈剂量，该地常年使用者有可能发生中毒。

（3）估计发生中毒的时间。

如上所述，当 s_∞ 大于中毒阈剂量时就可能发生中毒，那么从开始接触某金属毒物需多长时间后可产生中毒呢？

式 $s_t = \displaystyle\int_0^t s_0 e^{-kt} dt = \dfrac{s_0}{k}\left(1 - e^{-kt}\right)$ 如图 5-5 所示，可求得，当 $t = 5T_{1/2}$ 时体内蓄积量为最大蓄积量的 96.875%，经过 10 个 $T_{1/2}$ 可达到 99.9%

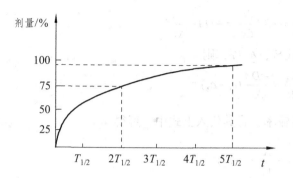

图 5-5　体内蓄积量随时间变化

这里我们可以通过中毒阈剂量与最大蓄积量的比值算出经过多少个生物半衰期时出现中毒，如上例，已知 $s_\infty = 135\,\text{mg}$，甲基汞中毒阈剂量为 100 mg，两者的百分比为

$$\frac{100}{135} \times 100\% = 75\%$$

即当体内蓄积量达到最大蓄积量的 75%时可发生中毒，经过计算可知约 2 个 $T_{1/2}$ 达到 75%，相当于 140 天左右可能出现中毒症状。

金属毒物蓄积模型在医学和劳动卫生学中有其重要的作用，模型不仅可预测体内金属的蓄积量，也可指导工人在接触毒物一定时间后，及时治疗和排出毒物以避免长期接触后增至中毒阈剂量，同时也为制定适当的毒物最高允许浓度提供依据，这些在劳动保护中有广泛意义。

5.2.2.2　房室模型

房室建模是用有限个房室描述某个系统，每个房室都有物质的进出，房室之间通过扩散进行物质交换，如放射性示踪剂、葡萄糖或胰岛素分子、氧气或者二氧化碳气体等物质的交换都是如此。房室模型利用质量守恒定律来预测各个房室物质浓度随时间的变化过程。模型可以是线性的、非线性的、连续的、离散的甚至有时含有时变参数或随机参数。

描述两个房室之间的扩散传输，有如下假设：

（1）每个房室的容积保持不变，为常数；

（2）进入房室的任何物质 q 都瞬间与整个房室的原有物质混合在一起，均匀分布；

（3）房室中物质的流失速率正比于其物质质量与传输率 K 的乘积。

建立模型时，首先确定整个系统所含有的房室的个数。以 Fick 扩散定律来研究薄膜隔开的两个房室之间的物质传递过程，Fick 扩散定律如下：

$$\frac{\mathrm{d}q}{\mathrm{d}t} = -DA\frac{\mathrm{d}c}{\mathrm{d}x} \tag{5-16}$$

式中：q 为溶质质量；A 为薄膜表面积；C 为溶液的浓度；D 为扩散系数；$\mathrm{d}x$ 为薄膜厚度。

一般不用溶质的质量，而用溶液的浓度，质量和浓度之间的换算关系：浓度=质量/体积。设系统的两个房室如图 5-6 所示，其中，V_1 和 V_2 分别是房室Ⅰ和房室Ⅱ的体积，q_1 和 q_2 分别是房室Ⅰ和房室Ⅱ质量，c_1 和 c_2 分别是房室Ⅰ和房室Ⅱ的溶质浓度。假设初始时房室Ⅰ中加入了质量为 Q_{10} 的溶质，那么，房室Ⅰ的溶质变化率为

$$\frac{dq_1}{dt} = -DA\frac{dc_1}{dx} = -DA\frac{c_1 - c_2}{\Delta x} \tag{5-17}$$

再将溶质质量用浓度代替，$q=Vc$，则

$$V_1\frac{dc_1}{dt} = \frac{-DA}{\Delta x}(c_1 - c_2)$$

式中 $K = \frac{DA}{\Delta x}$ 定义为传输率，将其代入上式中，可得

$$\frac{dc_1}{dt} = -\frac{K}{V_1}(c_1 - c_2) \tag{5-18}$$

根据质量守恒定律有：$q_1 + q_2 = Q_{10}$

转换成浓度形式有：$V_1c_1 + V_2c_2 = V_1c_{10}$

式中 c_{10} 为房室 I 的起始浓度。

房室 II 的起始浓度为：$c_2 = \frac{c_{10}V_1 - c_1V_1}{V_2}$ 将其代入到式（5-18）可得

$$\frac{dc_1}{dt} + K\left(\frac{V_1 + V_2}{V_1V_2}\right)c_1 = \frac{Kc_{10}}{V_2}$$

对该微分方程求解，已知初始条件 $c_1(0) = c_{10}$，可求得该线性微分方程的解。

$$c_1 = \frac{c_{10}}{2}\left(e^{-\frac{2K_t}{V_1}} + 1\right)$$

$$c_2 = \frac{V_1c_{10} - V_1c_1}{V_2} = \frac{c_{10}}{2}\left(1 - e^{-\frac{2K_t}{V_1}}\right)$$

这种扩散模型是双室模型的一个例子，可以用于描述细胞膜跨膜扩散活动。

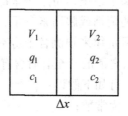

图 5-6 双房室扩散模型
（Δx 为薄膜厚度）

5.3 医学统计数学及其模型

孟德尔进行豌豆杂交试验，在 1865 年发表了《植物杂交试验》的论文，提出了遗传单位是遗传因子（现代遗传学称为基因）的论点，并揭示出遗传学的两个基本规律——分离规律和自由组合规律。孟德尔率先采用数理统计方法来对实验结果进行统计分析，并用概率论来加以说明。概率统计在医学的应用非常广泛，如显著性检验、回归分析、全概率公式、Bayes 公

式、计量诊断模型、最大似然模型、决策树概率分布、微生物检测等。1901 年，Person 创立生物统计学。

5.3.1　常用统计检验法

统计方法本质上说是一种归纳法，人们通过观察、实验获得的结论必须经受实践和理论的检验。为什么要进行假设检验？

样本和总体之间或两次不同抽样之间必然有差异。样本和总体间的差异或者两次不同抽样间的差异可能有两方面的原因：① 抽样误差所至；② 本质上的差异所至。那么差异究竟是合理的抽样误差造成的还是本质差异造成的，需要进行检验。这就是假设检验研究的内容。因此假设检验是对抽样误差的评估和处理。

例 5-3：一篇题为《重症肺炎并发 DIC*29 例》的文章中写道，有 3 例脑型病例，只有 1 例死亡。作者结论"一般脑型病死亡率高达 57%，本组脑型病死亡率为 33%，结论本疗法对降低脑型病死率有重要意义。"

假如将上述实验重复 100 次，每次均含有 3 例脑型病例，可能的死亡组合及发生概率（概率）如表 5-2 所示。

表 5-2　可能的死亡组合及发生概率

可能的死亡组合	每种情况的概率（按 57% 的死亡率）
3 人死，0 人生（C_3^3，一种组合）	$1 \times 0.57 \times 0.57 \times 0.57 = 0.185\,913$
2 人死，1 人生（C_3^2，有三种组合）	$3 \times 0.57 \times 0.57 \times 0.43 = 0.419\,121$
1 人死，2 人生（C_3^1，有三种组合）	$3 \times 0.57 \times 0.43 \times 0.43 = 0.316\,179$
0 人死，3 人生（C_3^0，一种组合）	$1 \times 0.43 \times 0.43 \times 0.43 = 0.079\,507$

在 57% 的总体死亡率情况下，至多死亡一人的概率为 $0.316\,179 + 0.079\,507 = 0.395\,686 \approx$ 40%，可见进行 100 次实验，就有 40 次病死率不超过 33%。即：原文结论难以成立。在 57% 的病死率的情况下，3 个病例中仅死亡 1 例的概率高达 40%，因此原文病死率为 33% 的结果偶然性很大，不能认为该疗法对降低病死率有统计学意义。

那么，30 个病例中，死亡 10 例，是否可下这样的结论：本组脑型病死亡率为 33%，低于 57% 的一般脑型病死亡率，疗法对降低脑型病死率有重要意义。按照概率求解，30 展开可得到死亡人数小于等于 10 人的概率为 0.007 7，在一定的检验水准下（如 $\alpha = 0.01$），可以接受这个的结论。

某事件发生的概率很小，则认为在一个抽样中实际不可能发生。作出一个假设，在该假设条件下，计算某事件的概率。如果概率小，但事件发生了，则认为所作假设不合理，拒绝假设。常用的检验方法有 u 检验法、t 检验法、χ^2 检验法、F 检验法。

假设检验的基本步骤：

（1）建立假设 H_0，检验假设 H_0（无效假设）；备择假设 H_1（要求：H_0 和 H_1 对立）。

（2）选定统计方法并计算检验统计量，要根据检验的目的确定统计推断的统计量，并计算该统计量的值，从而求得概率 P。

（3）确定检验水准，检验水准即是允许的最大误差，常用的检验水准为：$\alpha = 0.05$；较高要求的检验水准为：$\alpha = 0.01$。也可选择其他水准，必须在结论时标明。

（4）界定 P 值并作结论，根据小概率原理，比较 P 和 α，判断是否接受 H_0。

一般情况下，$P<0.01$ 认为两组差异是极显著的；$0.01<P<0.05$ 认为两组差异是显著的；在这两种情况下拒绝 H_0，称为具有统计学意义。$P>0.05$ 认为两组差异是不显著的，此时接受 H_0，称为没有统计学意义。

例 5-4：某药厂生产的维生素 B_6 片，标示量为 10 mg，随机抽取 10 片检查得：9.4，9.3，9.5，9.6，9.5，10.2，9.6，9.6，8.5，9.3。问 B_6 片主药含量与标示量是否相符？（$\alpha = 0.01$）

解：作无效假设 H_0：$\mu = \mu_0 = 10 \text{ mg}$，进行 t 检验：

$$\bar{x} = \sum x_i / 10 = 9.45$$

$$s = \sqrt{\frac{1}{10-1}[894.61 - 893.025]} = 0.42$$

$$t = \frac{9.45 - 10}{0.42/\sqrt{10}} = -4.14$$

查 t 值表，得

$$t_{0.01} = 3.25$$

$$\because |t| = 4.14 > 3.25$$

拒绝 H_0，从而 $\mu \neq \mu_0$，即该厂生产的 B_6 片的含量与标示量有显著差异，不符合标准。

5.3.2 最小二乘法与经验公式

最小二乘法是曲线拟合最常用的方法之一，是一种配合趋势或回归方程时用于求解待定参数的方法。它从实际调查统计总结出来经过检验行之有效的函数近似表达式，即拟合曲线。例如体表面积计算公式：

体重≤30 kg，小儿体表面积=体重×0.035+0.1

体重>30 kg，小儿体表面积=（体重-30）×0.02+1.05

最小二乘法是探求经验公式的重要方法，下面分别介绍最小二乘法探求线性回归、指数回归、高次回归。

1. 一次函数型

这种方法又称线性回归分析（Linear Regression Analysis）。

设问题给出的实测数据为：

$$x_1, x_2, \cdots, x_n$$
$$y_1, y_2, \cdots, y_n$$

假定各点 (x_i, y_i) 在直线 $y = a + bx$ 的邻近，直线上的各点用 $(x_i, a + bx_i)$ 表示，则直线上各数据点 $(x_i, a + bx_i)$ 与所对应的实际所测值 (x_i, y_i) 之间的误差可表示为

$$|\varepsilon_i| = |a + bx_i - y_i| \quad (i = 1, 2, \cdots, n) \tag{5-19}$$

为了使直线能最大近似表示数据组的函数关系，考虑所有测量值与曲线的误差平方和 S_E：

$$S_{\mathrm{E}} = \sum_{i=1}^{n} \varepsilon_i^2 = \sum_{i=1}^{n} \left(a + b x_i - y_i \right)^2$$

x_i, y_i 已知，显然 ε 为关于 a 和 b 的函数。要使直线最大程度地表示数据点，必须使误差平方和 ε 最小，则须满足：$\dfrac{\partial S_{\mathrm{E}}}{\partial a} = 0, \dfrac{\partial S_{\mathrm{E}}}{\partial b} = 0$

可得：
$$\begin{cases} 2\displaystyle\sum_{i=1}^{n} (a + b x_i - y_i) = 0 \\ 2\displaystyle\sum_{i=1}^{n} (a + b x_i - y_i) x_i = 0 \end{cases}$$

解此方程组，求出：

$$\begin{cases} a = \bar{y} - a\bar{x} \\ b = \dfrac{n\sum x_i y_i - \sum x_i \sum y_i}{n\sum x_i^2 - \left(\sum x_i\right)^2} = \dfrac{L_{xy}}{L_{xx}} \end{cases} \tag{5-20}$$

2. 指数函数型（指数回归）

有些问题变量间的关系是非线性的，如生物生长曲线成指数关系，可调整数据将指数函数化为线性函数，再用最小二乘法求经验公式。

设，$y = f(t) = k e^{mt}$ 当 $k>0$ 时两边取对数得

$$\lg y = (m \lg \mathrm{e})t + \lg k \tag{5-21}$$

可以看作 $\lg y$ 关于 t 的线性函数，进行求解，$\lg k$ 和 $m \lg \mathrm{e}$ 分别为待定系数 a 和 b。

3. 二次函数型（抛物线回归）

设测得的 n 组数据所描出的点集中在一条抛物线附近，在经验公式可设

$$y = a x^2 + b x + c \tag{5-22}$$

同前，数据点 (x_i, y_i) 与抛物线上的点 $(x_i, a x_i^2 + b x_i + c)$ 之间的纵坐标之差的平方和为

$$S_{\mathrm{E}} = \sum_{i=1}^{n} \left(a x_i^2 + b x_i + c - y_i \right)^2$$

为使 S_{E} 最小，须使

$$\begin{cases} \dfrac{\partial S_{\mathrm{E}}}{\partial a} = 2\displaystyle\sum_{i=1}^{n} \left(a x_i^2 + b x_i + c - y_i \right) x_i^2 = 0 \\ \dfrac{\partial S_{\mathrm{E}}}{\partial b} = 2\displaystyle\sum_{n=1}^{n} \left(a x_i^2 + b x_i + c - y_i \right) x_i = 0 \\ \dfrac{\partial S_{\mathrm{E}}}{\partial c} = 2\displaystyle\sum_{i=1}^{n} \left(a x_i^2 + b x_i + c - y_i \right) = 0 \end{cases} \tag{5-23}$$

由数据点 (x_i, y_i) 代入上方程组，求解系数 a，b，c，可得方程 $y = a x^2 + b x + c$ 就是所求的经验公式。

4. 相关系数

相关系数是变量之间相关程度的指标。样本相关系数用 r 表示，相关系数的取值一般介于 -1 ～ 1 之间。相关系数计算公式：

$$r = \frac{\sum (x - \bar{x})(y - \bar{y})}{\sqrt{\sum (x - \bar{x})^2 \sum (y - \bar{y})^2}} \tag{5-24}$$

$r > 0$ 为正相关，$r < 0$ 为负相关。$r = 0$ 表示不相关；r 的绝对值越大，相关程度越高。$r = 1$ 时为完全正相关；而 $r = -1$ 时为完全负相关。

例 5-5：某医院研究某种代乳粉的营养价值，用大白鼠做试验，得大白鼠进食量和体重增加间关系的数据如表 5-3 所示，试作回归分析。

表 5-3　大白鼠进食量和体重增加数据

（进食量 x/g）	820	780	720	867	690	787	934	679	639	820
（增加体重 y/g）	165	158	130	180	134	167	186	145	120	158

解：绘制数据的组散点图如图 5-7 所示，它们大致在一条直线邻近，设此直线方程 $y = a + bx$。

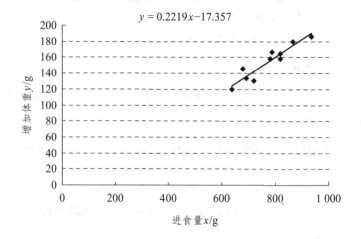

图 5-7　数据散点图

根据直线回归公式可求得

$$b = \frac{n \sum x_i y_i - \sum x_i \sum y_i}{n \sum x_i^2 - \left(\sum x_i \right)^2} = \frac{L_{xy}}{L_{xx}} = \frac{10 \times 1\,210\,508 - 7\,736 \times 1\,543}{10 \times 6\,060\,476 - 7\,736^2} = 0.2219$$

代入到 $a = \bar{y} - a\bar{x}$ 得

$$a = -17.357$$

即回归方程：$y = 0.2219x - 17.357$

相关系数：

$$r = \frac{L_{xy}}{\sqrt{L_{xx}L_{yy}}} = 0.939\,5$$

可见 x 和 y 有很好的正相关。

例 5-6：小儿体重与体表面积的关系。

要测试小儿的体表面积是很复杂的，但在药物代谢、水电解质平衡、基础代谢、心搏出量、每分钟呼吸量、肾小球滤过率等研究中都需要知道体表面积，小儿体重很容易测量，考虑通过体重来计算出体表面积，即寻找它们之间的近似函数关系。据儿科所提供的已测数据如表 5-4 所示。

表 5-4　小儿体重和体表面积数据

体重 x/kg	2	3.3	5	8	10	15	20	30	40
体表面积 y/m²	0.15	0.20	0.25	0.35	0.45	0.60	0.80	5.05	5.30

描绘 (x, y) 的散点图如图 5-8 所示。

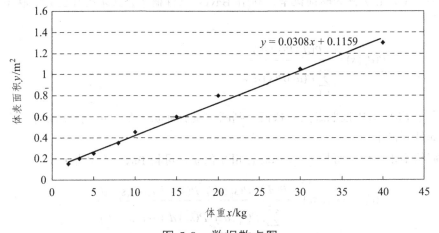

图 5-8　数据散点图

计算出：$y = 0.0308x + 0.1159$。

该公式与目前通用的公式：小儿体表面积（m²）=体重（kg）×0.035+0.1 相差甚微，对于一般体重在 40 kg 以下的儿童借此公式可计算出体表面积。

1937 年 Paul H.Stevenson 在《中国生理学杂志》上撰文称其应用修正的 Du Bios 线公式测量 100 名中国人体表面积及身高、体重值得出多元回归方程式的相关数据后提出了沿用至今的计算体表面积的 Stevenson 公式：

$$体表面积（m^2）=0.0061×身高（cm）+0.0128×体重（kg）-0.1529 \tag{5-25}$$

半个世纪过去了，国人的平均身高、体重均有变化，Stevenson 公式已不适用于计算当代中国人体表面积。赵松山等于 1983 年对我国人体表面积与身高、体重的关系进行了重新研究，得出了我国成年男性及女性的体表面积的计算公式：

$$[男性]体表面积（m^2）=0.00607×身高（cm）+0.0127×体重（kg）-0.0698$$

$$[女性]体表面积（m^2）=0.00586×身高（cm）+0.0126×体重（kg）-0.0461 \tag{5-26}$$

5.3.3 概率模型

5.3.3.1 计量诊断模型

医疗诊断的过程，用数学描述，是从症状集 $S = \{s_1, s_2, \cdots, s_n\}$ 到诊断集 $D = \{d_1, d_2, \cdots, d_n\}$ 的映射。临床诊断就在于根据病人的症状 $s_1, s_2, \cdots, s_n$ 的轻重去判断疾病群 $d_1, d_2, \cdots, d_n$ 中哪一种病或哪几种病的可能性大。

医生不仅要凭自己的医学知识经验来作判断，而且要利用概率统计的知识，对过去积累起来的病例进行统计分析，掌握各种疾病发生的概率：

$$P(d_1), P(d_2), \cdots, P(d_n),$$

（5-27）

以及患某种疾病所具有某种症状 S_i 的概率：

$$P(s_i \mid d_1), P(s_i \mid d_2), \cdots, P(s_i \mid d_n) \quad (i = 1, 2, \cdots, n)$$

（5-28）

这两类（Ⅰ，Ⅱ）称为验前概率，利用 Bayes 条件概率公式求得在已知症状下发病的概率为：

$$P(d_i \mid s) = \frac{P(d_i)P(s \mid d_i)}{\sum\limits_{i=1}^{m} P(d_i)P(s \mid d_i)}$$

（5-29）

从若干个 $P(d_i \mid s)$ 中选取最大的数值，判断"具有症状 s 最大可能是患疾病 d"这样才能使失误率降低到最小。

一般症状不止一个，而是 $s_1, s_2, \cdots, s_n$ 且相互独立，可将 Bayes 公式推广为：

$$P(d_i \mid s_1 \cdot s_2 \ldots s_k) = \frac{P(d_i) \mid P(s_1 \mid d_i) \cdot P(s_2 \mid d_i) \cdots P(s_k \mid d_i)}{\sum\limits_{j=1}^{n} \mid P(s_1 \mid d_i) \cdot P(s_2 \mid d_i) \cdots P(s_k \mid d_i)}$$

（5-30）

例 5-7：设某病人，女，35 岁，有乳腺肿块，肿块表面整齐，偏硬，近期未见明显增大，边界不清，长度约 2 厘米。要求鉴别诊断属于乳腺癌 d_1，乳腺纤维瘤 d_2，还是其他乳腺病 d_3。常规超声乳腺图片如图 5-9，5-10 所示。

为探讨该病人乳腺肿块的鉴别诊断，对医院里的 186 个乳腺疾病的病例，以及对应的症状进行统计如表 5-5：

表 5-5　乳腺病统计表

症候表现		乳腺癌（d_1，29 例）		纤维腺瘤		乳腺病	
		例数	条件概率	例数	条件概率	例数	条件概率
年龄/岁	<40（s_{11}）	4	0.137 9	74	0.804 3	54	0.830 8
	≥40（s_{12}）	25	0.862 1	18	0.195 7	11	0.169 2
肿块表面	整齐（s_{21}）	2	0.069 0	45	0.489 1	30	0.461 5
	不整齐（s_{22}）	27	0.931 0	47	0.510 9	35	0.538 5

症候表现		乳腺癌（d_1, 29 例）		纤维腺瘤		乳腺病	
		例数	条件概率	例数	条件概率	例数	条件概率
硬度	中（s_{31}）	4	0.137 9	6	0.065 2	12	0.184 6
	偏硬（s_{32}）	16	0.551 7	77	0.837 0	49	0.753 8
	硬（s_{33}）	9	0.130 4	9	0.097 8	4	0.061 6
增大速度	慢（s_{41}）	3	0.103 4	4	0.043 5	16	0.246 2
	中（s_{42}）	16	0.551 7	79	0.858 7	46	0.707 7
	快（s_{43}）	10	0.344 8	9	0.097 8	3	0.046 1
边界	清楚（s_{51}）	1	0.034 5	51	0.554 4	19	0.292 3
	欠清楚（s_{52}）	24	0.827 6	38	0.413 0	36	0.553 8
	不清楚（s_{53}）	4	0.137 9	3	0.032 6	10	0.153 9
肿块长度/cm	≤2.75（s_{61}）	6	0.206 0	69	0.750 0	56	0.861 5
	>2.75（s_{62}）	23	0.793 1	23	0.250 0	9	0.138 5

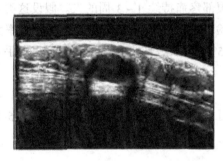

图 5-9 乳腺良性纤维瘤声像图（肿物呈椭圆形，边界清晰，内部回声均匀，后方回声增强，伴有侧壁回声失落）

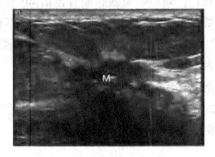

图 5-10 乳腺浸润性导管癌声像图（M 为肿瘤，外形不规则，部分边缘呈毛刺状，内部呈低水平回声，后方伴有衰减声影，肿物向周围腺体、皮下组织和胸腔壁侵犯，边缘模糊不清。）

依据表中数据得验前概率，得：

$$P(d_1 \mid s_{11}s_{21}s_{32}s_{41}s_{53}s_{61}) = 0.007$$

$$P(d_2 \mid s_{11}s_{21}s_{32}s_{41}s_{53}s_{61}) = 0.0499$$

$$P(d_3 \mid s_{11}s_{21}s_{32}s_{41}s_{53}s_{61}) = 0.9494$$

诊断结论：该病人为其他乳腺疾病。其得乳腺癌的可能只有 0.7%。

5.3.3.2 临床决策

临床医生需要为病人的诊断、治疗选择最优方案做出决定。这些临床决定亦即临床决策（Clinical Decision）。所谓决策就是为达到同一目标在众多可以采取的方案中选择最佳方案。在临床处理病人的病情时，由于疾病临床表现复杂多变，诊治方法多种，有些药物还可能产生一些不良反应，患者的心理变化等，促使医师在考虑上述情况后做出全面和合理的选择。

决策分析的基本步骤有以下 4 步：

（1）供临床选择的治疗方法有时很多，此时要筛除一些"劣"的决策，有利于下一步的分析；

（2）确定各决策可能的后果，并设置各种后果发生的概率；

（3）确定决策人的偏爱，并对效用赋值；

（4）在以下三步基础上去选择决策人最满意的决策，即期望效用最大的决策。

1. 诊断决策树模型

临床决策分析的模型很多，为说明诊断决策问题，在此介绍决策树模型。决策树（Decision Tree）是一种能够有效地表达复杂决策问题的数学模型。

决策树由一些决策点、机会点和决策枝、机会枝组成。一般用圆圈"○"表示机会点，发生的结果不在医师的控制之下；小方框"□"表示决策点，在决策点，医师必须在几种方案中选取一种；决策点相应的分枝称为决策枝；机会点相应的分枝称为机会枝。

例 5-8：胰腺癌常常难以在疾病的早期做出诊断，当发现时，癌细胞已有转移，患者多在短期内死亡。最可能患胰腺癌者包括 40 岁以上，中腹部疼痛持续 1~3 周的人。假设这类人中胰腺癌的发生率为 0.12%。如有一种不冒什么风险的早期诊断方法对胰腺癌的检出率为 80%，但对有类似症状的非胰腺癌患者的假阳性率为 5%，用此法诊断确诊的胰腺癌患者手术死亡率为 10%，治愈率为 45%。

根据上述疾病概率，诊断概率和死亡、治愈概率，如此类疑似病例 1 000 人进行筛查，其所获得的益处，是否比不进行诊断检查和手术更大？可以用一个决策树进行分析比较，图 5-11 为对疑似胰腺癌患者的诊断决策树。

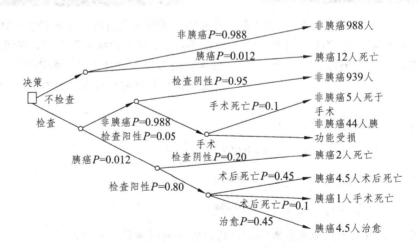

图 5-11　Jc Sisson 等人的一个关于胰腺癌的决策树模型

从以上决策树可见，不做该项检查的死亡者为 12 例，均为胰腺癌病人。用该项检查手术后死亡 12.5 人，其中有 5 例为非胰腺癌病人。而且新的检查使 44 例非胰腺癌患者的胰腺功能因手术而可能受到损害。因此这项检查对病人是弊大于利，不宜使用。

2. 治疗决策分析

临床上处理病人时，常遇到这样几种情况：① 不必做检查，也不必治疗，暂时观察；② 先做检查，根据其结果酌情处理；③ 不用检查，直接给予治疗；④ 已作各方面检查，但仍难以确诊。对病人是否做进一步治疗，目前往往靠医生的经验。阈值分析法是用定量分析方法判断治疗与否。

使用该法的前提是：只考虑一种疾病，病人患有该病或不患该病，虽经各种检查，但目前仍难以确诊；现有一种疗效肯定的治疗方法可供采用。如果不及时治疗，可能有发生并发症的危险，而治疗就肯定会带来好处。阈值分析法原理：如果患者患某病的概率大于治疗阈值，则应给予治疗；如果该病概率小于治疗阈值，则可暂不治疗做进一步检查。

例 5-9： 深静脉血栓是一种老年病症，入院后医生必须做出决策，是用抗凝治疗（肝素）以减少肺静脉栓塞，还是等出现静脉血栓后手术治疗，他必须从肝素的副作用——大出血致死和肺栓致死中做出选择。

对这个问题进行分析：

b：用肝素后大出血的概率；

t：用肝素治疗的深静脉血栓并发致命肺栓塞的概率；

x：未用肝素深静脉血栓形成的概率；

DVT：Deep Vein Thrombosis，深静脉血栓；

u：期望值。

如果不考虑治疗费用以及其他非致死的并发症，把死亡定为 0，生存定为 1，则使用肝素生存的数学期望：

$$u_1 = (1-b) \cdot 1 = 1-b$$

不使用肝素生存的数学期望：

$$u_2 = (1-x) \cdot 1 + x(1-b-t) = 1 - x(b+t)$$

如果 $u_1 > u_2$，即

$$1-b > 1 - x(b+t)$$

此时就应该使用肝素。

根据患者的年龄、病史、是否抽烟等可以估算出各种概率的大小，以确定是否使用肝素。例如 70 岁以上的病人，$b=0.02$，$t=0.035$，则 $x > \dfrac{0.02}{0.02+0.035} = 0.36$ 时，此病人入院后应使用肝素治疗。

由上述可见，医师在做出临床决策之前，要设法了解各种状态下发生的概率，从而使其所采取的策略更为合理。目前，临床决策分析仍处于起步阶段，临床医师一般习惯于根据自己的知识经验和习惯来做出临床决策。随着微型计算机在临床上的应用日益普遍，临床信息的贮存和处理在各医院广泛开展，将使临床决策分析会得到不断完善和发展。

3. 治疗效益

对于一种治疗方法或者一种新药品，对其治疗效果的评价是至关重要的，如何评价治疗效益往往从两个方面考虑：治疗效益和成本。对于治疗效益来说又有绝对效益和相对效益之分，治疗的绝对效益是指用某药物治疗多少病人方能防止 1 例主要事件的发生（如 Syst-China 中卒中的绝对效益是每治疗 1 000 个病例 5 年可减少 39 例卒中）；治疗的相对效益是指临床试验的组间疾病事件发生率的比例差异。

对治疗效益评价的意义：根据随机化临床试验结果的相对效益可用以指导其他人群采用此种治疗时进行相对效益的估算。

较合理的估计绝对效益的方法：一方面根据临床试验所反映的相对危险降低程度，同时根据具体病人的疾病绝对危险降低程度进行估计。

例 5-10：设某病手术治疗情况记于表 5-6。

表 5-6　某病手术治疗情况

手术效果	痊愈	轻度并发症	严重并发症	死亡
概率	0.35	0.25	0.15	0.25
效益计分	100	70	50	0

表中给出的手术效果的概率分布为，则其数学期望为：

$$E = 100 \times 0.35 + 70 \times 0.25 + 50 \times 0.15 = 60 \text{（分）}$$

这种手术平均分为 60 分，效益一般。

4. 3σ 规则

正态分布又名为高斯分布，是一个数学、物理及工程领域都非常重要的概率分布。当被研究的随机变量是数量众多的相互独立的随机变量之和，则它必定服从正态分布或近似正态分布。正态分布随机变量落在 $u \pm 3\sigma$ 区间的概率为 99.73%

正态分布的概率密度函数：$f(x) = \dfrac{1}{\sigma\sqrt{2\pi}} e^{-\frac{(x-\mu)^2}{2\sigma^2}}$

其均值和方差分别为：$E(x) = \mu$，$D(x) = \sigma^2$

分布函数：$F(x) = \displaystyle\int_{-\infty}^{x} \dfrac{1}{\sigma\sqrt{2\pi}} e^{-\frac{(x-\mu)^2}{2\sigma^2}} \cdot dx$

设服从正态分布的随机变量 ξ，令 ξ 满足正常值范围区间为：$\mu - a\sigma < \zeta < \mu + a\sigma$，其中均值 μ 和方差 σ，由该服从正态分布的随机变量确定，为了使 $P(\mu - a\sigma < \xi < \mu + \sigma) = 95\%$，分析 a 的取值：

$$P(\mu - a\sigma < \xi < \mu + \sigma) = \int_{\mu-a\sigma}^{\mu+a\sigma} \frac{1}{\sqrt{2\pi}\sigma} e^{-\frac{(x-\mu)^2}{2\sigma^2}} dx$$
$$= 2\Phi(a) - 1 = 0.95$$
$$\Phi(a) = 0.975$$

查表得 a=1.96，通常规定正常值的范围为：

$$\mu - 1.96\sigma < \zeta < \mu + 1.96\sigma \tag{5-31}$$

所谓 3σ 规则是指：

$$P(\mu - 3\sigma < \xi < \mu + 3\sigma) = 2\Phi(3) - 1 = 0.9973 \approx 1$$

由此可见，异常值范围：$\xi < \mu - 3\sigma$ 或 $\xi > \mu + 3\sigma$

可疑范围：$\mu - 3\sigma < \xi < \mu - 1.96\sigma$ 或 $\mu + 1.96\sigma < \xi < \mu + 3\sigma$　　　　　　　（5-32）

例 5-11：已知人的血红细胞数服从正态分布，为了确定某地区成年男子的血红细胞数的正常值范围，调查了该地区 144 名成年男子的血红细胞数（万/立方毫米）：$E(\xi) = \mu = 537.8$，$\sigma(\xi) = \sigma = 43.9$，试分析该地区男子血红细胞正常值区间。

解：由式（5-31）可得以下几个临界点：

$$\mu - 1.96\sigma = 537.8 - 1.96 \times 43.9 = 451.8$$

$$\mu + 1.96\sigma = 537.8 + 1.96 \times 43.9 = 623.8$$

$$\mu - 3\sigma = 537.8 - 3 \times 43.9 = 406.1$$

$$\mu + 3\sigma = 537.8 + 3 \times 43.9 = 669.5$$

故该地区成年男子的血红细胞数在（455.8，623.8）之间是正常的，小于 406.1 或大于 669.5 就认为是异常的，而在（406.1，455.8）或（623.8，669.5）之间则认为是可疑的。

5.4　模糊数学及其模型

经典集合论只能把自己的表现力限制在那些有明确外延的概念和事物上，它明确地限定：每个集合都必须由确定的元素构成，元素对集合的隶属关系必须是明确的，决不能模棱两可。对于那些外延不分明的概念和事物，经典集合论无法解答，模糊数学应运而生。1965 年美国自动控制专家 L. A. Zadeh 发表了《模糊集合》，标志着模糊数学这门学科的诞生。模糊数学用确定的数学来表述不确定的现象，可以对模糊数据进行模糊运算。

现代数学是建立在集合论的基础上。而集合论中的关系和运算又可以表现判断和推理，一切现实的理论系统都可能纳入集合描述的数学框架。人类的思维活动具有一定的形式和规律，研究这种形式及规律性是逻辑学的任务。逻辑学从其集合论基础方面讲，分为二值逻辑、多值逻辑及连续性逻辑，模糊逻辑属于后者。客观世界中还普遍存在着大量的模糊现象，对于这些对象，二值逻辑是无能为力的，若硬要用二值逻辑处理此类问题，便会导致出荒唐的结果，逻辑史上有名的"秃头悖论"就是一例。从认识方面说，模糊性是指概念外延的不确定性，从而造成判断的不确定性。由于现代科技所面对的系统日益复杂，模糊性总是伴随着复杂性出现。随着电子计算机、控制论、系统科学的迅速发展，要使计算机能像人脑那样对复杂事物具有识别能力，就必须研究和处理模糊性。为了提高计算机识别模糊现象的能力，就需要把人们常用的模糊语言设计成机器能接受的指令和程序，以便机器能像人脑那样简洁灵活地做出相应的判断，从而提高自动识别和控制模糊现象的效率。这样，就需要寻找一种描述和加工模糊信息的数学工具，这就推动数学家深入研究模糊数学。所以，模糊数学的产生是有其科学技术与数学发展的必然性。它已初步应用于模糊控制、模糊识别、模糊聚类分析、模糊决策、模糊评判、系统理论、信息检索、医学、生物学等各个方面。

5.4.1 模糊集

模糊集是从普通集的概念引申出来的。

设有普通集 $X = \{x_1, x_2, x_3, x_4, x_5\}$，显然 $A = \{x_2, x_3\}$ 是 X 的子集，构造一个特征函数：

$$C_A(x) = \begin{cases} 1, x \in A; \\ 0, x \notin A \end{cases} \qquad (5\text{-}33)$$

可以将 A 写成 Zadeh 的形式：

$$A = \left\{ \frac{C_A(x)}{x} \middle| x \in X \right\} = \frac{0}{x_1} + \frac{1}{x_2} + \frac{1}{x_3} + \frac{0}{x_4} + \frac{0}{x_5} \qquad (5\text{-}34)$$

为了将普通集的概念引入到模糊集领域来，先考虑一下如何定义"小"的例子：

例 5-12： 设 $X = \{1, 2, 3, 4\}$，这四个元素有大小之分，现在要组成一个"小数"集。

解： 显然元素 1 在这个集合中是 100% 的小数，应属于这个子集；元素 2 比较小，或者算作"八成小"，也把它放在这个子集中，同时声明元素 2 是 80% 的小数；元素 3 是"勉强小"或者算作"二成小"，也可以把它放在这个子集里，同时声明 3 是 20% 的小数；元素 4 不算小数，如果要把它也放在这个子集里，只能说 4 是 0% 的小数。仿照普通集的记号，把小数子集写成：$A = \frac{1}{1} + \frac{0.8}{2} + \frac{0.2}{3} + \frac{0}{4}$

例 5-13： 一般认为 25 岁以下是标准的年轻，其隶属度为 1，年龄过 25 岁，年轻的程度将递减，可以给出隶属函数：

$$\mu_{年轻}(x) = \begin{cases} 1, & 0 < x \leqslant 25 \\ \dfrac{1}{1 + \left(\dfrac{x-25}{5}\right)} & 25 < x \leqslant 100 \end{cases}$$

5.4.2 医疗诊断与模式识别

医学智能系统的研究与医学判断有密切联系，依据统计学的数据，运用模糊逻辑的思维方式，就可以建立模糊关系矩阵，再采用模糊数学的运算法则便可以得到精确的结论。这就是模糊数学应用在医学领域方面的基本原理。模糊数学方法不要求病情相互独立，因而其应用限制较少。

例 5-14： 关幼波肝病模型表示脾虚迁延性肝炎病，目前中医对肝炎病的分型及诊断有一定的复杂性，其标准基本上是用语言量值表示，具有明显的模糊性，作者应用模糊数学的理论并结合关幼波的鉴别各种肝病的特征症状临床经验，建立了肝炎病诊断的模糊数学模型。

论域：根据关幼波长期的临床经验将鉴别各种肝病的特征症状归纳为十六个，它们为：x_1，纳呆或纳差；x_2，脘腹胀；x_3，肠鸣；x_4，矢气多；x_5，完谷不化；x_6，乏力；x_7，便溏或腹泻；x_8，怕冷；x_9，苔薄白或白；x_{10}，舌边有齿痕；x_{11}，脉沉缓或沉滑；x_{12}，月经错后与色淡或淋漓不止；x_{13}，肝区累后痛；x_{14}，嗳气；x_{15}，GPT 异常；x_{16}，TTT 高。此 16 个症状可以用论域为 U 的一个肝病子集 X 表示，X={x_1, x_2, ……, x_{16}}。任一个诊断指标是若干个不同的症状的全体组成的集合（包括此十六个特征症状以外的特异鉴别诊断的症状）。

根据每一种症状的隶属度建立模糊集如下：

$$A = \frac{0.3}{GPT异高} + \frac{0.2}{3T高} + \frac{0.2}{纳呆或纳差} + \frac{0.5}{脘腹胀} + \frac{0.4}{肠鸣} + \frac{0.4}{矢气多} + \frac{0.4}{完谷不化}$$

$$+ \frac{0.4}{乏力} + \frac{0.4}{便溏或腹泻} + \frac{0.1}{怕冷} + \frac{0.1}{苔薄白或白} + \frac{0.2}{舌边有齿痕}$$

$$+ \frac{0.3}{脉沉缓或沉滑} + \frac{0.3}{月经错后与色淡或淋漓不止} + \frac{0.2}{肝区累后痉} + \frac{0.1}{嗳气}$$

$$\sum \mu_i = 4.5$$

若某病人的症状：腹胀、乏力、肠鸣、怕冷、纳差、GPT 异常、3T 高、口干、喜热饮。

$$\sum \mu' = 2.4$$

该病人脾虚型迁延性肝炎病的隶属度为：2.4/4.5=0.533。

5.5　生物医学大数据及应用

5.5.1　大数据定义

2008 年 9 月，*Nature* 出版了名为"Big data"的专刊，从互联网技术、超级计算机方面介绍了海量数据带来的挑战。其中移动互联网、物联网、云计算等都成为最主要的技术，而支撑这些技术的基石就是大数据，这个海量数据以及他们采集的工具、平台、分析系统合起来，称之为大数据。大数据来源可以基于互联网、物联网，或者各种传感器的数据等。

大数据时代的来临对生物医学研究产生了重大影响，其中一个重要的发展趋势是由假设驱动向数据驱动的转变。如数十年来分子生物学水平上的实验目的是获得结论或提出一种新的假设，而现在基于海量生物医学数据，可以对数据的研究探索其中的规律，得到可靠的结论。有效地整合和利用数字化的医疗大数据对医生、健康中心、大型医院和医疗研究机构都有着显著的好处。

1. 医疗大数据潜在的利益

（1）更多更准确的数据使得疾病能在早期被监测到，从而使治疗更容易和有效；

（2）通过对特定个体或人群的健康管理，快速有效地监测个人健康；

（3）基于大量的历史数据，预测和估计特定疾病或人群的某些未来趋势，比如预测特定病人的住院时间，哪些病人会选择非急需性手术，哪些病人不会从手术治疗中受益，哪些病人会更容易出现并发症等。

2. 医疗大数据的利用可以从以下几方面减少浪费和提高效率

（1）临床操作。利用大数据可以提供更有效的医学研究，发展出临床相关性更强和成本效益更高的方法用来诊断和治疗病人。

（2）医学研究和发展。在药品和医疗器械方面，更精简，更快速，更有针对性的研发产品线。统计工具和算法方面，提高临床试验设计和患者的招募，使得治疗方法可以更好地匹配个体患者的病症，从而降低临床试验失败的可能和加快新的治疗方法推向市场。分析临床试验和病人的病历，以确定后续的迹象，并在产品进入市场前发现病人对药物医疗方法的不良反应。

（3）公共卫生。分析疾病模式和追踪疾病暴发及传播方式途径，提高公共卫生监测和反应速度。更快更准确地研制靶向疫苗，例如：开发每年的流感疫苗。

（4）循证医学。结合和分析各种结构化和非结构化数据，电子病历，财务和运营数据，临床资料和基因组数据用以寻找与病症信息相匹配的治疗，预测疾病的高危患者或提供更多高效的医疗服务。

（5）基因组分析。更有效和低成本的执行基因测序，使基因组分析成为正规医疗保健决策的必要信息并纳入病人病历记录。

（6）设备/远程监控。从住院和家庭医疗装置采集和分析实时大容量的快速移动数据，用于安全监控和不良反应的预测。

（7）病人的个人资料分析。全面分析病人个人信息，如果能够提前有针对性地预防病情，那么大多数的危害可以降到最低程度，甚至可以完全消除。

3. 数据挖掘

在大数据时代，数据挖掘是最关键的工作。大数据的挖掘是从海量、不完全的、有噪声的、模糊的、随机的大型数据库中发现隐含在其中有价值的、潜在有用的信息和知识的过程，也是一种决策支持过程。其主要基于人工智能，机器学习，模式识别，统计学等。大数据的挖掘常用的方法有分类、回归分析、聚类、关联规则、神经网络方法、Web 数据挖掘等。这些方法从不同的角度对数据进行挖掘。

（1）分类。分类是找出数据库中数据对象的共同特点并按照分类模式将其划分为不同的类别，其目的是通过分类模型，将数据库中的数据项映射到各给定的类别中。涉及应用分类、趋势预测。大数据分析主要依靠机器学习和大规模计算。机器学习包括监督学习、非监督学习、强化学习等，而监督学习又包括分类学习、回归学习、排序学习、匹配学习等。分类是最常见的机器学习应用问题。分类学习也是机器学习领域研究最彻底、使用最广泛的一个分支。常用的分类方法有 Random Forest（随机森林）和 SVM（支持向量机）。

（2）回归分析。回归分析反映了数据库中数据的属性值的特性，通过函数表达数据映射的关系来发现属性值之间的依赖关系。它可以应用到对数据序列的预测及相关关系的研究中去。

（3）关联规则。关联规则是隐藏在数据项之间的关联或相互关系，即可以根据一个数据项的出现推导出其他数据项的出现。关联规则的挖掘过程主要包括两个阶段：第一阶段为从海量原始数据中找出所有的高频项目组；第二阶段为从这些高频项目组产生关联规则。

（4）神经网络方法。神经网络作为一种先进的人工智能技术，因其自身自行处理、分布存储和高度容错等特性非常适合处理非线性的以及那些以模糊、不完整、不严密的知识或数据为特征的问题，它的这一特点十分适合解决数据挖掘的问题。典型的神经网络模型主要分为三大类：第一类是以用于分类预测和模式识别的前馈式神经网络模型，其主要代表为函数型网络、感知机；第二类是用于联想记忆和优化算法的反馈式神经网络模型，以 Hopfield 的离散模型和连续模型为代表；第三类是用于聚类的自组织映射方法，以 ART 模型为代表。虽然神经网络有多种模型及算法，但在特定领域的数据挖掘中使用何种模型及算法并没有统一的规则。

（5）Web 数据挖掘。Web 数据挖掘是一项综合性技术，指 Web 从文档结构和使用的集合 C 中发现隐含的模式 P，如果将 C 看作是输入，P 看作是输出，那么 Web 挖掘过程就可以看作是从输入到输出的一个映射过程。当前越来越多的 Web 数据都是以数据流的形式出现的，因此对 Web 数据流挖掘就具有很重要的意义。目前常用的 Web 数据挖掘算法有：PageRank 算法，HITS 算法以及 LOGSOM 算法。

（6）大数据处理平台。大数据的特点决定了传统的数据库软件和数据处理软件无法应对存储、处理、分析大数据的任务。大数据处理任务由运行在数十台，甚至数百台服务器的大规模并行软件完成。常见的大数据处理平台和工具有：MapReduce，其提供了一种分布式编程的抽象方法；Hadoop，其包含了多个系统和工具以帮助完成大数据任务；HDFS，其用来可靠地分布式存储数据；Hive，其提供了 Hadoop 上的 SQL 支持；HBase，它是基于 HDFS 的一种非关系型数据库；Zookeeper，其提供了集群节点的一个管理方法。

5.5.2　医疗大数据处理实例

1. 医疗健康数据来源

医院信息系统（Hospital Information System，HIS）是医疗数据的重要来源。医院信息系统包括：电子病例系统（Electronic Medicalrecord System，EMRS）、实验室信息系统（Laboratory Information System，LIS）、医学影像存档与通信系统（Picture Archiving&Communicationsystem，PACS）、放射信息管理系统（Radiology Information System，RIS）、临床决策支持系统（Clinical Decision Support System，CDSS）等。除此之外，各种健康设备可以帮助收集用户的生命体征信息，比如心电数据、血氧浓度、呼吸、血压、体温、脉搏、运动量。社交网络和搜索引擎也包含了潜在的人口健康信息。

2. 医疗健康大数据特点

2014 年 Sciencc 推出"Big biological impacts from big data"等一系列评论，表明了生物医学相关研究已进入大数据时代。以高通量测序仪器、单细胞检测装备和实时动态图像系统为代表的新一代生物分析平台正在为生物医学研究提供海量数据。大数据包含三层含义：数据量大，处理数据速度快，数据源多变。

（1）数据量庞大。由于现代科学技术的发展，有些实验会产生大量的数据甚至可达 TB 级。互联网的广泛应用使得原来彼此之间相互孤立的数据可以进行交换、对比和及时更新，生物医药领域建立起大量专用数据库，这些数据库又通过互联网技术连接共享。通常一个样本的人体基因组和转录组测序数据量会分别超过 100 GB 和 300 GB，考虑到一次试验中通常会涉及数百个甚至上万个人体样本，数据量产出十分巨大。

（2）数据处理速度快。对于处理结果的准确性和处理速度均有较高的要求，如个性化医疗具有较高的实时性要求，单细胞测序及诊断对突变位点和功能模块的鉴别准确性要求较高。

（3）数据源多变。医疗数据的来源丰富，数据的形式、格式也是多种多样的。既有可以直接计算的数据信息，也有自然语言，源数据和数据库的异质性会导致数据缺失、数据矛盾等问题的普遍存在，成为相关大数据整合和分析的瓶颈。

医疗大数据除了包含了大数据共性 5 个 V 特性：Volume（数据规模巨大）、Variety（数据类型繁多）、Velocity（数据产生的数据非常快）、Veracity（分析结果取决于数据准确性）、Value（大数据一般包含非常重要的价值），还有多态性、时效性、不完整性、冗余性、隐私性等特点。多态性指医师对病人的描述具有主观性而难以达到标准化；时效性指数据仅在一段时间内有用；不完整性指医疗分析对病人的状态描述有偏差和缺失；冗余性指医疗数据存在大量重复或无关的信息；隐私性指用户的医疗健康数据具有高度的隐私性，泄漏信息会造成严重后果。

3. 医疗大数据的应用

（1）预测流行性病爆发。

2009 年，Google 比美国疾病控制与预防中心提前 1～2 周预测到了甲型 H_1N_1 流感爆发，此事件震惊了医学界和计算机领域的科学家，Google 的研究报告发表在 Nature 杂志上。Google正是借助大数据技术从用户的相关搜索中预测到流感爆发。随后百度公司也上线了"百度疾病预测"，借助用户搜索预测疾病爆发。借助大数据预测流感爆发分为主动收集和被动收集，被动收集利用用户周期提交的数据分析流感的当前状况和趋势，而主动收集则是利用用户在微博的推文、搜索引擎的记录进行分析预测。

（2）帮助发现药物副作用。

药品上市后的不良反应检测一般依赖被动检测和主动检测。被动检测依赖于医生、患者、制药公司提供的不良反应报告。被动检测最大的问题是漏报，主动检测则是利用文本挖掘、数据挖掘技术从 EHR、EMR、社交网络、搜索引擎中发现潜在药品导致不良反应事件。利用药品不良反应存在时间先后顺序，挖掘电子病例中可能存在的药物不良反应。根据决策树、聚类等数据挖掘方法发现条件和不良反应结果的关系。当药物使用与不良反应存在低频率的因果关系时，一般的数据挖掘算法将难以分辨因果关系和偶然事件。人们还可以基于预认知决策模型（RPD model）设计了多种算法用以发现药品不良反应中的低频因关系。

（3）基于高通量测序的个性化基因组、转录组合蛋白组研究。

生物医学大数据分析任务具有数据密集和计算密集特点，要充分利用大数据解决生物医学问题，还需要高通量、高效率、高准确性的生物信息存储和分析策略。

第二代测序技术（Next-Generation Sequencing）也叫高通量测序技术，二代测序可以一次对几十万到几百万条 DNA 进行序列测定，使得对一个物种的转录组和基因组进行细致全面的分析。二代测序的核心思想是边合成边测序，即通过捕捉新合成的末端的标记来确定 DNA 序列，与传统的桑格（Sanger）测序技术相比，无须克隆这一烦琐的过程，而是使用接头进行高通量的并行聚合酶链反应直接测序，并结合微流体技术，利用高性能计算机对大规模的测序数据进行拼接和分析。

　　高通量筛选（High Throughput Screening，HTS）技术是指以分子水平和细胞水平的实验方法为基础，以微板形式作为实验工具载体，以自动化操作系统执行试验过程，以灵敏快速的检测仪器采集实验结果数据，以计算机分析处理实验数据，在同一时间检测数以千万的样品，并以得到的相应数据库支持运转的技术体系，它具有微量、快速、灵敏和准确等特点。简言之就是可以通过一次实验获得大量的信息，并从中找到有价值的信息。由于高通量筛选要求同时处理大量样品，实验体系必须微量化，需要高通量多功能微板检测系统。

　　在高通量筛选过程中，不仅应用了普通的药理学技术和理论，而且与药物化学、分子生物学、细胞生物学、数学、微生物学、计算机科学等多学科紧密结合。

第6章 生物医学传感器基础

6.1 生物医学传感器概述

人体的感觉器官完成传感器功能，通过眼（视觉）、耳（听觉）、皮肤（触觉）来感知外界的光、声、温度、压力等物理信息，通过鼻（嗅觉）、舌（味觉）感知气味和味道这样的化学刺激，如图 6-1 所示。传感器作为信息获取与处理的装置在整个信息处理系统中占有十分重要的地位，它是信息处理系统的三个构成单元（传感器、通信系统、计算机）的基础。一个系统所能提取信号的精度直接取决于传感器，传感器的设计是信息处理的首要考虑因素。国家标准 GB7665-87 对传感器（Sensor/Transducer）的定义是：能够感受规定的被测量并按照一定规律转换成可用输出信号的器件和装置。传感器技术是一个汇聚物理、化学、材料、器件、机械、电子、生物工程等多类型的交叉学科，涉及传感检测原理、传感器件设计、传感器开发和应用的学科。

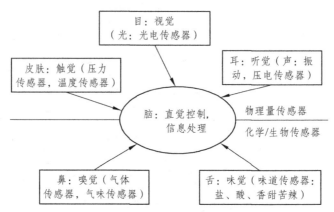

图 6-1　人体的感觉器官与化学/生物传感器

生物医学传感器广泛应用于临床医学和生物学研究中的各种生理、生化参数测量，在医学诊断中具有极其重要的作用。为了准确进行医学检测，传感器的设计和使用必须满足一定的精度、测量范围、响应时间、灵敏度、分辨率和重复性等性能指标，同时根据具体情况的特殊性，要求能够提供安全、有效的测量。

传感器一般有敏感元件、转换元件和转换电路三部分构成。敏感元件是能够敏感地感受被测量并做出响应的元件。为了获取被测量的精确数值，不仅要求敏感元件对被测量的时间、频率响应有足够的灵敏度和稳定性，还希望它尽量减少环境因素影响。转换元件指传感器中能将敏感元件输出转换为适于传输和测量的电信号部分。有些传感器的敏感元件与转换元件是通过同一元件完成。转换电路是将上述信息参数接入电路，以转换成电量输出的部分，一般需要完成基本放大、阻抗匹配以利于后续仪表测量接入。

6.1.1　传感器的分类

同一个传感器可以同时测量多种参数，而对于同一个被测量的物理量，又可用多种传感器进行测量。传感器有许多分类方法，可以按照它们的转换原理、用途、输出信号类型以及制作的材料和工艺等进行分类。常用的分类方法有两种，一种是按被测物理量来分，另一种是按传感器的工作原理来分，如表 6-1 所示。

表 6-1　传感器分类

分类方法	传感器的种类	说明
按被测物理量分类	物理传感器、化学传感器和生物传感器	基于物理效应（光、电、声、磁、热） 基于化学效应（吸附、选择性化学反应） 基于生物效应（酶、抗体、激素等分子识别和功能选择）
按输入量分类	位移、速度、温度、压力、流量、气体成分、浓度等传感器	传感器以被测量命名
按工作原理分类	应变式、电容式、电感式、电磁式、压电式、热电势传感器等	传感器以工作原理命名
按输出信号分类	模拟式传感器 数字式传感器	输出为模拟量 输出为数字量

传感器类教材上通常按被测物理量把传感器归为三大类：物理传感器、化学传感器、生物传感器。

6.1.1.1　物理传感器

物理传感器是利用某些物理效应，把被测量的物理量转化成为便于处理的能量形式的信号的装置。主要的物理传感器有光电式传感器、压电式传感器、压阻式传感器、电磁式传感器、热电式传感器、光导纤维传感器等。如利用金属材料在被测量作用下引起的电阻值变化的应变式传感器；利用半导体材料在被测量作用下引起的电阻值变化的压阻效应制成的压阻式传感器；利用磁阻随被测量变化的电感式、差动变压器式传感器等。

物理型传感器又可以分为结构型传感器和物性型传感器。

结构型传感器是以结构（如形状、尺寸等）为基础，利用某些元件相对位置或外观尺寸变化感受被测量，并将其转换为电信号实现测量。例如电容式压力传感器，当被测压力作用在电容式敏感元件的动极板上时，引起电容间隙的变化导致电容值的变化，从而实现对压力的测量。

物性型传感器是利用某些功能材料本身所具有的内在特性及效应感受（敏感）被测量，并转换成可用电信号的传感器。例如利用具有压电特性的石英晶体材料制成的压电式压力传感器，就是利用石英晶体材料本身具有的正压电效应而实现对压力的测量。

6.1.1.2　化学传感器

化学传感器是利用电化学反应原理，把物质成分、浓度等转换为电信号的传感器。最常用的是离子敏传感器，即利用离子选择性电极，测量溶液的 pH 值或某些离子的浓度（如 K^+，Na^+，Ca^{2+} 等）。化学传感器主要有识别系统和传导系统组成。识别系统主要功能是选择性地与待测物发生作用，将所测得的化学参数转化成传导系统可以产生响应的信号。化学传感器的主要研究就是分子识别系统的选择以及如何将分子识别系统与合适的传导系统相连接。

化学电极是常用的化学传感器，主要是利用电极界面（固相）和被测溶液（液相）之间的电化学反应，即利用电极对溶液中离子的选择性响应而产生的电位差。所产生的电位差与被测离子活度对数呈线性关系，故检测出其反应过程中的电位差或变化的电流值，推算出被测离子的活度。化学传感器的核心部分是离子选择性敏感膜。膜可以分为固体膜和液体膜。其中玻璃膜、单晶膜和多晶膜属固体膜；而带正、负电荷的载体膜和中性载体膜则为液体膜。

6.1.1.3　生物传感器

用固定化生物成分或生物体作为敏感元件的传感器称为生物传感器。生物传感器与物理传感器和化学传感器的最大区别在于生物传感器的感受器中含有生命物质。生物传感器具有两个特殊的组成部分：是由固定生物体材料和适当转换器件组合成的系统。生物敏感材料作识别元件（包括酶、抗体、抗原、微生物、细胞、组织、核酸等生物活性物质）作为中介物，它们对于特定的化学成分（即被测物）具有很强的选择性，与生物识别元件紧密结合从而构成传感器的支撑部件。这类传感器的功能就是将生化反应的结果转换成特定的化学物质，生成浓度成正比的声、光、热等物理信号，然后选择适当的物理或化学换能器（如氧电极、光敏管、场效应管、压电晶体等等）及信号放大装置构成的分析系统对生物信号进行检测。

根据生物传感器中分子识别元件可分为：酶传感器、微生物传感器、细胞传感器、组织传感器、免疫传感器和 DNA 传感器。

根据生物敏感物质相互作用类型可分为生物亲和型生物传感器、代谢型生物传感器和催化型生物传感器。

根据生物传感器的转换元件即信号转换器分类有：生物电极传感器、半导体生物传感器、光电生物传感器、热生物传感器、压电生物传感器等。

6.1.2　传感器的静态特性

传感器作为感受被测量信息的器件，希望它能按照一定的规律输出待测信号，通过研究传感器的输出——输入关系及特性，以便指导其设计、制造、校准与使用。传感器输入信号可分为静态量（即输入量是不随时间变化的常量和动态量（即输入量是随时间而变化的量），传感器所表现出来的输出特性也被分为静态特性和动态特性，传感器必须具备有良好的静态和动态特性，这样才能完成信号无失真转换。

6.1.2.1　传感器静态特性

传感器的静态特性是指传感器在静态工作条件下的输入输出特性。所谓静态工作条件是指传感器的输入量恒定或缓慢变化而输出量以达到相应的稳定值的工作状态，这时，输出量为输入量的确定函数。传感器的静态模型的一般式在数学理论上可用 n 次方代数方程式来表

示，即

$$y = a_0 + a_1 x + a_2 x^2 + \ldots + a_n x^n \tag{6-1}$$

式中　x——传感器的输入量，即被测量；

　　　y——传感器的输出量，即测量值；

　　　a_0——零位输出；

　　　a_1——传感器线性灵敏度；

　　a_0，a_1，a_2，a_3，$\cdots$，a_n——决定了特性曲线的形状和位置，一般通过传感器的校准试验数据经曲线拟合求出。

6.1.2.2　传感器的主要静态性能指标

传感器静态性能指标是衡量传感器静态性能优劣的重要依据。衡量一个传感器检测系统静态特性的主要技术指标有：灵敏度、分辨率、线性度、测量范围、迟滞、重复性等。

1. 灵敏度

灵敏度（静态灵敏度）是传感器或检测仪表在稳态下输出量的变化量 Δy 与输入量的变化量 Δx 之比，用 K 表示，即

$$K = \frac{\Delta y}{\Delta x} \tag{6-2}$$

如果检测系统的输入输出特性为非线性，则灵敏度不是常数，而是随输入量的变化而改变，应以 $\mathrm{d}y / \mathrm{d}x$ 表示传感器在某一工作点的灵敏度。为了测量需要一般要求传感器具有较高的灵敏度，灵敏度增加必将带来测量范围变小，所以要进行折中考虑。

2. 分辨率

分辨率也称灵敏度阈值，即引起输出量产生可观测的微小变化所需的最小输入量的变化量。当输入量改变 Δx 时引起输出量变化，Δx 小到某种程度，输出量就不再变化了，这时的 Δx 就是灵敏度阈值。

存在灵敏度阈值的原因有两个。一个是输入的变化量通过传感器内部被消耗掉，因而反映不到输出端。第二个原因是传感器输出存在噪声。如果传感器的输出值小于噪声水平，就无法把有用信号和噪声分开。对数字显示的测量系统，分辨率是数字显示的最后一位所代表的值。对指针式测量仪表，分辨率与人们的观察能力和仪表的灵敏度有关。

3. 线性度

线性度是用来评价传感器的实际输入输出特性对理论拟合的线性输入输出特性的接近程度的一个性能指标，即传感器特性的非线性程度的参数。线性度的定义为：传感器的实测输入输出特性曲线与理论拟合直线的最大偏差与传感器满量程输出之比的百分数表示。线性度又称为"非线性误差"。

如图 6-2 所示，非线性误差（线性度）为

$$\delta = \frac{\Delta_{\max}}{A} \times 100\% \tag{6-3}$$

式中　Δ_{max}——实测特性曲线与理想线性曲线间的最大偏差；

　　　　A——传感器满量程输出平均值；

　　　　δ——非线性误差（线性度）。

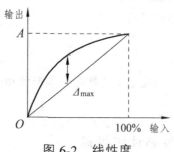

图 6-2　线性度

线性度的大小是以一拟合直线或理想直线作为基准直线计算出来的，基准直线不同，所得出的线性度就不一样，因而不能笼统地提线性度大小，必须说明其所依据的拟合基准直线。比较传感器线性度好坏时必须建立在相同的拟合方法上。按照所依据的基准直线的不同，线性度可分为理论线性度、端基线性度、独立线性度、最小二乘法线性度等。

6.1.3　传感器的动态特性

传感器动态特性是指传感器对于随时间变化的输入信号的响应特性。传感器输入量是时间的函数，输出量也是时间的函数。传感器的时间响应可分为瞬态响应和稳态响应，瞬态响应是指传感器从初始状态到达稳态的响应过程。稳态响应是指时间趋于无穷大时传感器的输出状态。影响动态特性除固有因素外，还与输入信号变化的形式有关。动态特性一般从频域和时域两方面研究，用正弦信号、阶跃信号做标准信号如图 6-3 所示，输入正弦信号，分析动态特性的相位、振幅、频率，称频率响应或频率特性。输入阶跃信号分析传感器的过渡过程和输出随时间变化情况，称阶跃响应或瞬态响应。

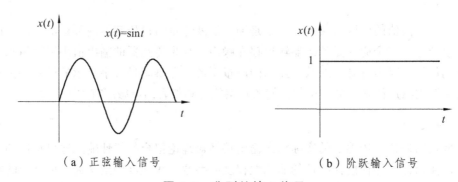

（a）正弦输入信号　　　　　　　　　　　（b）阶跃输入信号

图 6-3　典型的输入信号

传感器是一信号转换元件，当外界有一激励施加于系统时，系统对外界有一响应，系统本身的传输、转换特性可由传递函数表示，为分析动态特性首先要由数学模型求出传递函数。假设传感器输入、输出在线性范围变化，它们的关系可用高阶常系数线性微分方程表示：

$$a_n \frac{d^n y}{dt^n} + \cdots + a_1 \frac{dy}{dx} + a_0 y = b_m \frac{d^m x}{dt^m} + \cdots + b_1 \frac{dx}{dt} + b_0 x \qquad (6\text{-}4)$$

式中：y 输出；x 输入；a_i、b_i 为常数。

传感器的传递函数为：

$$H(S) = \frac{Y(S)}{X(S)} = \frac{bS^m + b_{m-1}S^{m-1} + \cdots + b_0}{a_n S^n + a_{n-1}S^{n-1} + \cdots + a_0} \qquad (6\text{-}5)$$

传递函数在数学上的定义是：零状态条件下，输出拉氏变换 $Y(S)$ 与输入拉氏变换 $X(S)$ 之比，即输出拉氏变换等于输入拉氏变换乘以传递函数。

$$Y(S) = X(S)H(S) \qquad (6\text{-}6)$$

评价传感器动态特性指标有：一阶系统主要是时间常数、二阶系统有固有振荡频率、阻尼比、超调量等。

6.2　敏感材料

敏感材料是构成传感器的基础与核心，是指可以感知物理量、化学量或生物量（如电、光、声、力、热、磁、气体、湿度、离子、各种酶等）的变化，并根据变化量表现出性能改变的功能材料。一般而言，敏感材料应具有以下性能：

（1）敏感性，灵敏度高、响应速度快、检测范围宽、检测精度高、选择性好；

（2）可靠性，耐热、耐磨损、耐腐蚀、耐振动、耐过载；

（3）可加工性，易成型、尺寸稳定、互换性好；

（4）经济性，成本低、成品率高、性价比高。

敏感材料种类繁多，按照功能不同，敏感材料可分为导电材料、介电材料、压电材料、热电材料、光电材料、磁性材料、透光和光导材料、发光材料、激光材料、红外材料、隐身材料、梯度功能材料、机敏材料、智能材料、纳米材料、仿生材料等；根据材料学的一般分类方法，敏感材料还可以分为金属敏感材料、陶瓷敏感材料、有机敏感材料、半导体敏感材料等，本书按照第二种分类方法进行介绍传感器敏感材料。

6.2.1　金属敏感材料

金属的最大的特征是电子可以在金属中自由运动，若物理量的变化可以影响自由电子的运动，则可以通过控制自由电子的多少与运动状态进行物理量的检测。图 6-4 将物质按电阻的高低进行排列，并给出了电阻与其他物理量的关系。金属磁性材料通过外界控制磁性改变也是测量的基础，利用外界条件影响其自旋的排列进行物理量的检测。大部分金属在极低温下还能显示出超导性，超导材料是弱磁场检测的核心元件。金属可制成利用热膨胀和相变的金属敏感元件。此外金属在形状记忆材料、储氢材料等方面也有很大的应用。根据金属敏感材料的使用范围不同，可分为磁敏金属材料、温敏金属材料、形变金属材料和超导敏感材料。

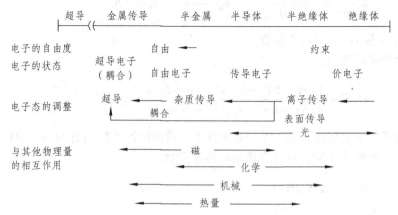

图 6-4 物质中的电子自由度与其他物理量的相互作用
（图片来源：蒋亚东、谢光忠《敏感材料与传感器》）

6.2.1.1 磁敏金属材料

材料的电阻值随外界磁场变化而变化的现象称为磁阻效应。磁阻效应可分为基于霍尔效应的普通磁阻效应和在强磁体中出现的各向异性磁阻效应。对于强磁体金属（Fe、Co、Ni 及其合金），当外磁场的方向平行于磁体内部磁化方向时，电阻几乎不随外磁场变化，但若外磁场偏离内磁场的方向，则电阻减小。因磁阻效应的存在，在回路中，元件两端电压随外磁场变化而变化，从而根据变化的端电压检测磁场的大小。磁敏元件的物理响应与磁特性的关系如图 6-5 所示。

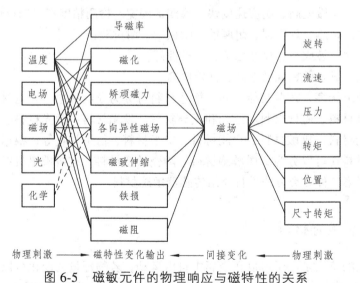

图 6-5 磁敏元件的物理响应与磁特性的关系

6.2.1.2 温敏金属材料

金属系温度敏感元件典型的输入—输出关系如图 6-6 所示，在利用机械量的敏感元件中，有双金属、形状记忆合金等，其特点是精度低，但廉价、简便。而利用电阻温度依赖关系的温敏元件使用温度范围广，且精度高，例如常见的有利用热电势的温敏元件。利用马氏体相变的形状记忆合金和规则——不规则相变中的电阻变化的熔断丝是利用相变的例子。利用磁性的温度依赖性的敏感元件中典型的是感温铁氧体，但金属系磁铁是磁补偿合金，使用实例较少。另外开发研究的还有光磁敏感元件、超导相移等金属材料。

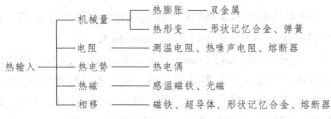

图 6-6 金属系温度敏感元件典型的输入—输出关系

近年来基于超大规模集成电路（LSIVI）技术的传感器集成化趋势，迫切要求从原来的体传感器转变到薄膜传感器，薄膜温敏元件包括各类金属敏感元件薄膜化及与体材特性不同的薄膜敏感元件。实际中，薄膜的电阻率受薄膜表面产生的电子散射及薄膜晶粒间界散射、杂质散射等影响，缺陷对金属薄膜的电阻影响也较明显。将金属薄膜用于温度敏感元件时必须控制膜厚和晶粒尺寸。而用于薄膜热电偶时，还需要控制合金成分。近年来，薄膜敏感件的研究焦点是超晶格膜和多层膜，并注重通过控制晶粒来改变薄膜的电阻特性。

6.2.1.3 形变金属材料

形变规是利用物质因受力而电阻发生变化的敏感元件。用作形变规的材料有金属、半导体、电介质等。金属材料使用最早，与半导体相比具有容易制作、耐高温、抗冲击性好，弹性范围大等特点。对用于形变规的金属材料，要求由外力引起的形变 ε 与电阻变化率 $\Delta R/R$ 有很好的线性度，与形变相应的电阻变化率通常称为标准因子（规率）G，定义为

$$G = (\Delta R / R) / (\Delta l / l) + a\mu + 1 \tag{6-7}$$

其中，$\Delta l / l$ 为金属规的长度变化率，μ 是泊松比（金属时为 0.3）。

另一种形变金属材料为磁性金属材料。强磁性体一旦被磁化就表现出尺寸变化的性质，通常称为磁致伸缩效应。反之若给强磁体以形变致使内部磁化发生变化，则称为反磁致伸缩效应。磁致伸缩产生的原因是磁偶极矩变化而产生晶格离子位置的偏移，磁弹性结合能变化引起晶格离子位置的偏移，以及由自旋引起的传导电子云分布的变化等。磁致伸缩效应可以用于开发形变敏感元件，采用矽钢和磁性铁氧体的荷重敏感元件、转矩敏感元件。

6.2.1.4 超导敏感材料

超导材料有三个临界值，即临界电流密度、临界转变温度、临界磁场。利用这些基本性质可制成电流、温度、磁场敏感元件。人体弱磁场测量的核心是约瑟夫逊效应的磁敏元件。其主要是基于超导量子干涉原理。经典力学中，若两个区域被一个势垒隔开，则只有粒子具有足够的能量时，才会从一个区域进入另一个区域。量子力学中，粒子具有足够的能量不再是一个必要条件，一个能量不太高的粒子也可能会以一定的概率"穿过"势垒，即所谓的"隧

道效应"。在两块超导体间插入纳米级绝缘体，超导电流会从一块超导体无阻碍通过绝缘层到另一块超导体。此超导体/绝缘体/超导体结被称为约瑟夫逊结。而结电流由两个超导体的电子系的相位 θ_1 和 θ_2 的差决定的。若 i_0 为结的临界电流，则约瑟夫逊电流为：

$$i_s = i_0 \sin(\theta_1 - \theta_2) \tag{6-8}$$

相位差 $\theta_2 - \theta_1$ 由施加在结上的电压和磁场决定。即使在电压等于零的状态下也存在归因于两个超导体电子的相位差的电流，当 $\theta_2 - \theta_1 = \pi/2$ 时，电流最大。

超导量子干涉仪（Superconducting Quantum Interference Device，SQUID）是在用超导体制作的环内引入一个或两个约瑟夫逊结制成的器件，其基本结构如图 6-7 所示，若检测电路中使用高频电流称为 RF SQUID，而使用直流驱动的称为 DC SQUID。以 SQUID 为基础派生出各种传感器和测量仪器，可以用于测量磁场、电压、磁化率等物理量。超导量子干涉仪的灵敏度可以达到 10^{-15}T，可以用于人体心磁场与脑磁场的检测，如图 6-8 所示。

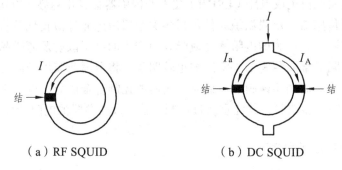

（a）RF SQUID （b）DC SQUID

图 6-7　超导量子干涉仪（SQUID）的基本结构

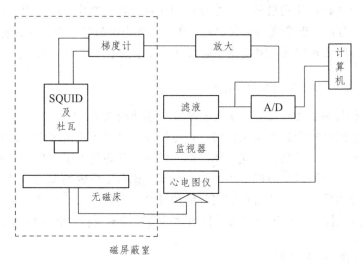

图 6-8　SQUID 心磁检测系统

6.2.2　半导体材料

半导体最大特征是运输电流的荷电粒子（电子或空穴）的密度可在很宽的范围内变化，且可利用此变化对电阻进行控制。从敏感元件的观点来看，若来自外界的作用可改变半导体内电子的运动状态和数目，则可将外部作用的大小可转换为电信号。

6.2.2.1 半导体材料

具有半导体性质的元素、化合物等材料广泛用作敏感材料，此类敏感元件若按照测量对象进行分类，主要有光、温度、磁、形变、湿度、气体、生物等敏感元件。

晶体半导体可以分为单晶和多晶，它们内部的原子都按照一定的规律排列着。用于敏感元件的 Si 的晶体结构几乎都是单晶。近年来随着薄膜化的要求非晶 Si 等作为敏感材料受到重视，可在低温下进行薄膜制作，不必选择制膜时的衬底种类，且可利用微细加工技术，具有微型化等特点，是实现传感器集成化、多功能化的首选材料。

化合物半导体是由两种或两种以上元素的原子构成，从材料角度，涉及 IIA ~ VA 族、IIB ~ VIA 族、IVA ~ IVA 族等多种类型。以 GaAs 为代表的 IIIA ~ VA 族化合物半导体构成原子配置几乎都是具有正四面体配位结构的立方晶系的闪锌矿结构。其能带结构几乎都是直接跃迁型。GaAs 的电子迁移率比 Si 大 6 倍，可有效地利用其特点作为光器件和高速器件材料。

6.2.2.2 半导体的电导、载流子密度、迁移率机制

半导体的电阻率介于导体和绝缘体之间（$10^{-4} \sim 10^{10} \Omega \cdot cm$）。电流密度 J（A/cm^2）可表示为电导和电场强度 E 和电导率 σ 的乘积：

$$J = \sigma E \tag{6-9}$$

由于电流是每单位时间通过的电量，设电子电荷为 e，传导电子密度为 n_e，速度为 V_e，空穴密度为 n_p，速度为 V_p，则

$$J = n_e(-e)(-V_e) + n_p e V_p = e(n_e V_e + n_p V_p) \tag{6-10}$$

当加于半导体的电压不是太高时，漂移速度与电场成正比，其系数称为迁移率。设电子的迁移率为 μ_e，空穴的迁移率为 μ_p，则

$$\left| V_{pe} \right| = \mu_{pe} E \tag{6-11}$$

式中，V_{pe} 和 μ_{pe} 分别表示空穴与电子间的电压和电迁移率。

由此可得外加恒定电场时的电流密度可表示为

$$J = e(n_e \mu_e + n_p \mu_p) \tag{6-12}$$

仅存在电子或空穴时的运动方程可表示为

$$m_e \frac{dV_e}{dt} = -eV - m_e \frac{V_e}{\tau_e} \tag{6-13}$$

式中第二项为弛豫项，τ_e 为散射时间，表示电子碰撞的频度。

半导体价带中的电子受激发后从满价带跃到空导带中，跃迁电子可以在导带中自由运动，传导电子的负电荷。同时，在满价带中留下空穴，空穴带正电荷，在价带中与电子相反的方向运动。

6.2.3 陶瓷敏感材料

无机陶瓷材料是以离子键为主的无机化合物，如 Cu_2O、ZnO、SiO_2、Al_2O_3 等氧化物，$NaCl$、NaF、NaI 等卤化物，再加上 Si_3N_4、SiC 之类的氮化物、碳化物等。表 6-2 给出了用于各种敏感元件的常用陶瓷材料。

表 6-2　用于各种敏感元件的陶瓷材料

名称	输出	原理	常见材料
温度敏感元件	电阻变化	载流子浓度随温度变化（NTC、PTC）	NiO、FeO、CoO、MnO、$CoO-Al_2O_3$、SiC、$B_aT_iO_3$
		半导体—金相相移	VO_2、V_2O_3
位置速度敏感元件	反射波的行波变化	压电效应	PZT 系列
光敏元件	电动势	热释电效应 反思托克斯定律 倍频效应	锗酸铅、钛酸铅
	可见光	荧光	ZnS（Cu、Al）、Y_2O_2S（EU）
气敏元件	电阻变化	接触可燃性气体燃烧反应热	Pt 催化剂、Al_2O_3
		由于氧化物半导体的气体吸附引起的电荷移动	SnO_2、In_2O_3、ZnO 等
		由于气体热传导引起热敏电阻的温度变化	
		氧化物半导体的化学量变化	TiO_2、$CoO-MgO$
	电动势变化	高温固体电解质氧浓度电池	稳定的氧化锆、氧化钍
湿敏元件	电阻	吸湿离子传导	$LiCl$、P_2O_5、$ZnO-Li_2O$
		氧化物半导体	TiO_2、Ni 铁氧体、ZnO
	电容率	吸湿引起电容变化	Al_2O_3
离子敏感元件	电动势	固体电解质浓淡电池	AgX_2、LaF_3、Ag_2S
	电阻	栅极吸附效应	Si_3N_4/SiO_2、PbO、AgX

6.2.3.1 化学敏感元件用陶瓷材料

化学敏感元件是获取被测对象的化学特性并将其转换为电信号或光信号加以检测的元件。化学敏感元件主要是利用化学反应进行化学物质的识别并获取有关的信息。因为化学反应通常通过物质间的电子的授受进行，所以化学敏感元件是利用以敏感元件本身为物质一方，而物质的另外一方为外界物质，其间进行电子授受的结果使敏感元件的电性质发生变化的现象制成的。通过敏感元件检测就可以知道此化学物质是什么和存在的量是多少。

根据气体分子与固体敏感材料的关系，化学敏感元件的作用机制有：气体分子的物理吸附、气体分子的化学吸附和化学反应、气体分子深入固体中和气体分子透过固体。

（1）物理吸附，例如湿敏元件工作时，水吸附于多孔介质表面，由于水的质子传导、电荷移动，从而使多孔介质电导率发生变化，或者由于吸附水的极化，电容值发生变化。

（2）化学吸附，气体分子吸附于敏感材料表面，与表面产生电子授受，而使敏感材料的电子浓度发生变化，从而改变其电导率。

（3）化学反应，以基于可燃性气体的氧化催化传感器为例，在氧化活性最高的铂催化剂与可燃性气体的氧化催化反应过程中，氧化反应的进行和可燃性气体的浓度相对应，且使铂/氧化铝催化剂的温度上升，从而利用埋入催化剂中的铂金丝电阻的变化检测气体浓度。

（4）气体成分分子深入固体中，因为氧化物中氧离子与气相氧处于平衡状态，所以氧缺陷浓度（晶格间的氧离子侵入或空位）随氧分压而变，电子或空穴浓度随缺陷浓度增加，从而使氧化物的电导率发生变化。

（5）气体成分分子透过固体，固体电解质两侧的气氛不同，固体中的特定离子就由浓度高的一侧向浓度低的一侧移动，即产生浓淡电池电动势。由于此电动势依赖于两侧气氛的浓度比，所以根据电动势的值可选择性地测定被测气体的浓度。

6.2.3.2 物理敏感元件用陶瓷材料

陶瓷具有绝缘性、磁性、介电性、导电性（半导性）等性质。当物质上加有外电场时，电荷载体（电子、空穴、阳离子、阴离子）的行为大致有如下两种，第一种是电荷载体受电场力的作用后在物质中做宏观移动，并伴有电流产生的导电性；第二种是电荷载体被束缚在确定的位置上，当受到电场力时，产生短暂的微观移动的介电性。由于这些电荷载体的轻微移动而使正、负电荷的重心不一致，这样的现象称为极化。

产生极化的机制有：（1）电子极化，由原子内的电子与核的相对位置发生改变而产生的极化；（2）离子极化，在离子性化合物中，由于正、负离子的中心偏移而产生的极化；（3）定向极化，由于对偶极距电场取稳定方向而产生的极化；（4）空间电荷（界面）极化，在多晶等不均匀电介质中，由于电荷载体聚集在特定空间或界面产生的极化。

电介质性质与组成原子和晶体结构间的关系极大。在 32 种晶系中，不具有对称中心的 20 种晶系为压电性晶系，一旦施加应力或位移，正电荷和负电荷的中心变得不一致，从而产生极化。在显示压电性的 20 种晶系中，对称性特别差的 10 种晶系，在既不加电场也不加应力的状态下，一开始就产生自发极化。一旦温度变化，晶体的热膨胀和热振动状态就发生变化，使晶体表面出现极化，此现象称为热释电性。

6.2.4 有机高分子敏感材料

传感器的发展主要以无机敏感材料为中心，但随着高分子材料技术的发展，使得基于有机高分子材料的传感器迅速被开发利用，有机高分材料易加工，易做成大面积材料；合成新结构分子的自由度大；可实现在无机敏感材料中难易达到的识别功能等优点。利用高分子材料的敏感元件主要有有机热敏电阻、红外敏感元件、超声波敏感元件等。

高分子电子材料发展过程如图 6-9 所示。如聚乙烯基咔唑类高分子，暗电导完全处于绝缘区域，却显示出相当大的光电导性。这一发现使高分子材料在电子摄影式复印机和激光晒图机用大面积薄膜感光体中得到广泛应用。极性高分子聚乙烯薄膜是为电容器应用而开发的高介电率薄膜，若将薄膜朝一个方向做拉伸处理，在薄膜中存在微晶结构，该微晶结构中的偶极子按一定方向排列，即存在极性微粒，对外产生电性。这种高分子驻极体在大面积压电、热释电薄膜方面有广阔的应用前景。液晶材料不是高分子物质，液晶显示材料的研制成功使很多研究者认识了有机低分子材料的重要性。有机低分子物质特别是色素物质已被使用作为电子摄像感光体和激光色素材料，有机低分子晶体中低维金属导电性的发现和利用光化学性烧孔效应的超高密度存储元件的提出，使得有机低分子材料在新型电子材料及器件方面的重要性大大增强。

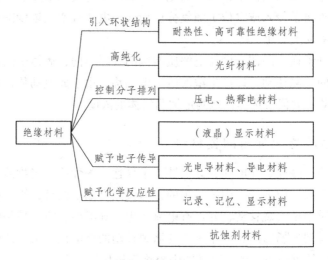

图 6-9　高分子电子材料的发展过程（液晶为低分子）

（图表来源：蒋亚东、谢光忠《敏感材料与传感器》）

有机高分子材料的响应特性可分为物理响应和化学响应，其中物理响应包括电、磁、光、射线、温度、压力等，这些信息被转换成电特性变化。高分子敏感材料可分为导电高分子材料、光电导性高分子材料、压电性高分材料、热释电性高分子材料、感光性高分子材料等。

高分子材料的导电机制主要分为三大类：由杂质等产生的离子导电；由电子和空穴产生的能带传导和跃迁传导；由导电性填料形成的导电通路。高分子材料的导电性随外界作用而发生变化，所以可构成敏感元件。

光电导高分子材料是指有机材料被光照射时所产生各种物性变化，如发光、光介电效应（折射率、电容改变）、光电导性或光电动势等。在光纤芯线中采用非晶高分子材料的光纤称为塑料光纤，芯线常采用聚甲基丙烯酸酯（PMMA）。

高分子材料显示压电性的必要条件是材料本身具有极大的自发极化，由形变引起的自发极化变化的现象称为压电效应；由温度引起自发极化变化称为热释电效应。热释电率与压电率的相关性极强。除聚偏二氟乙烯（PVDF）外，聚二氟乙烯和聚三氟乙烯的共聚物等有氟系高分子薄膜都具有自发极化。这些高分子固体是结晶高分子，其中在称为 β 型晶体的高分子，由于 CF_2 的永久双极子排列在同一方向，所以这种晶体是极性微晶。实际上高分子薄膜可有微晶区和非微晶区构成，多数微晶极化方向是随机的，所以就薄膜整体而言不具有自发极化，然而在某一温度下加热并加上高的直流电压，实行原样冷却的还原处理，使得薄膜中极化取向一致而体现出自发极化。高分子薄膜的压电系数和热释电系数是还原处理的函数。

大规模集成电路的制造成功，离不开称为抗蚀剂的高分子材料和微细加工技术，该材料是因可见光照射而诱发化学反应，导致对溶剂的溶解性发生变化的材料。由于电子器件高密度化的要求，希望制作微小的图案，从而要求是抗蚀剂产生化学反应的波长更短。在绘制有特定图案的掩膜与抗蚀剂层紧密接触的情况下，经曝光可获得的最小线宽受菲涅尔衍射支配。抗蚀剂有正型和负型，正型就是放射线照射部分产生高分子链的切断反应而增加溶解性。负型则是在照射部分产生交联反应而减少溶解性。

6.2.5　复合敏感材料与智能材料

6.2.5.1　复合敏感材料

复合敏感材料是由两种或两种以上的不同性质的敏感材料通过物理或化学的方法，在宏观（微观）上组成具有新性能的敏感材料。复合敏感材料的组分材料虽然保持其相对独立性，但复合材料不是组分材料的简单加和，而是不同敏感材料在性能上取长补短，产生协同效应，使复合敏感材料的综合性能优于组分材料而满足各种不同要求，因此敏感材料正在由单一材料向复合材料发展。

在复合材料中，经常有一项为连续相，称为基体；另一项为分散相，称为增强材料。例如金属纳米粒子可以克服光学衍射极限，将自由空间的光辐射聚焦到纳米尺度的光学器件上。这个过程中由于增强了光与物质之间的相互作用，加之金属纳米粒子和光电器件因源区材料的共振产生巨大的局域场，使得光生载流子有效分离被两端电极收集，从而增加了光电探测器的量子效率。

随着石墨烯等新型敏感材料的发现，将聚合物与石墨烯及金属氧化物半导体纳米颗粒（或金属纳米颗粒）三相复合形成新的纳米气敏材料体系，既可充分发挥石墨烯和纳米颗粒的气敏特性和电学性能，又能发挥聚合物对气体分子的特异响应，同时三者的界面键合作用和协同效应还可以增强机体的导电性和敏感性。

又如吡咯单体是非致癌物质，对金属离子、气体分子、有机溶剂等有着良好的电学响应特性，同时作为线性共轭聚合物，聚吡咯 PPy 还具有一定光导电性质，因此在电极材料、气体传感器、生物传感器、光电传感器等领域均有广泛应用。但单一的 PPy 材料存在难溶、难熔的问题，其导电性、热稳定性、机械强度等性能有待进一步提高。如将 PPy 与 PCP（聚己内酯）、PEO（聚环氧乙烷）等进行复合，将 PPy 与其他有机支撑材料进行复合是解决这些问题的有效途径。

6.2.5.2　智能材料

智能材料是继天然材料、合成高分子材料、人工设计材料之后第四代材料，是现代高技术新材料发展的重要方向之一。智能材料是指具有感知环境（包括内环境和外环境）的刺激，对其进行分析、处理、判断，并采取一定的措施进行适度响应的具有智能特征的材料。

智能材料的基础是功能材料，不是一种单一的材料，而是一个材料系统。确切地说，智能材料是一个由多种材料组元通过有机的紧密复合或严格的科学组装而构成的功能材料。可以说，智能材料是机敏材料与控制系统相结合的产物，或者说是敏感材料、驱动材料和控制系统的有机合成。就本质而言，智能材料就是一种智能机构，它是由传感器、执行器和控制器三部分组成。因为设计智能材料的两个指导思想是材料的多功能复合和材料的仿生设计，所以智能材料系统具有或部分具有如下的智能功能和生命特征：

（1）传感功能，能够感知外界或自身所处的环境条件，如负载、应力、应变、振动、热、光、电、磁、化学、核辐射等的强度及其变化。

（2）反馈功能，可通过传感网络，对系统输入与输出信息进行对比，并将其结果提供给控制系统。

（3）信息识别与积累功能，能够识别传感网络得到的各类信息并将其积累起来。

（4）响应功能，能够根据外界环境和内部条件变化，适时动态地做出相应的反应，并采取必要行动。

（5）自诊断能力，能通过分析比较系统的状况与过去的情况，对诸如系统故障与判断失误等问题进行自诊断并予以校正。

（6）自修复能力，能通过自繁殖、自生长、原位复合等再生机制，来修补某些局部损伤或破坏。

（7）自调节能力，对不断变化的外部环境和条件，能及时地自动调整自身结构和功能，并相应地改变自己的状态和行为，从而使材料系统始终以一种优化方式对外界变化做出恰如其分的响应。

6.3　物理量的测量

由于篇幅有限，本节以位移、温度为例，讲解测量原理与应用。

6.3.1　位移量的测量

6.3.1.1　电感式位移传感器

电感式位移传感器的基本原理基于线圈电感 L，其计算公式如下：

$$L = n^2 \times G \times \mu \qquad (6\text{-}14)$$

式中　G——集合形状系数；

　　　n——线圈匝数；

　　　μ——线圈内部磁芯材料单磁导率。

这种传感器通过装在线圈内的铁氧体铁芯的移动，引起单个线圈的自感变化，或者引起两个以上固定线圈之间互感耦合的变化，从而检测出物体的机械位移。图 6-10 所示线性可变差动变压器（Linear Variable Differential Transformer，LVDT）是一种常用的电感式位移传感器。

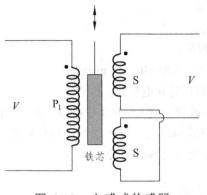

图 6-10　电感式传感器

6.3.1.2　应变式位移传感器

应变式位移传感器，可用于测量物体受力后的长度变化，这种传感器所产生的电阻变化与物体长度的变化率成正比。长度变化称为应变 S，定义为

$$S = \frac{\Delta l}{l} \tag{6-15}$$

式中：Δl 为物体长度的微小变化量，l 为物体的原始长度。

利用电阻丝或某些半导体材料制作应变片。二者机理不同，金属是外力引起几何形状变化，改变电阻值。半导体是外力改变其电阻率而改变电阻值。应变片通常可分为粘合式和非粘合式。如图 6-11 所示，非粘合式应变片是由多根电阻丝构成（一般四根构成全桥电路），这些电阻丝跨接在固定支架与活动支架之间。当应变片受到外力作用时，四根电阻丝中总有两根被拉伸，两根被压缩。用这种应变片可以制作血压传感器，如图 6-12 所示。传感器中有一片弹性膜片通过枢轴直接连接在活动支架上，外周血管中的血液通过一根灌满生理盐水的细导管与一次性弹性帽相连，弹性帽的底部就是弹性膜片的封口。心脏搏动的血压变化对膜片产生作用力，使得膜片连接的活动支架偏离初始位置，这个位移引起应变片的伸缩，从而产生与血压搏动成比例的周期性电阻变化。

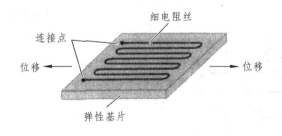

图 6-11　粘合式应变传感器

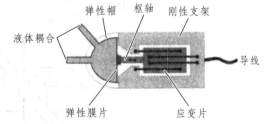

图 6-12　电阻应变是（非粘合式）血压传感器

6.3.1.3　电容式位移传感器

两块大小相同的平行板构成的电容，其电容值 C：

$$C = \varepsilon_0 \times \varepsilon_r \times \frac{A}{d} \qquad (6\text{-}16)$$

式中　A——平行极板正对面积；

　　　d——两块平行极板的间距；

　　　ε_0——振动介电常数，$\varepsilon_0 = 8.85 \times 10^{-12}\,F/m$；

　　　ε_r——极板间绝缘介质的相对介电常数。

外界物理量的测量转变为改变公式（6-16）中的 A、d 或 ε_r 的变化，则电容 C 的大小发生相应的变化，从而测量电路中输出改变。就可以测量与位移输出成正比的电压信号。常用的有变相对面积型、变间距型和变介电常数型传感器。

6.3.1.4　电磁流量传感器

对于血流速度和血流量的测量，可以通过暴露的动脉血管利用电磁感应式流量传感器进行测量，如图 6-13 所示。

假设血管直径为 l，血流速度均匀，且为 $\bar{u}$。如果将血管放置在磁场方向与血流方向垂直的均匀磁场 $\bar{B}$ 中，那么，血液中带正电的阳离子和带负电的阴离子就会受到与磁场方向和血流方向都垂直的作用力 $\bar{F}$，其计算公式为

$$\bar{F} = q(\bar{u} \times \bar{B}) \qquad (6\text{-}17)$$

式中：q 为单位电荷量，即 $1.6 \times 10^{-19}\,C$。

这样，血液中的两种带电粒子就会按照作用力 $\bar{F}$ 的方向，沿着血管的径向分别向两个相反的方向运动，这种运动会产生一个反作用电场力 $\bar{F}_0$，即

$$\bar{F}_0 = q \times \bar{E} = q \times \frac{V}{l} \qquad (6\text{-}18)$$

式中　$\bar{E}$——带电粒子移动时产生的净电场；

　　　V——血管上产生的电压差；

　　　l——血管直径。

平衡时，以上两个作用力是相等的，因此，电压差 V 正比于血管中血液的速度 u，它等于：

$$V = B \times l \times u \qquad (6\text{-}19)$$

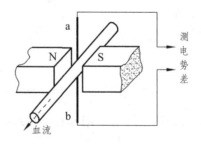

6-13　电磁血流计

由公式 6-19 可以通过测量电压 V，来计算血流速度 u，u 乘以截面积等于血管瞬时流量。

6.3.2　温度的测量

体温是人体调控最严密的生理参数之一。人体深部温度非常稳定，健康人的温度大约 37 ℃，变化范围一般在 0.5 ℃ 之内。体温升高往往意味着患病或感染。常用的温度计有接触式和非接触式两种，热敏电阻体温计必须与人体皮肤或黏膜组织直接接触才能测量体温，热敏电阻用压缩烧结的镍、锰、钴等金属氧化物制成。耳道体温计就是一种非接触式测量体温计。

6.3.2.1　金属温度材料

铂丝热敏传感器在小测量温度范围内，其阻值与温度可近似看作线性关系：

$$R = R_0(1 + \alpha_t T) \tag{6-20}$$

灵敏度为：

$$K = \mathrm{d}R / \mathrm{d}T = R_0 \alpha_t \tag{6-21}$$

其中，R_0——铂丝传感器在零度时的阻值；

α_t——铂丝传感器的温度系数。

将此铂丝传感器构成电桥进行温度测量，输出电压信号与温度的关系呈非线性关系，常用与一电阻并联，进行非线性近似。

6.3.2.2　热敏半导体陶瓷

热敏半导体陶瓷材料就是利用它的电阻、磁性、介电性等性质随温度而变化，用它做成的器件可作为温度的测定、线路温度补偿及温频等，具有灵敏度高、稳定性好、制造工艺简单及价格便宜特点。

按照热敏陶瓷的电阻-温度特性，一般可分为三大类，如图 6-14 所示：电阻随温度升高而增大的热敏电阻称为正温度系数热敏电阻，简称 PTC（Positive Temperature Coefficient）热敏电阻，如钛酸钡（$BaTiO_3$）；电阻随温度的升高而减小的热敏电阻称为负温度系数热敏电阻，简称 NTC（Negative Temperature Coefficient）热敏电阻，常用的有 Mn_3O_4 材料；电阻在某特定温度范围内急剧变化的热敏电阻，简称为 CTR（Critical Temperature Resistor）临界温度热敏电阻。如添加锗、钨、钼等的氧化钒，若在适当的还原气氛中五氧化二钒变成二氧化钒，则电阻急变温度变大，若进一步还原为三氧化二钒，则急变消失，CTR 常作控温报警应用。

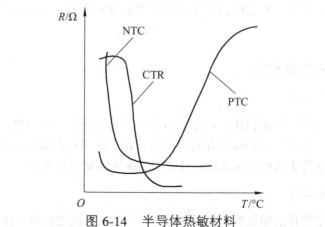

图 6-14　半导体热敏材料

6.4 生物传感器信号转换器

生物传感器是一类特殊的化学传感器，它是以生物活性单元（如酶、抗体、核酸、细胞等）作为生物敏感基元，对被测目标物具有高度选择性的检测器。它通过各种物理、化学型信号转换器捕捉目标物与敏感基元之间的反应，然后将反应的程度用离散或连续的电信号表达出来，从而检测待测量。

20 世纪 60 年代，Clark 等最先提出酶电极的设想，他们把酶溶液夹在两层透析膜之间形成一层薄的液层，再紧贴在 pH 电极、氧电极或电导电极上，用于监测液层中的反应。各种酶多数来自微生物或动植物组织，因此就自然地启发人们研究酶电极的衍生物：微生物电极、细胞器电极、动植物组织电极以及免疫电极等新型生物传感器，使生物传感器的类型大大增多。

到目前为止，生物传感器大致经历了 3 个发展阶段：第一代生物传感器是由固定了生物成分的非活性基质膜（透析膜或反应膜）和电化学电极所组成；第二代生物传感器是将生物成分直接吸附或共价结合到转换器的表面，而无须非活性的基质膜，测定时不必向样品中加入其他试剂；第三代生物传感器是把生物成分直接固定在电子元件上，它们可以直接感知和放大界面物质的变化，从而把生物识别和信号的转换处理结合在一起。

本节以酶传感器为例，关于更多组织、免疫生物传感器等，请查阅相关书籍。本节简要介绍常用的生物传感器中的信号转换器。

6.4.1 酶传感器

酶是生物体内产生的、具有催化活性的一类蛋白质，分子量可以为 1 万到几十万，甚至数百万以上。根据化学组成酶可分为两大类，即纯蛋白酶与结合蛋白酶。前者除蛋白质以外不含其他成分，如胰蛋白酶、胃蛋白酶和脲酶等。后者是由蛋白质和非蛋白质两部分组成，非蛋白质部分若与酶蛋白结合得牢固，不易分离则称辅基，如细胞色素氧化酶中的铁卟啉部分用透析法就不能将其与酶蛋白分开；若结合得不牢，可在溶液中离解，则称为辅酶，如常见的烟酰胺腺嘌呤二核苷酸（NAD，辅酶 I）和烟酰胺腺嘌呤二核苷酸磷酸（NADP，辅酶 II）都为脱氢酶之辅酶。另外，根据酶的催化反应类型分为氧化还原酶、转移酶、水解酶、异构酶等。

6.4.1.1 酶的基本特征

1. 酶的高效催化性

酶是一类有催化活性的蛋白质，在生命活动中起着极为重要的作用，参与所有新陈代谢过程中的生化反应，使得生命赖以生存的许多复杂化学反应在常温下能发生，并以极高的速度和明显的方向性维持生命的代谢活动，可以说生命活动离不开酶。

2. 酶的高度专一性

酶不仅具有一般催化剂加快反应速度的作用，而且具有高度的专一性（特异的选择性），即一种酶只能作用于一种或一类物质，产生一定的产物，如淀粉酶则只能催化淀粉水解。酶催化的专一性一般表现为对作用物分子结构的立体化学专一性和非立体化学专一性。前者包括对镜像异构体的光学专一性和对顺反异构体的几何专一性；后者包括键、基因和绝对专一性。酶的分子识别功能及其反应过程参看示意图 6-15。

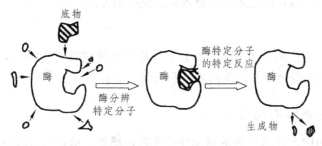

图 6-15　酶的分子识别功能及其反应过程的示意图

酶的这种专一性及其催化低浓度底物反应的能力在化学分析上非常有用。酶—催化反应用于分析目的已有较长的时间，可用于酶的底物、催化剂、抑制剂以及酶本身的测定。

酶传感器结构示意图，如图 6-16 所示。检测物质与固定化酶膜上的酶进行反应，生成热、光、电、质量改变等信号变化，这些信号作用于变换器，通过变换器将物理信号转换成电信号。通过测量检测被测物质及其浓度等检测与酶反应的检测物及浓度。

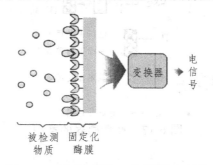

图 6-16　酶传感器工作原理示意图

6.4.1.2　酶生物传感器中酶的固定技术

生物活性酶的固定化是生物传感器制备过程中重要步骤，酶的固定化技术的发展是提高生物传感器性能的关键技术之一，对传感器的性能起决定作用。一般包括吸附法、包埋法、共价键固定法、交联法等。

1. 吸附法

通过非特异性物理吸附法或生物物质的特异性吸附作用将酶固定到载体（如硅藻土、陶瓷、塑料等）表面，方法简单，酶活力不受影响，但是吸附的静电作用力容易受到反应液中变化的影响。

2. 包埋法

即载体（如聚丙烯酰胺凝胶、矽酸盐凝胶、藻酸盐、角叉菜聚糖等）在有酶的存在下发生聚合、沉淀或凝胶化。包埋法是细胞或酶固定化最常用的方法，它是将酶或细胞固定在高分子化合物的三维网状结构中。现有三种包埋法，即凝胶包埋法、微胶囊包埋法和纤维包埋法。

3. 共价键合法

利用化学方法将载体活化，再与酶分子上的某些基因反应，形成共价的化学键，从而使酶分子结合到载体上，这是广泛采用的制备固定化酶的方法。

4. 交联法

通过借助于交联剂在酶分子之间、酶分子与载体之间交联形成网络结构而使酶固定化的方法称交联法，常用的载体如胶原蛋白膜、肠衣膜、尼析布、透析膜等。

6.4.1.3 酶传感器的类型

酶传感器是应用固定化酶作为敏感元件的生物传感器。依据信号转换器的类型，酶传感器大致可分为酶电极、酶场效应管传感器、酶热敏电阻传感器等（见图6-17）。

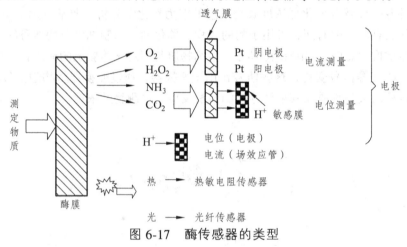

图 6-17 酶传感器的类型

6.4.2 电化学型信号转换器

电化学电极（固体电极、离子选择性电极、气敏电极等）作为信号转换器已广泛用于酶传感器、微生物传感器及其他类型的生物传感器中。化学反应与电荷变化密切相关，将待测物质以适当形式置于电化学反应池，测量其电化学性质变化（如电位、电流和电容等）可实现物质含量的测定。

6.4.2.1 基本电化学概念

1. 固体电极的相间电位

将金属电极插入电解质溶液中，从外表看，似乎不起什么变化。但实际上，金属晶格上原子被水分子极化、吸引，最终有可能脱离晶格以水合离子形式进入溶液。同样，溶液中金属离子也有被吸附到金属表面的，最终二者达到一个平衡。荷电粒子在界面间的净转移而产生了一定的界面电位差（见图6-18）。该类电位主要产生于金属为基体的电极，它与金属本性、溶液性质、浓度等有关。

2. 液体接界电位（浓差电位）

其产生的条件是相互接触的两液存在浓差梯度，同时扩散的离子其淌度不同。如图 6-19，界面两侧 HCl 浓度不同，左侧的 H^+ 和 Cl^- 不断向右侧扩散，同时由于 H^+ 的淌度比 Cl^- 淌度大，最终界面右侧将分布过剩正电荷，左侧有相应的负电荷，形成了液体接界电位。

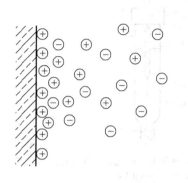

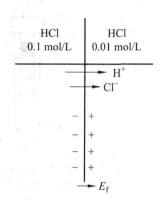

图 6-18　固体电极的相间电位　　　图 6-19　液体接界电位（浓度电位）

3. 膜电极电位

一个离子选择性膜与两侧溶液相接触，膜相中离子 I^+ 与溶液中 I^+ 发生交换反应，最终在两个界面处会形成两个液体接界电位（即道南电位 ϕ_{D1} 和 ϕ_{D2}）。由于膜较厚，膜相内也会存在不同离子扩散所产生的扩散电位 ϕ_d（见图 6-20），$a_i(m)$：产生膜电位响应的 I^+ 在膜中的活度；a_i：产生膜电位响应的 I^+ 在溶液 1 中的活度；a_i'' 产生膜电响应中的 I^+ 在溶液 2 中的活度；X^- 溶液中 I^+ 的对离子；S，S^- 分别指膜中存在的中性物质和阴离子。因此整个膜电位：

$$\phi_m = \phi_{D1} + \phi_{D2} + \phi_d \tag{6-22}$$

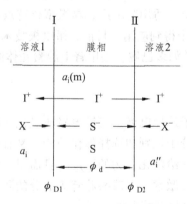

图 6-20　膜电极电位

6.4.2.2　基本电化学信号测量技术

1. 电位信号测量方法

对于一个选择性膜电极，当其他外界条件固定时，膜电位与溶液中待测离子活度（或浓度）的对数值呈线性关系，即符合能斯特关系式。由于单个电极电位值是无法测量的，通常将待测电极与一个参比电极组成一个电池，测量其电位差值，生物传感器中常涉及用电位法测量 H^+、NH_3、CO_2 的浓度。采用的参比电极除了可使用标准氢电极外常常使用甘汞电极和银—氯化银电极（结构见图 6-21）。

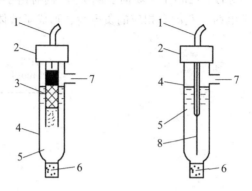

1—电极引线；2—电极帽；3—甘汞芯；4—玻璃外壳；5—饱和 KCl 溶液；
6—多孔陶瓷塞；7—KCl 补液口；8—Ag-AgCl 丝。

图 6-21　甘汞电极和银-氯化银电极

2. 电流信号测量方法

物质在电极上发生氧化或还原反应与其自身的电极电位相关，控制电极电位可以有选择地使溶液中某成分发生氧化或还原反应。当电路中有电流通过时电极将发生极化现象，使得电极电位偏离平衡电位值。为了有效地测量和控制研究电极的电位，通常可采用三电极测量体系。电解回路由工作电极和对电极（又称辅助电极）构成，电位的测量和控制由参比电极与工作电极回路实现。测量时采用线性扫描法、恒电位法等方式，测量的电流信号与发生电极氧化（或还原）的物质浓度相关。

生物传感器中常涉及用电流法测量 O_2，H_2O_2 等其他电活性物质浓度。电化学电极及相关的电化学测试技术具有性能稳定、适用范围广、易微型化特点，已在酶传感器、微生物传感器、免疫传感器、DNA 传感器中得到应用。目前，微电极技术也已应用于探讨细胞膜结构与功能、脑神经系统的在体研究（如多巴胺、去甲肾上腺素在体测量）等生物医学领域。

6.4.2.3　酶电极传感器

酶电极是由固定化酶与离子选择电极、气敏电极或氧化还原电极等电化学电极组合而成的生物传感器，因而具有酶的分子识别和选择催化功能，又有电化学电极响应快、操作简便的特点，能快速测定试液中某一给定化合物的浓度，且需很少量的样品。目前，酶电极用于糖类、醇类、有机酸、氨基酸、激素、三磷酸腺苷等成分的测定。根据电化学测量信号，酶电极主要分为电流型酶电极和电位型酶电极。

1. 电流型酶电极

电流型酶电极是指将酶促反应产生的物质在电极上发生氧化或还原反应产生的电流信号，在一定条件下，测得的电流信号与被测物浓度呈线性关系。其基础电极可采用氧、过氧化氢等电极，还可采用近年开发的介体修饰的炭、铂、钯和金等基础电极。表 6-4 为常见的电流型酶电极。

表 6-4　常见的电流型酶电极

测定对象	酶	检测电极
葡萄糖	葡萄糖氧化酶	O_2，H_2O_2
麦芽糖	淀粉酶	Pt
蔗糖	转化酶+变旋光酶+葡萄糖酶	O_2
半乳糖	半乳糖酶	Pt
尿酸	尿酸酶	O_2
乳酸	乳酸氧化酶	O_2
胆固醇	胆固醇氧化酶	O_2，H_2O_2
L-氨基酸	L-氨基酸酶	H_2O_2，I_2，O_2
磷脂质	磷脂酶	Pt
单胺	单胺氧化酶	O_2
苯酚	酪氨酸酶	Pt
乙醇	乙醇氧化酶	O_2
丙酮酸	丙酮酸脱氧酶	O_2

2. 葡萄糖酶传感器

葡萄糖氧化酶电极是研究最早、最成熟的酶电极。它是由葡萄糖氧化酶膜和电化学电极组成的。当葡萄糖溶液与酶膜接触时，发生如下反应：

$$C_6H_{12}O_6 + 2H_2O + O_2 \xrightarrow{\text{葡萄糖氧化酶}} C_6H_{12}O_7 + 2H_2O_2 \tag{6-23}$$

依据反应中消耗的氧、生成的葡萄糖酸及 H_2O_2 的量，可用氧电极、pH 电极或 H_2O_2 电极来测定葡萄糖的含量。pH 电极主要用于测定酶促反应所产生葡萄糖酸的量来计算样品中葡萄糖的含量；Clark 氧电极用于测定酶促反应中氧的消耗量（氧电流降低的量）来计算样品中葡萄糖的含量（电极结构见图 6-22）。

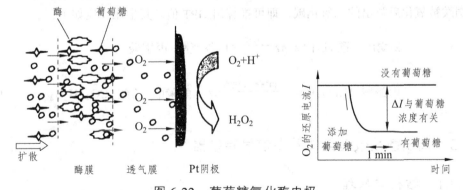

图 6-22　葡萄糖氧化酶电极

当酶促反应产物 H_2O_2 扩散到铂（或炭）电极上时，将在一定外加电压下被氧化，放出电子产生电流。即

$$H_2O_2 \rightarrow O_2 + 2H^+ + 2e \tag{6-24}$$

此时，铂（或炭）电极为阳极，铂电极的电位相对于 Ag/AgCl 电极为 0.6 V，炭电极的电位相对于饱和甘汞电极（SCE）为 1.2 V。H_2O_2 产生的分解电流与葡萄糖浓度成正比。该方法的本底电流小，灵敏度高，其最低检出限为 10^{-8} mol/L。但它的工作电位较高，同时存在的其他还原性物质（如抗坏血酸、维生素 C、尿酸等）在此电位下也能在电极上氧化，对测定产生干扰。

为了消除环境中的氧对测定的干扰，人们用四硫富瓦烯、二茂铁等容易在电极上氧化还原的介体来代替氧的电子传递作用。方法是将葡萄糖氧化酶和介体同时包埋于聚合物膜中，直接修饰于玻炭电极的表面构成葡萄糖酶传感器。

3. 电位型酶电极

电位型酶电极是将酶促反应所引起的物质量的变化转变成电位信号输出，电位信号大小与底物浓度的对数值呈线性关系。所用的基础电极有 pH 电极、气敏电极（CO_2、NH_3）等，它影响着酶电极的响应时间、检测下限等许多性能。电位型酶电极的适用范围，不仅取决于底物的溶解度，更重要的取决于基础电极的检测限。

（1）尿素电极。尿素电极是一种基于水解酶体系的酶电极。临床检查上，定量分析患者的血清和体液中的尿素对肾功能诊断是很重要的。另外，对慢性肾功能衰竭的患者进行人工透析时，在确定人工透析次数和透析时间施行有计划的人工透析上，尿素的定量分析也是必不可少的。尿素在脲酶作用下发生水解反应：

$$(NH_2)_2CO+H_2O \xrightarrow{\text{脲酶}} 2NH_3+CO_2 \tag{6-25}$$

可用氨气敏电极、二氧化碳电极等作为基础电极测定尿素的含量。常用氨气敏电极，其灵敏度高、线性范围较宽。尿素电极已仪器化和商品化，用于临床全血、血清、尿液等样品中尿素含量的测定及尿素生产线监测分析。

（2）GPT 传感器。GPT 即谷氨酸丙酮酸转氨酶，GPT 值是诊断肝炎的一个重要指标，它能催化酮戊二酸与丙氨酸反应生成谷氨酸和丙酮酸，然用丙酮酸氧化酶做催化剂的传感器测定丙酮酸被氧化后放出的二氧化碳，即可推算出 GPT 值。其生化反应如下：

$$2\text{-酮戊二酸+L-丙氨酸} \xrightarrow{\text{GPT}} \text{L-谷氨酸+丙酮酸}$$

$$\text{丙酮酸}+H_3PO_4+O_2 \xrightarrow{\text{丙酮酸氧化酶}} \text{乙酰磷酸+乙酸}+CO_2+H_2O_2 \tag{6-26}$$

6.4.3 离子敏场效应晶体管型信号转换器

6.4.3.1 结构与原理

场效应晶体管（FET）有 4 个末端，当栅极与基片（P-Si）短路时，源极与漏极之间的电流为漏电流。如果施加外电压，同时栅极电压对基片为正，电子便被吸引到栅极下面，促进了源极和漏极两个 n 区导通，因此栅极电压变化将控制沟道区导电性能——漏电流的变化（结构见图 6-23）。因此，只要设法利用生物反应过程所产生的物质来影响栅极电压，便可设计出半导体生物传感器。氢离子敏感的 FET 是常用的信号转换器。

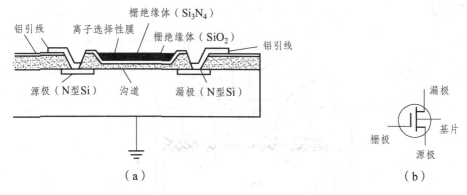

图 6-23　场效应晶体管结构（a）与符号（b）

将生物活性物质如酶固定在栅极氢离子敏感膜（SiO_2 水化层）表面，样品溶液中的待测底物扩散进入酶膜。假设是检测酶催化后的产物（反应速率取决于底物浓度），产物向离子选择性膜扩散的分子浓度不断积累增加，并在酶膜和离子选择性膜界面达到衡定。通常，酶-FET 传感器都含有双栅极，一只栅极涂有酶膜，作为指示用 FET，另一支涂上非活性酶膜或清蛋白膜作为参比 FET，两个 FET 制作在同一芯片上，对 pH 和温度以及外部溶液电场变化具有同样的敏感性，也就是说，如果两支 FET 漏电流出现了差值，那只能是酶—FET 中催化反应所致，而与环境温度 pH 加样体积和电场噪声等无关，故其差值与被测产物的浓度呈比例关系。离子敏场效应晶体管可作为酶（水解酶）、微生物传感器中的信号转换器。

6.4.3.2　FET 的特点

（1）构造简单，体积小，便于批量制作，成本低；

（2）属于固态传感器，机械性能好、耐震动、寿命长；

（3）输出阻抗低，与检测器的连接线甚至不用屏蔽，不受外来电场干扰，测试电路简化；

（4）可在同一硅片上集成多种传感器，对样品中不同成分同时进行测量分析。

6.4.3.3　FET—酶传感器

场效应晶体管酶传感器（FET-酶）是将酶膜复合场效应管的栅极，在进行测量时，酶的催化作用使待测的有机分子反应生成了场效应晶体管能够响应的离子。由于场效应晶体管栅极对表面电荷非常敏感，由此引起栅极的电位变化，这样就可对漏极电流进行调制，通过漏极电流的变化，获得所需信号。由于氢离子敏的 FET 器件最为成熟，与 H^+ 变化有关的生化反应自然首先被用到 FET-酶传感器方面，随后出现 FET-免疫传感器和 FET-细菌传感器。

FET-脲酶传感器的结构如图 6-24 所示。其原理是利用 FET 检测脲酶水解尿素时溶液 pH 发生的变化，基片是 P 型硅片。图中的斜线部分是源级和漏级的扩散区，芯片顶部的源级和漏级间形成沟道。此沟道上的绝缘物形成栅极，对溶液中的氢离子产生响应。沟外部分有一 p+层形成沟道截断环，防止漏级电流流通。栅极的绝缘物由 SiO_2 层和在其上用 CVD 法形成的 Si_3N_4 层所形成。在源极上与漏级上焊上导线后，用树脂封装起 FET 时露出前端，用浸渍涂敷法在其上形成有机薄膜，并把脲酶固定在膜表面上。由于栅极是氢离子敏的，脲酶水解尿素时膜内 pH 发生的变化引起栅极的电位变化，这样就可对漏极电流进行调制，漏极电流的变化就是所需信号。

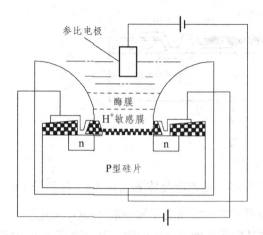

图 6-24　FEF-脲酶传感器的结构

基于同样原理，FET-葡萄糖、FET-青霉素、FET-L-谷氨酶传感器等也被研制出，它们都是依据酶促反应 pH 变化，通过场效应晶体管转换成电信号进行检测。

近年来，薄膜物理与固态物理学的发展，为 FET—酶传感器的微型化开拓了新的前景。离子敏场效应晶体管、气敏金属氧化物半导体电容器、薄膜电极等微型传感器都使用微电子生产工艺制造，有良好的重现性、可靠性和适用性。微型化的 FET—酶传感器与传统的电化学电极比较，具有输入阻抗小、响应时间短、线性好、体积小、样品用量少、信号倍增等特点，是酶传感器重要的发展方向。

6.4.4　热敏电阻型信号转换器

在众多的热敏元件中，热敏电阻是一种十分有效的温度传感器。热敏电阻是由铁、镍、锰、钴、钛等金属氧化物构成的半导体。从外形上分类有珠型、片型、棒型、厚膜型、薄膜型与触点型等。凡有生物体反应的地方，大都可观察到放热或吸热反应的热量变化（焓变化）。热敏电阻生物传感器就是以测定生化反应焓变化作为测定基础。若测量系统是一个绝热系统，借助于热敏电阻，可根据对系统温度变化的测量实现试样中待测成分的测定（见图 6-25）。

已开发的酶热敏电阻一般是用珠型的，例如酶反应焓变化量在 $5 \sim 100$ kJ/mol 范围内，采用测量灵敏度 1.0×10^{-2} K，用它可测量低至 0.5×10^{-3} mol/L 的底物浓度。

热敏电阻酶传感器是由固定化酶和热敏电阻组合而成。酶反应的焓变化量在 $5 \sim 100$ kJ/mol 范围内。对于酶促反应，反应焓变与参与酶反应有关物质量相关。用酶热敏电阻测定待测物的含量是依据酶促反应产生热量的多少来进行的。若反应体系是绝热体系，则酶促反应产生的热，使体系温度升高，借测量体系的温度变化可推知待测物的含量。目前，热敏电阻可测定 10^{-4} K 微小的温度变化，精度可达 1%。热敏电阻具有热容量小、响应快、稳定性好、使用方便、价格便宜的特点。因此该类传感器具有广泛的适用性，其测定对象可涉及医学、环境、食品等诸多方面。

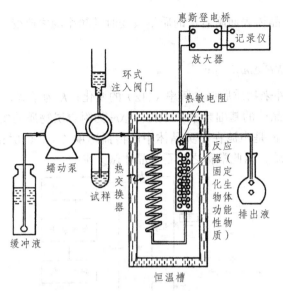

图 6-25 酶热敏电阻的测量系统

该类传感对酶的载体有特殊要求：不随温度变化而膨胀和收缩，热容量小；机械强度高，耐压性好，适合流动装置用；对酸、碱、有机溶剂等化学试剂和诸如细菌、霉菌等具生物学稳定性等。目前，载体除玻璃以外，还有使用多糖类凝胶或尼龙制的毛细管等。

6.4.5 压电晶体型信号转换器

6.4.5.1 结构与原理

压电晶体型信号转换器是基于压电材料的压电效应。在一定方向上施加机械力时晶体产生变形，就会引起它们内部产生极化，从而在两个电极表面可以检测到与力成正比的电荷量。若对石英晶体施加电场作用时，同样会引起内部正、负电荷中心的相对位移而导致石英晶体变形，且应变与外电场强度成正比；外电场方向改变，石英晶体形变方向也随之改变。当外加电场的振荡频率与石英晶体固有振动频率一致时，石英晶体处于谐振状态。在其两面真空喷镀一层导电用的金属电极（结构见图 6-26）。

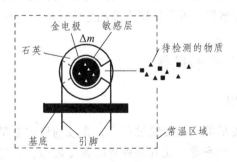

Δm——附着层物质的质量变化。

图 6-26 压电石英晶体型信号转换器

采用 TTL-IC 振荡电路驱使石英晶体谐振于其固有的频率，图 6-27 是压电石英晶体传感

器的工作系统。当石英晶体表面附着层的质量改变时其频率随之改变，通常可用 Sauerbrey 方程来描述。即

$$\Delta F = KF^2 \Delta m / A \cdot \rho v \qquad (6\text{-}27)$$

式中：ΔF 是晶体吸附外来物质后振动频率（Hz）的变化；K 为常数；A 为被吸附物所覆盖的面积（cm^2）；F 为压电晶体的基础频率（MHz）；Δm 为附着层物质的质量变化（g）；ρ 是石英的密度（$2.65\ g/cm^3$）；v 是声波在石英晶体中的传播速度（$3.4 \times 10^4\ m/s$）。通常可检测低至 $10^{-10}\ g/cm^2$ 级的痕量物质，因此常称之为石英晶体微天平。

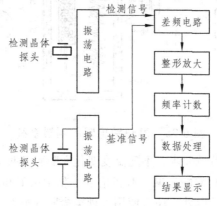

图 6-27　压电石英晶体传感器的工作系统

6.4.5.2　特点与应用

把生物敏感元件固定在石英晶体上组成的生物传感器兼有生物材料高选择性和压电传感器高灵敏度的特点。后经研究发现，在液相中，石英晶体的频率不仅对质量变化敏感，而且会受到温度、气压、液体密度、黏度、介电常数等多种因素影响，其中质量负载和黏弹性耦合是导致压电石英晶体频率变化的两个主要作用机理。因此据检测原理的不同，压电生物传感器分为质量响应型和非质量响应型，它们在免疫学、微生物学、基因检测、血液流变、药理研究以及环境等科学领域具有重要应用价值和开发前景。

压电免疫分析技术被认为是非标记免疫分析的一个重要突破，并有可能部分地取代放射免疫分析技术。该技术和流动注射分析技术联用可以进行连续和重复检测，可实现对复杂样品的在线分析。压电生物传感器还可直接用来监测生物反应的过程，用于反应动力学的研究。

6.4.6　光纤光学型信号转换器

6.4.6.1　结构与原理

光纤是用来传输光波能量的。在传输过程中，光波的导波参量会发生变化，如振幅、相位、偏振度、强度、波长、频率等，尤其是外界因素（如压力、温度、振动、浓度）对光纤的作用更会引起上述参量发生较大的变化。光纤生物传感信号转换器主要由光纤和生物敏感膜组成。分析测试时将传感端插入待测溶液中，当光通过光纤达到传感端时，由于传感膜中生物活性成分和待测组分之间的相互作用引起传感层光学性质变化。将酶、辅酶、生物的受

体、抗原、抗体、核酸、动植物组织或细胞、微生物等敏感膜安装在光纤、平面波导或毛细管波导面上，对样品中的待测物质进行选择性的分子识别，再转换成各种光信息，如紫外光、可见光及红外光的吸收和反射，荧光、磷光、化学发光和生物发光、拉曼散射、光声和表面等离子体共振等信号输出。组成感受器和换能器的可以是同一物质或不同物质构成的单层膜，也可以是不同物质构成的双层膜（复膜）。大多数情况下，光纤只起光的传输作用，也有传感器是基于被测物质能直接影响光纤的波导性质（如张力或折射率的变化）来进行化学或生物传感的。图 6-28 是光纤光学生物传感系统示意结构，主要部件是光源、单色器、光纤管、光电倍增管及检测数字显示器或记录仪。

光纤生物传感信号转换器有 3 种构筑方法（见图 6-29）。图 6-29（a）是一根双叉分枝光纤，入射光经过光纤的一个臂传导给光纤公共端的生物敏感膜，最后光信号从光纤另一臂传至检测系统。图 6-29（b）和图 6-29（c）是单臂光纤，生物敏感膜可位于一端，也可覆盖在光纤表面。使用这两种结构时需对入射光和检测光在时间上、相位上或波长范围加以区分。用于固定生物识别物质的载体都是光学透明物质或者高分子无色透明液体，常用的载体有玻璃（包括硅藻凝胶、硅胶、石英和多孔玻璃微球等）、纤维素、琼脂糖、高分子聚合物（包括聚乙烯、聚氯乙烯、聚苯乙烯、聚丙烯酰胺、聚乙二醇、聚乙烯醇、聚丙烯酸酯、尼龙等）、离子交换膜、渗析膜、牛血清蛋白等。厚度在 5～100 μm。近年来具有单分子层或多分子层结构的人工类脂膜受到很大重视，已用于制备高选择性、快响应的生物传感器。

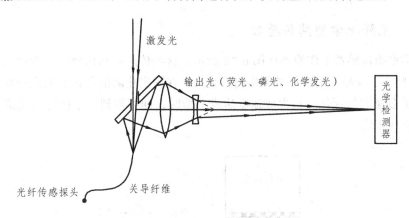

图 6-28　光纤光学生物传感系统示意

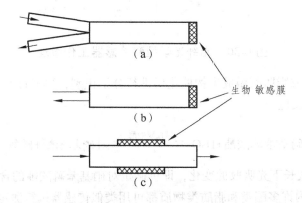

图 6-29　光纤生物传感信号转换器的 3 种结构

6.4.6.2 特点与应用

光纤生物传感器具有如下独特优点：

（1）轻、细长、小，很细小的光纤探针可应用于生物体内研究；

（2）抗电磁干扰强，适用于在强电磁干扰、高温高压、易燃易爆和强放射性等恶劣环境中应用，使远距离遥测成为现实；

（3）应用范围广，成本低且操作方便；

（4）可应用于多波长和时间分辨测量技术，从而改进分析结果的重现性，大大提高方法的选择性。

光纤生物传感器是具有很高的传输信息容量，可以同时反映出多元成分的多维信息，并通过波长、相位、衰减分布、偏振和强度调制、时间分辨、搜集瞬间信息等加以分辨，真正实现多道光谱分析和复合传感器阵列的设计，实现对复杂混合物中特定分析对象的检测。光纤生物传感器的探头直径可以小到与其传播的光波波长属同一数量级（纳米级），这样小巧的光纤探头可直接插入那些非整直空间和无法采样的小空间（如活体组织、血管、细胞）中，对分析物进行连续检测。由于光纤与样品之间没有直接的电接触，它不会影响生物自身的电性质，如生物电流和生物膜电位等。光纤生物传感器所具有的内参比效应，也避免了使用外参比带来的困难，并使测定信号更加稳定。

6.4.6.3 光纤光学型酶传感器

光纤光学型酶传感器工作原理如图 6-30 所示。这类传感器利用酶的高选择性，待测物质（相应酶的底物）从样品溶液中扩散到生物催化层，在固定化酶的催化下生成一种待检测的物质；当底物扩散速度与催化产物生成速度达成平衡时，即可得到一个稳定的光信号，信号大小与底物浓度成正比。

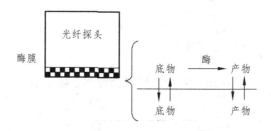

图 6-30 光纤光学型酶传感器工作原理

利用固定化酯酶或脂肪酶做成生物催化层进行分子识别，再通过产物的光吸收对底物浓度进行传感。如下述反应

$$\text{对硝基苯磷酸酯} + H_2O \xrightarrow{\text{碱性磷酸酶}} \text{对硝基苯酚} + \text{磷酸} \qquad (6\text{-}28)$$

测量在 404 nm 波长下光吸收的变化，即可确定对硝基苯磷酸酯的含量，线性范围为 $0 \sim 400\ \mu\text{mol/L}$，生物体内许多酯类和脂肪类物质都可用类似传感器进行测定。

6.4.7　表面等离子体共振型信号转换器

6.4.7.1　结构与原理

在 1900 年，Wood 发现光波通过光栅后，光频谱发生了小区域损失，这是关于表面等离子体共振（surface plasmon resonance，SPR）这一电磁场效应的最早记载。1958 年，Turbader 首先对金属薄膜采用光的全反射激励的方法，观察 SPR 现象。1983 年，瑞典人 Lied-berg 把它应用于 IgG 蛋白质与其抗原的相互反应的测定，并由 Bia-coreAB 公司开发出 SPR 仪器。此后，SPR 仪器的研究进入高峰期。在 SPR 中，光入射在金属薄膜上，产生衰减场。如果在金属薄膜一侧加上一层待测物质，试样与金属薄膜的偶联影响了结构的折射率，从而影响了反射光、衰减波以及等离子体共振。电磁场沿着金属表面传播，其衰减场按指数规律衰减。SPR 传感器的敏感机制有两种：① SPR 的电磁场效应；② 生物大分子相互作用对介电性质的影响。SPR 传感器原理示意如图 6-31 所示。

通常 SPR 传感系统需要光源、光路、光电耦合器件或光谱分析设备（见图 6-32）。光源有 He-Ne 激光器、半导体激光器、发光二极管等；光电耦合器件主要有光电二极管、数码摄像（CCD）等；光路往往采用棱镜组或光纤构造。

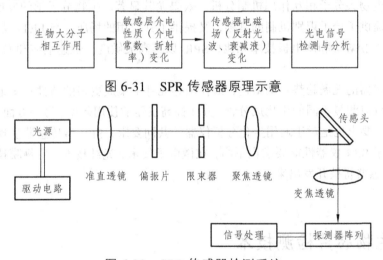

图 6-31　SPR 传感器原理示意

图 6-32　SPR 传感器检测系统

SPR 型生物传感信号转换器主要包括光波导器件、金属薄膜、生物分子膜 3 个组成部分。其中关键在于金属薄膜和生物分子膜的沉积。金属薄膜通常采用银膜和金膜。制作方法通常是真空蒸镀、磁控溅射等，膜厚度通常为 60～90 nm。生物分子敏感膜的成膜方法包括：① 金属膜直接吸附法，早期的 SPR 生物传感器都是采用这种方法，研究了许多种生物分子相互作用；② 共价连接法，这种方法提高了单位面积的固定点，连接基体为多孔结构，增大表面积，提高了传感器的响应范围；③ 分子印模技术是近年来传感器敏感表面的微细工艺软光刻这一新技术，用于分子水平上构造敏感表面。加拿大 Carleton 大学把这一技术应用于 SPR 传感器研制中，并结合表面单分子自组织层技术，使得 SPR 的敏感表面的稳定性和灵敏度都有很大的提高，对 SPR 传感器结构也产生了内在的影响。

目前，SPR 传感系统光波导耦合方式有棱镜型和衍射光栅型。根据光波导形式又可以分为：圆柱型光波导（光纤）和平面型光波导。与平面型光波导相比，光纤结构的应用具有明显优势。因为光纤便宜，尺寸特点适宜于小区域测量，有利于微型化，有利于遥感和多点测量，而且可以多波长测量。

根据 SPR 信号的激励原理有以下 4 种传感方法。

（1）角度调制法。固定入射光的波长，改变入射角度，观测反射光的归一化强度；

（2）波长调制法。固定入射光的角度，改变入射光的波长，观测反射光的归一化强度；

（3）强度调制法。入射光的角度和波长都固定，凭借强度的变化测量折射率的变化；

（4）相位调制法。入射光的角度和波长都固定，观测入射光与反射光的相差。

6.4.7.2 特点与应用

SPR 传感系统适用面非常广。在微生物检测、药物筛选、血液分析、DNA 分析、抗原/抗体分析、有毒气体检测等方面都有不俗的表现，对于环境污染的控制、医学诊断、食品及药物检测、工业遥感等方面都将是有力的工具。

SPR 传感器的理论分析、器件研制和实用系统开发日趋完善。它以其优异的灵敏度、实时响应特性引起了科研人员和商业机构的广泛重视，并把传感器用于环境监测、医疗、食品分析等，对于生物大分子相互作用机制分析，效果尤其显著。生物分子学的发展，既为 SPR 型生物传感器提供了分子识别机制的基础，又提供了其应用的场所。与 FET、热生物传感器、表面声波器件（SAW）和酶电极技术相比，SPR 以其高灵敏度、快速响应和操作简单而独树一帜。

SPR 型传感器的发展趋势：微型化，即在敏感元件上集成更多的器件；多组分同时测定，同一敏感器件可以测量不同的生化成分，一方面提高仪器的使用效率，另一方面也完善了 SPR 测量机理，这一要求也是对于通用生化分析仪器的共同要求；SPR 型传感器呈现多元化发展，不同的场合对于 SPR 仪器性能要求也不同，在微电子技术、光纤技术、生物膜技术的支持下，各种 SPR 型传感器将被开发出来。

6.5 生物芯片检测技术

生物芯片（Biochips）是随着 20 世纪 90 年代兴起的人类基因组计划发展起来的，它是一种微型化的生化分析仪器。如今人类基因组计划的第一步——"人类基因组工作草图"已宣告完成，正等待着人们去破译深藏在生物体中遗传语言的生物学意义。生物芯片将成为我们揭示生命本质的有力工具。生物芯片主要是指通过平面微细加工技术，在固体芯片表面构建微流体分析单元和系统，以实现对细胞、蛋白质、核酸以及其他生物化学组分准确、快速、大信息量的检测。生物芯片是生物技术与微电子学、化学等学科互相渗透的基础上发展起来的，它的出现将会给分子生物学、疾病诊断与治疗、新药开发、农作物育种和改良、司法鉴定等领域带来一场革命。

生物芯片是由活性生物靶向物（如基因、蛋白质等）构成的微阵列（Microarrays）。其概念来源于计算机芯片，它们的外形也有几分相似。生物芯片种类很多，有基因芯片、蛋白质芯片、芯片实验室、细胞芯片、组织芯片等。目前，基因芯片（或 DNA 芯片）和芯片实验室作为生物芯片的代表，已经走出实验室，开始产业化了。

6.5.1　基因芯片

基因芯片又称为寡核苷酸探针微阵列。它是借助定点固相合成技术或探针固定化技术，将一系列不同序列的寡核苷酸按阵列形式分别固定在固相载体上。载体可以是硅片、尼龙膜、玻璃片等。基因芯片的主要特点是一块芯片可以完成数百次常规测试，大大简化了测试过程，能在短时间内采集到大量的信息。基因芯片分析的实质是，利用 DNA 双链的互补碱基之间的氢键作用，让芯片上的探针分子与样品中的靶标核酸分子在相同条件下进行杂交反应，反应结果用化学荧光法、同位素法、化学发光法或酶标法显示，然后用精密的扫描仪或摄像技术记录，通过计算机软件分析处理，得到有价值的生物信息。

目前基因芯片主要有两种制备方法。一种是原位合成法，它是将半导体工业中的微光刻技术和 DNA 的化学合成方法结合起来，把用光不稳定保护基团保护的 4 种 DNA 模块固定在载体（如玻片）上。通过光脱保护，按照特定的序列进行 DNA 的定位合成或延伸。该技术具有合成速度快、步骤少、集成度高的特点，缺点是需花大量的时间去设计和制造价格昂贵的照相掩蔽网。另一种是显微打印法。这一技术是由美国斯坦福大学 Cornell 研究所发明的。首先用通常的分子生物学技术（如 PCR 扩增法、分子克隆技术、化学合成 DNA 片段等）制备探针，然后通过点样机将预先合成的 DNA 有序地固定在硅芯片或普通玻璃片上。该技术具有成本低的特点，不足之处是，每个样品都必须是合成好且经过纯化制备而成的。

基因芯片是生物芯片研究中最先实现商品化的产品，比较成熟的产品有检测基因突变和细胞内基因表达水平的 DNA 微阵列芯片。

6.5.2　蛋白质芯片

蛋白质芯片是生物芯片研制中极有挖掘潜力的一种芯片，它是从蛋白质水平去了解和研究各种生命现象背后更为真实的情况。蛋白质本身固有的性质决定了它不能沿用 DNA 芯片的模式进行分析和检测。一方面是蛋白质不能采用 PCR 等扩增方法来提高检测的灵敏度；另一方面是蛋白质与蛋白质之间的特异性作用主要体现在抗原—抗体反应或与受体的反应，但不像 DNA 之间具有序列的特异性，而只有专一性。所以蛋白质芯片分析本质上就是利用蛋白质之间的亲和作用，对样品中存在的特定蛋白质分子进行检测。

1998 年，美国开发成功世界上第一块蛋白质芯片。其制作方法是把已知蛋白质（抗体或受体）和合成的分子探针有序地排列在微小的芯片上。其测试原理是通过原位反应，芯片上的探针分子就会与某一组织中的蛋白质分子结合在一起。然后去掉芯片上没有结合的蛋白质分子，最后用质谱仪读出与芯片结合的蛋白质的分子量，从而得出被测样品中蛋白质的指纹图谱。只要对用蛋白质芯片测得的正常人与病人的蛋白质指纹图谱进行比较，就可以找出与疾病相关的蛋白质分子。Lueking 等人把作为探针的蛋白质分子高密度地固定在聚双氟乙烯膜上制得蛋白质芯片，可检测到 10 pg 的微量蛋白质。由于蛋白质芯片技术不受限于抗原—抗体系统，因此能高效筛选基因表达产物，为研究受体—配体的相互作用提供了一条新的途径。

同时蛋白质芯片技术还在蛋白质纯化和氨基酸序列测定领域显示出很好的应用前景。

6.5.3　芯片实验室

芯片实验室是最理想的一种生物芯片。在生命科学和医学研究中，对样品的分析通常包括 3 个典型步骤，即样品分离处理、生物化学反应、结果检测和分析。目前商品化的生物芯片，如基因芯片，对实验室的规模和仪器设备要求很高，依赖性很强。解决这一系列问题的关键是开发一种集样品分离处理、生化反应和结果检测/分析于一体的高集成度生化分析系统。芯片实验室正是通过专门的样品制备芯片、反应芯片、检测芯片以及微泵和微阀门等器件，将以上 3 个步骤连续化、集成化，得到一个封闭式、全功能、微型化便携式实验室。例如，用于样品制备的有微电泳芯片、过滤分离芯片等，用于生化反应的有 PCR 芯片等。芯片实验室在制造方面应用了微电子技术和半导体技术中的微加工技术，保证了制造工艺的可靠性，同时也降低了生产成本。目前，含有加热器、微泵微阀、微流量控制器、电子化学和电子发光探测器的芯片已经研制出来，同时也已经研制出将样品制备、化学反应和分析检测部分结合的芯片。

芯片实验室技术相对于传统的生化分析技术而言有许多优点：信号检测快，样品耗量低，稳定性高，没有交叉污染，制作容易，成本低。正因为芯片实验室形成了一个相对封闭的检测环境，从而使检测的适应温度、pH 范围大大拓宽。

6.5.4　生物芯片应用前景

生物芯片的应用正处在迅速发展中，并将在生活和生产的各个方面发挥越来越重要的作用，比如芯片测序、基因图谱绘制、基因表达分析、克隆选择、基因突变检测、遗传病和肿瘤诊断、微生物菌种鉴定及致病机制、药物研究、农林业、军事药学等。

（1）预防医学。生物芯片可应用于预防医学和新药开发。例如，血液过滤芯片可让指定的红细胞、白细胞留下，将胎儿细胞从孕妇血液中分离出来，做无创遗传学检测，较现在做羊水穿刺安全可靠得多。再如，针对感染、肿瘤、遗传病等不同的疾病，可进行细胞核内遗传物质的鉴定分析。生物芯片技术还可以用于临床治疗，例如已开发出在 4 mm^2 的芯片上布满 400 根有药物的针管，定时定量为病人进行药物注射。

身体健康检查可完全由基因芯片实现。在操作中，只要在人体上取一滴血，放到仅有手指甲大小的一块芯片上，便可由计算机迅速自动诊断出被检者是否患有遗传病，以及其他可能存在的遗传缺陷，预测到你未来的健康会受到哪些威胁，以便采用相应的对策加以预防。

（2）急救芯片与植入人体芯片。科学家已经研制出一种可以穿戴的芯片，这种芯片能够依靠无线通信系统监测使用者的身体情况，在紧急时刻向医护中心发出求助信号。这种芯片可以像手表一样戴在人的手腕上。芯片有一根天线，可以通过现有的无线通信网络和全球定位系统向医院、服务中心发出请求。芯片能够连续监测使用者的多种重要身体状况信号，如脉搏、血压等，还能向医院或服务中心提供使用者所在地点的数据，以便医护人员找到病人。

未来能够用于临床治疗的生物芯片将植入人体，这样就可以清楚地显示出入体的基因变化信息，医生把基因变化趋势与疾病早期状况相对照，就能准确地判断癌症、心脑血管等疾病。通过及时的早期预防治疗。另外，科学家还在考虑制作定时释放胰岛素治疗糖尿病的生物芯片微泵，以及可以置人心脏的芯片起搏器等。植入人体的芯片将生物传感技术、无线通信网络以及全球卫星定位技术（GPS）结合在一起，它的工作原理是将体热转变为驱动力。因此，医生透过这种芯片，可在网上给病人治病，检查他们的血糖、心跳等人体机能。

（3）寻找基因开关。美国麻省理工学院的研究人员于 2001 年初发明了一种基因芯片，它能帮助科学家找到控制基因的开关，从而帮助人们读懂已经基本破译出的人类基因组图谱。基因开关又称基因激活器，可以控制基因在人体内发生作用。找到控制基因的开关对癌症研究等具有重要意义。细胞繁殖处于失控状态时将引发癌症，而专家们认为，失控可能正是由于基因开关失效所致。目前，这种基因芯片能通过"劈"开 DNA，再使用抗体的方法，帮助科学家们找到基因开关，进一步的功能正在研究开发中。

（4）开发新药。从经济效益来说，生物芯片最大的应用领域可能是开发新药，由于存在个体差异，可以说没有一种药物可以适用于所有的病人。因此，根据每个人特有的基因型开发出其专用的药物，即个性化药物，将成为药物治疗学上的一次质的飞跃。这就要快速分析病人的多个基因以确定用药方案，基因芯片技术将是最佳选择。

第 7 章　生物医学测量与控制基础

生物医学测量是对生物体中包含的生命现象、状态、性质、变量和成分等信息进行检测和量化的技术。生物医学测量在生命科学和临床医学的许多领域中，都是十分重要的基础性技术。例如生命科学研究，医学基础研究，临床诊断，病人监护，治疗控制，人工器官及其测评，运动医学研究等，其研究的前端都直接或间接应用到生物医学测量技术。

人体各项基本生物医学特性和将各种能量施加于人体的反应是生物医学测量和控制的基础。生物医学电子学中，为了获取疾病诊断和治疗相关的生物体信息而进行的测量，常利用各种能量施加于人体组织，如超声、放射线、电流、磁场、高频能量、加速粒子等，对人体进行相应的疾病诊断、医学治疗、临床监护等。在此过程中不同能量对人体会造成不同的生理效应。同种能量在安全范围值下有助于诊断及治疗，超出安全范围值则会对人体造成损伤。因此，研究各种外加能量对人体的影响亦是医学测量的前提条件之一，是十分必要的。

7.1　生物医学测量概述

生物医学测量的对象涉及人体各个系统的形态与功能。被测对象包括：物理量（生物电、光、声、热、压力、流量、速度、温度等）；化学量（血气、代谢产物、呼吸气体、体液中的电介质等）；生物量（酶活性、免疫、蛋白质等）；生理量（各种感觉听觉、视觉、嗅觉、触觉、痛觉、味觉等）以及生理活动信息等。

生物医学测量的分类方法很多，以下给出一些按照不同途径进行分类的常用的测量方法：有创测量，无创测量；无线测量，有线测量；直接测量，间接测量；在体测量，离体测量；体表测量，体内测量；单维测量，多维测量；接触式测量，非接触式测量；生物电测量，非生物电测量；形态测量，功能测量。常见人体参数测量见表 7.1。

表 7.1　人体某些生理、生化参数测量所用的传感方法与技术

人体参数	传感方法与技术
生物电：心电（ECG），脑电（EEG），肌电（EMG），眼电，胃电，皮肤电，细胞电	宏电极（铜、铂、银、Ag/AgCl、液体），微电极（玻璃、金属）
压力：血压，心内压，脑内压，胃内压，胸腔内压，肺泡内压，眼球内压	金属应力计，半导体应变片，差动变压器，压电晶体
流量与流速：血流，呼气及吸气的流量、流速，唾液的流量，血液的出血速度，排尿速度	铂电极，核磁共振，热敏电阻，电磁法，超声多普勒法，色素稀释法，热稀释法，同位素

人体参数	传感方法与技术
变量与位移：心脏的位置，皮肤的厚度，皮下脂肪的厚度，肿瘤的位置	应变片，半导体应变片，差动变压器，电气测微仪，可变电极电容，光电位计，光电管，光二极管，超声波法
振动：心音，呼吸音，血管音，柯尔苛夫音，负颤音	与测量压力的 4 种传感器相同，另有可动线轮、电容微音器、磁应变振动子、光电管、光二极管、水银加速度计等
时间：知觉时间，反应时间，脉波时间，传播时间，呼气吸气时间，脉波间隔	用电子电路作计数器，同位素稀释法
温度：皮肤温度，直肠温度，口内温度，胃内温度，血液温度，呼气温度	热敏电阻，电阻温度计，容量温度计，热电偶，光温度计，红外温度计，液晶温度计
化学成分：血液、呼吸中的气体，组织内的 O_2、CO_2、N_2O、CO、H_2O、He 等生化学检查	热传导式气体分析仪，导电型液体浓度计，磁气测氧仪，光电式浓度计，pH 计，X 线分光分析仪，质量分析仪
放射计：X 射线，同位素	光传导放射线检测器，热敏电阻，光电管，发光二极管，同位素计数器，盖革计数器，光电倍增管

7.1.1 离体测量与在体测量

对离体的体液、尿、血、活体组织和病理标本之类的生物样品进行的测量，称为离体（In Vitro）测量。离体测量检测条件稳定性和准确度高，已广泛用于病理检查和生化分析中。在人体和实验动物活体的原位对机体的结构与功能状态进行的测量，称为在体（In Vivo）测量。

按照测量系统是否侵入机体内部，在体测量又可分为无创测量和有创测量两类。无创测量常在体表测量，通常采用间接测量方法；有创测量一般在体内测量，又称侵入式测量，通常采用直接测量的方法。无创测量不会造成机体的创伤，易被受试者接受，但大部分方法的准确度和稳定性较差；有创测量由于探测部分侵入机体，对机体会造成一定程度的创伤，给患者带来一定的痛苦，但其原理明确、方法可靠、测量数据精确，因此也可用于手术过程及术后的监测，以及作为无创测量方法的对照评估。随着微电子技术的发展，采用植入式测量时，能够得到更精确的测量结果，可进行实时、动态、长期监测，是生物医学测量发展的方向之一。

7.1.2 生物电测量与非生物电测量

对生物活体各部分的生物电位及电学特性（阻抗或导纳等）的测量，称为生物电测量。生物电位活动是生命体的基本指征，人体不同部位的生物电，诸如心电、脑电、肌电、神经电、眼电、细胞电及皮肤电等均与相关器官的功能密切相关，是诊断相关疾病的重要手段。非生物电测量系统是指除生物电量以外的各种生命现象、状态、性质和变量的测量。

各类非生物电量，包括压力、体温在内的物理量，血气及电解质在内的化学量，以及酶和蛋白质在内的生物量之间，均有错综复杂而有序的联系，各种非生物电量也与生物电量一样是生命活动的表征,这些参量偏移正常范围后将会导致人体器官功能的失衡而引发各类病变。非生物电量的测量涉及能量变换的问题,为测量、处理与记录方便起见,通常由各类换能器(传感器)将各种非生物电量转换为相关的电量后进行测量,这就是非电量的电测技术。

7.1.3 生物医学测量的特点

生物医学测量是以人体的生命现象作为基本对象,在测量方法、测量结果以及对测量结果的认识上,与工业测量及其他非生物医学测量相比,具有以下显著的特点:

1. 生命系统是一个复杂的闭环系统

生命体的生命活动是由多个系统决定的,它们之间相互影响,对某一个量的测量往往受到其他量的影响,如体表心电图的测量受肌电信号的干扰,这是生命体的基本特征,测量过程中要充分考虑各种因素。同时测量过程中还受到人的心理和生理因素的影响,如人紧张的情况下心率、血压、体温等都会发生变化,测量过程中要综合考虑各方面因素。生命体具有精确的自动调节功能,这是由于在生命体中存在多环路、多层次、多重控制的闭环系统特性所决定的。多种原因可导致同一生理参数的变化,同一原因又可导致多种生理参数的同时变化。因此,测量单一生理参数往往不能有效地评估生理和病理状态,需要采取多参数综合测试,综合评估。

2. 信号弱,干扰强

生物医学测量过程中,由于被测参数往往十分微弱,易受外界环境干扰,如在对人体生物电的测量时,周围电磁波叠加在人场的干扰往往大于人体信号,人体活动时的体位变化、电极接触不良及传感器错位时也会产生伪差,必须采用抗干扰技术、排除伪差等方法提取有用信号。测量环境,例如温度、湿度、电磁场干扰、振动、冲击等,都会使测量产生困难。尤其是在进行细胞级的测量时,利用微电极测量细胞内的电位变化时,对环境要求很严格,否则将影响测量结果的可靠性。

3. 被测对象的安全、有效问题

生物医学测量的对象是生命体,尤其是人体,因此其安全性是极其重要的。测量过程中应防止各种电击的危害,尤其是在体内有心导管测量时,极微小的电流(μA级)也有可能导致室颤。其次,电流通过人体时,会产生许多物理变化(例如热效应)和化学变化,并会引起多种复杂的生理效应。要求测量装置不能产生有毒物质,应与人体组织与血液有较好的生物相容性等。另一个方面要求生物医学测量必须是有效的,在疾病诊断上必须避免误诊和漏诊。

4. 新方法建立与评估的困难

生物医学测量的新方法,尤其是一些间接测量方法往往会涉及测试模型的建立问题。由于研究者对生命现象复杂程度了解不够,加上生物个体差异很大,因此测试模型往往带有片面性,在评估时也缺乏正确、有效的措施。由于研究者、设计者乃至操作者应了解基本医学常识。在临床诊断过程中,医生必须利用其对医学的先验知识结合仪器测量的结果进行综合判断。

5. 适用性问题

任何测量方法与技术都有一定的局限性，尤其是在生物医学领域。生命体中的各个系统、组织和器官，同一测量对象可能有多种测量方法，每一种测量都在一定条件限制下进行的，因此，在进行测量以前首先要研究方法与技术的适用性问题。对一个生物医学测量系统来说，有效性、安全性和适用性三个方面的要求均应受到重视。

7.1.4　生物医学测量系统

生物医学测量系统通常包括信息获取、信号加工、显示和记录等三大部分。信息获取部分用来引导与感知被测对象的某种生理和生化量，一般通过传感器转换为易测量与加工的电信号。信号加工部分用来对获取的电信号进行放大、处理及变换，以适于对测量结果的分析与识别。显示和记录部分用来显示和记录测量结果。

人体生理信息进行测量，其目的为诊断和治疗疾病，其模式有开环和闭环两种，具体模式的医疗仪器组成框图如图 7-1。

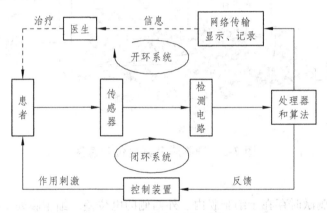

图 7-1　医疗仪器组成框图

大部分的医疗仪器属于开环系统，生理信号通过传感器变成电信号，通过检测电路放大并且转换成数字信号，供计算机处理和计算，最后显示和打印结果。医生读取信息，仪器帮助医生对患者进行诊断和治疗疾病。对于闭环系统的医疗器械，医生的作用由控制装置实现治疗功能，即根据信息反馈由控制装置提供诊断和治疗疾病的作用，闭环控制系统自动完成诊断和治疗疾病的全部过程。例如植入式人工胰，通过判断血糖水平进行自动给药。

7.2　生物体电场测量

生物电现象是生命活动的基本特征，生物电测量及诊断主要依靠对提取的生物电信号进行相关分析，首先应了解电荷等相关的物理量与人体生理效应的相互作用，及对生物电信号测量的影响。物质的电特性包括导电性和介电性两方面。导电性是指物体传导电流的能力，介电性是指在电场作用下表现出对静电能的储蓄和损耗的能力，通常用介电常数和介质损耗来表示。

7.2.1 生物体电学特性

7.2.1.1 细胞电特性

细胞是生物电的基本单位，细胞膜两侧带电离子（如钠离子 Na^+、钾离子 K^+）的不均匀分布和选择性离子跨膜转运，构成生物体的电特性。细胞水平的生物电现象主要有两种表现形式，即细胞未受刺激时的静息电位和受刺激时产生的动作电位。细胞膜的结构与静息电位如图 7-2 所示。细胞受到刺激后细胞膜由静息电位变为动作电位，细胞的电位发生变化的同时完成细胞间生物电信号的传导，从而实现信号的传递。由此多细胞组成的组织或器官在电信号作用下实现了受激及响应，表现出整体的生物电现象并实现对应功能。

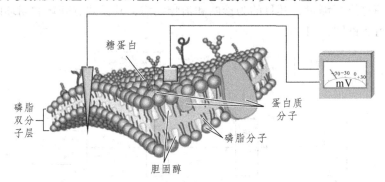

图 7-2　细胞膜及其电位示意图

1. 静息电位

是指细胞未受刺激时存在于细胞膜内、外两侧的电位差。细胞膜处于静息电位时，膜内侧聚集负电荷，带负电；膜外侧聚集正电荷，带正电，细胞膜两侧保持稳定的电位差。通常线性电气材料（电流密度小于 $1\,mA/cm^2$）的性质以电导率 k 和相对介电常数 ε_r 表示，材料中电场 e 和电流密度 i 之间的关系如式（7-1）所示：

$$i = (k + j\omega\varepsilon_0\varepsilon_r)e \qquad (7\text{-}1)$$

因细胞膜同时具有电阻和电容的特性，在直流和极低频的情况下，细胞膜基本上是绝缘的，整个细胞可以看作是一种绝缘层包围的导电区。不同组织的电导率和介电常数有所不同，血液电导率大，皮肤电导率小。

以心肌细胞为例，心肌细胞膜内外两侧的溶液都是电解质溶液，且各种带电离子的浓度差别较大。静息时，K^+ 的膜内浓度比膜外高 30 倍，Na^+ 的膜外浓度比膜内高 $10\sim15$ 倍，Cl^- 的膜外浓度比膜内高 $4\sim7$ 倍，Ca^{2+} 的膜外浓度比膜内高 10^4 倍，蛋白质阴离子的膜内浓度比膜外高等。膜内外的各个带电离子之前各有一定的浓度差形成浓度梯度。细胞在静息状态时，仅有部分 K^+ 通道开放，允许 K^+ 在浓度梯度作用下发生跨膜扩散，即向膜外扩散。它们总体构成了膜内外电位差（内负外正），即心肌细胞的静息电位，约等于 K^+ 外流的平衡电位，可以由能斯特方程进行推导。

（1）能斯特方程。

细胞处于静息电位时，带电离子存在浓度高的 C_1 向浓度低的 C_2 的扩散现象，如图 7-3（a）所示，最终正负电荷聚集在膜两边形成了阻碍离子进一步扩散的电场，达到如图 7-3（b）所示的跨膜电势。

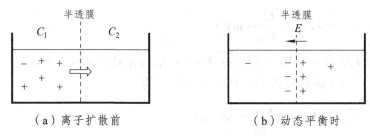

（a）离子扩散前　　　　　　　　　（b）动态平衡时

图 7-3　扩散形成的能斯特电动势

浓度差引起的扩散所产生的电动势 E 可用玻尔兹曼能量分布定理计算，即温度一定时，电动势 E 与离子平均密度 n 有如下关系：

$$n = n_0 e^{\frac{-E}{kT}} \tag{7-2}$$

式（7-2）中，n_0 为电动势为零处的离子密度，k 为波尔兹曼常数，T 为热力学温度。

如果半透膜两边离子密度分别为 n_1 和 n_2，电位为 V_1，V_2，离子价数为 Z，电子电量 e，则两侧离子电动势分别为

$$E_1 = ZeV_1 \qquad E_2 = ZeV_2 \tag{7-3}$$

将式（7-3）代入式（7-2）得

$$n_1 = n_0 e^{\frac{-ZeV_1}{kT}}, \quad n_2 = n_0 e^{\frac{-ZeV_2}{kT}}$$

$$\frac{n_1}{n_2} = e^{\frac{Ze(V_1 - V_2)}{kT}} \tag{7-4}$$

将上式取自然对数得

$$\ln \frac{n_1}{n_2} = \frac{Ze}{kT}(V_1 - V_2) \tag{7-5}$$

因为膜两侧的浓度 C_1 和 C_2 与离子密度 n_1 和 n_2 成正比，即，$\dfrac{C_1}{C_2} = \dfrac{n_1}{n_2}$

所以有

$$\ln \frac{C_1}{C_2} = \frac{Ze}{kT}(V_1 - V_2)$$

跨膜电势差 ε 为

$$\varepsilon = V_1 - V_2 = \frac{kT}{Ze} \ln \frac{C_1}{C_2}$$

或者

$$\varepsilon = 2.3 \frac{kT}{Ze} \lg \frac{C_1}{C_2} \tag{7-6}$$

式（7-6）即为能斯特（Nernst）方程，其中 ε 为扩散电位差，生理学上为膜两边的跨膜电位。

（2）细胞膜的静息电位数值运算。

假设人的神经细胞静息时细胞内外 K^+ 的有效浓度分别为细胞内液 C_{KI} 为 141 mmol/L，外液浓度 C_{KO} 为 5 mmol/L，，根据式（7-6）可计算出扩散的平衡电位 ε_k，考虑到细胞膜静息电位为外正内负，膜外电压设为 0，则跨膜电压取负号，为

$$\varepsilon_k = -2.3 \frac{kT}{Ze} \lg \frac{C_{KI}}{C_{KO}} \, (\text{mV}) \tag{7-7}$$

若取人的体温为 37 ℃，则 T=273+37=310（K），波尔兹曼常数 k=7.38×10^{-23}J/K，电子电量 e=7.6×10^{-19}C，离子价数为 Z=+1，代入式（7-7）得

$$\varepsilon_k = -61.496 \lg \frac{C_{KI}}{C_{KO}} = -89 \, (\text{mV}) \tag{7-8}$$

由此即可算出人体相应细胞膜的静息电位。与实际测量值-86 mV 很接近。因实际参与跨膜运动的还有其他多种离子，若要精确计算则需将所有参加跨膜运动的离子全部包括在内，但此处已可实现对静息电位的粗略估算。

2. 动作电位

细胞膜受到刺激时，表现出细胞兴奋的过程即为动作电位。动作电位是膜受刺激后，在原有的静息电位基础上发生的膜两侧电位的快速而可逆的翻转和复原。例如：当神经纤维在安静情况下受到一次短促的刺激时，膜内原来存在的负电位将迅速消失，并且进而变成正电位，即膜内电位在短时间内可由原来的-70～-90 mV 升至+20～+40 mV 的水平，由原来的内负外正变为内正外负。

从生物学角度来解释，动作电位即为细胞膜对带电离子的跨膜转运，膜蛋白为离子泵（钠-钾泵，简称钠泵，也称 Na^+-K^+-ATP 酶），继发性主动转运：它是间接利用 ATP 能量的主动转运过程，由此造成细胞膜内外的电位差变化，形成动作电位。

细胞膜可以把 Na^+ 排出细胞膜外，把 K^+ 吸到细胞膜内，即为 Na^+-K^+ 交换泵。如图 7-4 所示，细胞外液的主要阳离子是 Na^+，细胞内液的主要阳离子是 K^+。虽细胞内、外液中 Na^+、K^+ 离子的分布不均衡，但并不会产生明显的顺浓度梯度扩散。此现象即为在 Na^+-K^+ 泵吸 K^+ 排 Na^+ 的作用下形成的离子间的动态平衡。因 Na^+-K^+ 泵引起的 Na^+、K^+ 离子流动增大了细胞内外液体中带电离子内低外高的浓度差，细胞膜产生的电位差可相当于一个 70～100 mV 的电池。

同时，Na^+-K^+ 泵将 Na^+、K^+ 沿逆浓度梯度运输，为主动运输，因此又可称为主动交换泵。需要不断消耗 ATP 酶，此酶横跨细胞膜，与细胞外的 K^+ 作用后，K^+ 即被带入膜内，同时，ATP 酶被细胞内的 Na^+ 所活化，将钠送出膜外。钠泵所需的能量即来自 ATP 酶的作用，它使 ATP 水解成 ADP 和无机磷酸，同时释放出所需能量，如图 7-4 所示。

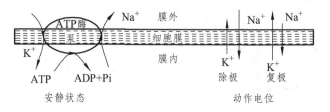

图 7-4　Na^+-K^+泵工作模式示意图

在细胞膜的离子转运过程中，Na$^+$-K$^+$泵和离子扩散同时存在的。离子扩散过程进行得相当缓慢。但是，动作电位的发生仅在几毫秒之内，故认为发生动作电位时，K$^+$、Na$^+$离子进出膜的过程不单纯是被动的扩散作用，而是在某种载体参与下进行的。在 Na$^+$-K$^+$泵和离子扩散的共同作用下，在受刺激时完成离子的迅速转运，从而实现动作电位的产生。

以某种方法使膜电位发生较大变化（相当于细胞受到刺激或通入电流），改变膜的电容性质，膜对 Na$^+$的通透性是电压的函数，因此产生急剧的膜电位变化。Na$^+$进入细胞导致膜电位的变化作用，在某点膜电位自动地发生大的变化，此现象即为细胞兴奋。

3. 细胞膜的电阻和电容特性

细胞膜为半透膜，同时具有电阻和电容特性。位于细胞膜内的细胞液和膜外的细胞外液均为含有多种带电离子的导电性良好的溶液，而细胞膜两侧存在稳定的电位差（静息电位），且对某些带电离子不通透，此种情况下细胞膜近似于已充电的电容（因两侧已聚集电荷）。对于其他可通透的带电离子，如 Na$^+$、K$^+$离子，相当于有电流通过，此时细胞膜相当于电阻。由此膜电阻和膜电容同时存在，细胞膜的等效电路即如图 7-5（a）所示。

膜电容可表示细胞膜的绝缘及储存电荷的能力，其具体数值可由平行板电容器的电容量计算公式（7-9）算得

$$C = \frac{\varepsilon S}{4\pi d} \tag{7-9}$$

式（7-9）中，ε 为介电常数，细胞膜的介电常数约为 3.26；S 为细胞膜的面积；d 为细胞膜的厚度。若可知膜电位 V（膜的静息电压大小），则可由 $Q=CV$ 算得细胞膜两侧所带的电量。

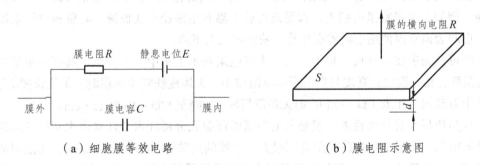

（a）细胞膜等效电路　　　　　　（b）膜电阻示意图

图 7-5　细胞膜的电阻和电容特性

对于膜电阻 R 而言，一般指的是细胞膜的横向电阻[见图 7-5（b）]，表示带电离子透过细胞膜的能力。膜电阻值同样可由通用的电阻决定式计算得出，即

$$R = \frac{\rho d}{S} \tag{7-10}$$

式（7-10）中，S 为细胞膜的面积，d 为细胞膜的厚度，ρ 为细胞膜的单位长度电阻率，不同的组织细胞 ρ 值大小不同。

现常用细胞膜的单位面积电容 C_{m}（单位：μF/cm^2）和单位面积电阻 R_{m}（单位：$\Omega \cdot$cm^2）来分别描述膜电容和膜电阻，且已测得部分种类的细胞或组织的 C_{m} 值和 R_{m} 值，其值各不相同。也可用已测得的 C_{m} 值和 R_{m} 值直接计算相应细胞的膜电容和膜电阻，即

$$C = C_{m}S \qquad R = \frac{R_{m}}{S} \qquad (7\text{-}11)$$

当细胞处于静息状态时，只有极少的带电离子进行跨膜运输，膜电位稳定，此时细胞膜主要表现出电容特性，电阻特性微乎其微，此时的细胞膜可认为是绝缘体。而细胞膜的去极化、复极化过程相当于膜电容的充放电过程，因此膜的电容性质在此过程中对应改变。膜电阻也在此过程中随细胞膜通透性的改变发生相应变化，表现为细胞膜的变阻性。

7.2.1.2 生物组织电阻抗

在交流电作用下，生物整体结构表现出的电阻性质却非常复杂。不同的生物组织或结构可能会表现出不同的电阻性质，如对人体各种离体组织进行测定时测得的电阻率和电导率各不相同。同一组织器官在不同功能状态下的电阻抗也可能不同，如肺泡的电阻率会随着呼吸而发生规律性变化。生物体的这些电学特性与很多生理研究都是密切相关的，如神经的兴奋和传导、心电的发生、生物体的电刺激与电气安全等，因此生物体的电特性是生物医学工程的一项基础且重要的研究内容。

一般来说，血清、血浆、汗液等为良导体，神经、肌肉、内脏等次之，结缔组织、干燥的皮肤、脂肪等为不良导体，干燥的头发、指甲等为绝缘体。因从人体体表获取生物电信号时，首先要通过皮肤进行测量，所以对皮肤阻抗的讨论尤为重要。

人体的皮肤阻抗较高，人体每一肢体内的电阻为 $200 \sim 500\ \Omega$，躯干内的电阻为 $25 \sim 100\ \Omega$。所以任意两肢体内的电阻为 $500 \sim 1\ 000\ \Omega$。肥胖病人由于脂肪层的增厚，电阻稍大一些。一般以两肢体内电阻 $500\ \Omega$ 作为电击时估计流过电流的标准。但是很多情况致使皮肤阻抗大大下降。例如，手术室里的病人，衣服或皮肤上渗有生理盐水或血液；心脏病监护系统中的病人，皮肤表面常因使用电极胶而导致皮肤阻抗大大下降。

皮肤可分为表皮、真皮、皮下三层，皮肤电阻基本上集中在表皮层，特别是角质层，皮脂（皮脂腺分泌）次之；真皮与皮下层的电阻较小。人体皮肤有角质层时，单位长度电阻率 ρ 高达几十万欧姆·厘米（$\Omega \cdot cm$）；但无角质层时，ρ 降至 $800 \sim 1\ 000\ \Omega \cdot cm$。

上皮角质层本身导电性差，但是其上布满的汗腺孔分泌汗水，汗水由水和电解质组成，因此是导电的。不同部位皮肤电阻差别很大。干燥的皮肤为 $100 \sim 300\ \Omega/cm^{2}$，而潮湿的皮肤电阻只有干燥皮肤的 1%。汗腺的分泌可以大大降低角质层电阻。所以环境，生理和心理条件都可影响皮肤阻抗。

为了减小皮肤阻抗对测量的影响，在进行人体电信号测量时，经常要首先将皮肤表层的角质层和皮脂去除，其常用方法为用酒精或细砂纸擦洗皮肤表面或在皮肤表面涂抹导电膏。对于涂敷导电膏的情况，因角质层中存在的主要是死亡的角质细胞，当表面电极通过导电膏和皮肤接触时，角质层此时充当离子半透膜。因导电膏中有些体积较大的离子无法通过角质层，在角质层两边即会产生由离子浓度不同引起的电位差，称之为浓差电动势。同时，在电极和皮肤之间存在由电偶极层产生的电容，因此导电膏与皮肤接触时的等效电路即可表示为图 7-6，E 为浓差电动势，C 为导电膏与皮肤形成的电容（类似膜电容），R_C 为其漏电电阻（类似膜电阻），R 为皮肤其他组织的电阻。

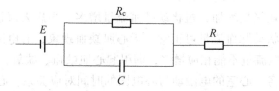

图 7-6 导电膏与皮肤接触时的等效电路

由于电容 C 的存在，皮肤阻抗显示出较为明显的随电流频率变化的特征，此时皮肤阻抗 Z 与 R 及容抗的关系为

$$|Z| = \sqrt{R^2 + \frac{1}{(2\pi f C)^2}}$$

（7-12）

式（7-12）中 R 不随频率 f 变化，仅 C 的容抗 $1/2\pi f C$ 随频率变化，因此与 R 相比，容抗在皮肤阻抗中起主导作用。

7.2.1.3 常规生物电无创测量

生物电的无创测量是指在体表进行的生物电位及其他电特性（阻抗和导纳）测量。常规的心电、脑电、肌电、胃电、眼电、眼震电、皮肤电等生物电位的无创测量已渐趋成熟，是临床上应用最广的检查手段。随着电子与信息科学技术及生命科学研究的进展，生物电位的无创测量也在不断深入与拓宽。以心电图 R 波检测为例，由于多类别心律失常自动分析的需要，自 20 世纪 80 年代起就出现了许多算法，其目的均是在强干扰和噪声（包括人体的其他生物电噪声）背景下提高 R 波的检出率。心电图中的 P 波检测、S-T 段分析、在母体体表提取胎儿心电的研究也在逐步深化。以眼电、脑电为代表的无创检测研究大部分集中在诱发电位的测量上，采用电、光（含图像）、声、触觉、嗅觉和味觉等外界刺激诱发生物电的研究，在自然环境或在特殊环境下的生理、病理、心理以及新的机体的整体反应规律的研究，以及对人类的认知规律的研究等相辅相成，都取得了许多进展。

1. 体表心电图测量

（1）心电图产生原理。

心脏在每个心动周期中，由起搏点、心房、心室相继兴奋，伴随着生物电的传导，这些生物电的变化称为心电。将若干电极（导联）连接于肢体，对生物电流进行采样后得到心电信号，通过一定方式记录后得到心电图，即体表心电图。心脏的电活动（主要是心房肌、心室肌的激动）经过躯体（组织）在体表形成电位差（即心肌细胞除极、复极过程中向各方面传导而到达肢体电极时的电位差）。心电图所记录的就是这个电位差随时间变化的轨迹。

体表心电图检查，主要有常规心电图，动态心电图和运动心电图。常规检查的心电图在分析与鉴别一些心律失常，如各种类型过早搏动、房室传导阻滞、心动过速等有重要价值。也可以反映心肌受损的程度和发展过程以及心房、心室的功能结构情况。同时，在指导心脏手术进行和指示必要的药物处理上有参考价值。动态心电图又称为心电 Holter，Holter 动态心电监护和分析系统采用长时间（一般 24 小时）心电监测，并可真实的记录人在安静状态下、睡眠中以及活动或运动（如跑、跳）中的心电图。运动心电图是指在一定运动负荷下所获取的心电图。因为在生理情况下，人体肌肉组织为满足运动时需氧量增加，心率增快，心排出量相应增多，伴随心肌耗氧量增加，冠状动脉血流量增多。当病人冠状动脉发生病变，轻度狭窄时，静息状态下冠状动脉血流量可正常，无心肌缺血现象，心电图可以正常。而当运动负荷增加时，冠状动脉血流量不能相应增多，即引起心肌缺血、缺氧，心电图出现异常改变。

如图 7-7 所示为心房、心室的电激动与心电图的时间对应关系。心房的电激动与 P 波对应，心室的电激动与 QRS 波群对应，心室复极化与 T 波对应等。所以从体表记录的心电图能够反映，心脏各部分电兴奋的产生、传导和恢复过程中的生物电位变化。

（2）心电图测量。

在人体不同部位放置电极，并通过导联线与心电图机电流计的正负极相连，这种记录心电图的电路连接方法称为心电图导联。目前国际上通用的是标准十二导联，Ⅰ、Ⅱ、Ⅲ标准导联，aVR、aVL、aVF 加压肢体导联，$V_1 \sim V_6$ 胸导联。

标准肢体导联反应两个肢体间的电位差，如图 7-8（a）所示。美国 Wilson 教授把左上肢、右上肢、左下肢三个肢体分别通过 5 000 Ω 电阻，用导线连接在一点，称为威尔逊中心端，由此得到单极导联的参考端，VR、VL、VF，$V_1 \sim V_6$ 分别为相对于威尔逊中心端的电位，属于单极导联。aVR、aVL、aVF 加压单极导联的连线如图 7-8（b）所示，将测量电极不接中心端，使得测量结果放大 150% 倍得到加压肢体导联。胸导联电路如 7-8（c）所示。

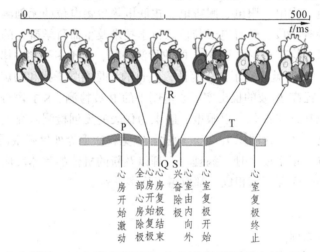

图 7-7　心脏电活动与心电图的时间对应关系

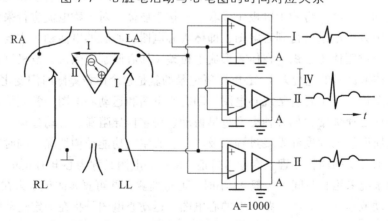

（a）标准肢体导联Ⅰ、Ⅱ、Ⅲ

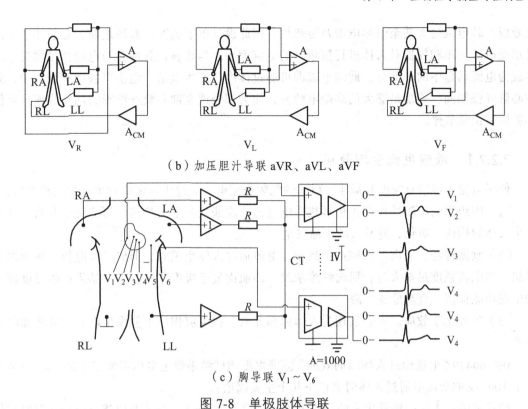

（b）加压胆汁导联 aVR、aVL、aVF

（c）胸导联 $V_1 \sim V_6$

图 7-8　单极肢体导联

2. 心电逆问题研究

近几年来生物电位以及相应的逆问题研究也取得了长足的进步。将检测到的数十乃至数百个体表电位，利用计算机的强大信息处理功能构建体表等电位图、极值轨迹图等，使心脏和脑的电活动及一些病变信息能用更清晰的方法表达。

心电逆问题是从心电场在体表面所产生的电位分布来推断心脏内的电活动，即推断心脏的状态。临床心电图判断是一种经验知识的判断，而对于心电逆问题是根据体表电位的分布、人体几何形状以及躯干容积导电的电磁特性、通过数学物理方法求得心脏电活动的定量解。心电逆问题不存在数学上唯一解，只要心脏兴奋区域不确定，心电源是不可能被唯一确定的，因为某封闭内面的心电源在其外部产生的心电场可能与等效单层或双层场源在该表面本身产生的心电场极为相似，这个困难可以通过等效心电源来解决，也可以通过求心外膜电位方法来解决。由此引出心电逆问题的两种主要解法，即基于等效心电源的求解方法和基于心外膜电位的求解方法。

心电逆问题的重要特性是病态性，即不稳定性。哪怕输入极小的噪声或扰动，其解就振荡得厉害，参数越多其病态性越严重，通过"正则化技术"对心电源加上许多空间或时间约束。

基于等效源的心电逆问题研究方法先通过假设心脏等效为一个或多个电偶极子，然后由测得的体表电位求出这些偶极子的大小和方向。

7.2.2　电流对人体的生理效应

人体内含水量约 65%，因此可认为人体为电的良导体，电流流过人体便会产生一定的生理效应，若电流过大甚至引起电击乃至死亡。因此设计电子类医疗器械之前，必须注意人体可承受电流大小和仪器对人体进行测量时的电流大小。当体表任意两点与电源相接触时，人体成为电源通路中的一部分，此时电流即可通过体内，产生电击。电击可被用于治疗中，如在心脏纤颤期间，施加足够大的除颤电脉冲，使大部分或全部心肌纤维瞬时同步收缩，可使心脏回复正常节律。

7.2.2.1　低频电流生理效应

低频电流（包括直流电和低于 1 kHz 的低频交流电）流过生理组织时可产生三种效应：

（1）因组织的电阻性而产生焦耳热，电流通过皮肤处产生大量热，而使温度升高，从而产生人体的灼伤、炭化、危及人的生命安全。

（2）刺激神经、肌肉等细胞产生兴奋，电流通过人体组织时，形成局部电位，从而兴奋组织，当电流强度足够大时，肌肉纤维挛缩，使肌肉处于极度紧张状态，结果产生过度疲劳和生理功能损伤，直至危及生命。

（3）各类化学效应。主要表现为人体内部元素，在电流作用下能发生电解、电泳和电渗现象。

IEC 60479《电流通过人体时的效应》标准根据测试结果规定电压不大于 1 000 V、频率不大于 100 Hz 的交流电通过人体时有以下几个主要阈值：

感觉阈值：人体能感觉出来的最小电流，一般为 0.5 mA，此值与电流通过的持续时间长短无关。

摆脱阈值：当人用手持握带电导体时，如流过手掌的电流超过此值，肌肉反应将不依人意地紧握电导体而不能摆脱带电体，IEC 取平均值为 10 mA。

心室纤颤阈值：电流通过人体时引起心室纤维性颤动是电击致死的主要原因，引起心室纤维性颤动的最小电流称为心室纤颤阈值。此阈值与通电时间长短、人体条件、心脏功能状况、电流在人体内通过的路径有关。

对于持续时间而言，通电时间越长，能量的积累越多，引起心室颤动的电流减小。当通电时间在 0.01 ~ 5 s 范围内时，心室颤动电流和通电时间的关系可用如（7-13）表示：

$$I = \frac{116}{\sqrt{t}} \qquad (7\text{-}13)$$

在整体情况下，由感知电流所造成的电击称为宏电击。由感觉阈以下的电流所造成的电击，称为微电击。微电击主要指流过心脏的电流可能对心脏产生功能性障碍。一般认为 10 μA 的电流是引起心室纤颤的最小交流电流。特别是使用心脏监护仪的病人和装有佩戴式起搏器时，起搏导管常由静脉插入心脏，这种导管的电阻仅为几欧。因此，切忌带电的任何物体与之接触。

7.2.2.2　直流电通过人体的效应

直流电通过人体时感觉阈值约为 2 mA，它没有明确的摆脱阈值，只是在人体通电和断电瞬间能引起类似痉挛的疼痛感和肌肉收缩。其心室纤颤阈值，当电击持续时间超过一个心搏周期时，比交流电大几倍。

7.2.2.3　高频电流生理效应

对于高频电流而言，电流频率增高时，刺激作用反而逐渐减小，热作用更明显，便可利用高频电流的此特性进行治疗。例如高频电刀基准频率为 300 kHz，它本质上就是通过有效电极尖端产生的高频高压电流与肌体接触时对组织进行加热，即利用高频电流的热作用，使生物体组织分离和凝固，从而起到切割和止血的目的。

7.2.2.4　植入式电刺激系统

对于植入式测量问题，测量与控制是构成闭环调节系统的两个重要方面。下面介绍几个具有典型意义的植入式控制、调节与刺激系统，包括植入式膀胱刺激器（人工括约肌）、植入式神经肌肉刺激器、人工耳蜗、人工视觉、植入式心脏起搏器与除颤器、植入式药疗系统和植入式人工心脏等。

（1）植入式膀胱刺激器。若尿路系统肌群麻痹而失去排尿功能时，可采用膀胱刺激器经皮刺激的方式，自体外向体内接收器发送 30～300 Hz 的刺激脉冲来实现膀胱刺激。刺激电极一般缝在膀胱外壁上，也可将刺激电极置于括约肌控制的尿道肌肉里面或附近，还可采用类似的电刺激方法来避免尿失禁，或排除神经性膀胱肌能障碍。

（2）植入式神经肌肉刺激器。当发生脑中风而引起半身不遂等中枢性麻痹时，可采用神经肌肉刺激器对肌肉或支配肌肉的运动神经施加相当于中枢神经送来的信号，帮助恢复失去的运动机能，例如可使手的控制肌肉完全麻痹的病人恢复原有的持物能力，也可以使因足背屈肌麻痹而产生足下垂的病人抬起脚尖而行走。刺激器通过注射器注射方式埋植于体内有关部位，通过经皮磁耦合方式与体外装置进行信息通信，实现麻痹肢体的信息控制。

（3）人工耳蜗（Cochlear Prosthesis），是一种借助刺激耳蜗鼓阶内的听神经末梢而产生人工听觉的植入式电刺激器，如图 7-9 所示。它包括体外信号处理器—发射器及植入耳内的接受刺激器两大部分。

（4）植入式心脏起搏器，作为第一个埋植于体内的电子装置——1957 年第一例植入式人工心脏起搏器（pacemaker）至今，在治疗心脏传导阻碍疾病方面已起到了十分积极的作用。起搏器的发展经历了：20 世纪 60～80 年代，频率应答和双腔心脏起搏器；20 世纪 80 年代，植入式心律转复除颤器（ICD）；20 世纪 90 年代，心脏同步起搏器（CRT）；21 世纪前 10 年，远程监控管理系统（CareLink）；2010 年后，抗核磁共振起搏器（SureScan）。

目前世界上配带心脏起搏器的患者数以千万计。程控起搏器、双腔起搏器、频率自适应起搏器以及起搏与除颤相结合的起搏—除颤器（PCD-Pacer-Car-dioverter-Defibrillator）等集现代高科技之大成，在抗心律失常上拯救了许多濒于死亡的心脏病患者并使他们能过近于正常人的生活方面。心脏起搏器通常埋植于人体的胸部和腹部，起搏脉冲发生器通过特殊加工的、性能优良的导线将刺激电脉冲输给电极刺激心肌（或心内膜、心外膜），使心肌受到刺激和兴奋，导致整个心房或心室兴奋和收缩，从而使心脏按刺激脉冲频率而有效地搏动。

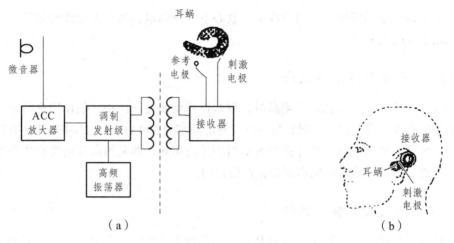

图 7-9　人工耳蜗

（5）功能性电刺激，脑卒中、脊髓损伤、侧索硬化、脑外伤及外周神经损伤等疾病破坏运动中枢或阻断其余肢体的神经联系，使患者丧失部分或全部的肢体运动功能。在诸多康复训练设备和技术中，功能性电刺激（Functional Electrical Stimulation，FES）是临床上广泛应用的辅助治疗技术。通过刺激恢复肌肉神经功能，达到促进神经再生目的。

7.3　人体的磁场特性

电与磁相伴而生，生物体除了具有电特性外同样也具有与电特性相关的磁效应。人体的磁信号非常微弱，又常常处于周围环境的磁场噪声中。人体磁场信号的测量对临床多种疾病的诊断及推进一些疑难病症的治疗中，都有重要的意义。

经研究得知，大多数生物大分子是各向异性反磁性，少数为顺磁性，极少数为铁磁性。同时，绝大多数的有机材料和生物材料只有微弱的抗磁性。例如血红蛋白含有 Fe 离子；DNA 生物合成需要的核糖核苷酸还原酶，氨基酸代谢需要的谷氨酸变位酶含有 Co 离子；磷酸转移需要的己糖激酶含有 Mn 离子等。这些过渡金属元素的 d 轨道含不成对电子，使得含此类元素的组织或生物体在一定条件下的外加磁场中，呈现出各向异性的顺磁性。如与氧结合前，血红蛋白为顺磁性（含不成对电子），结合后变为抗磁性（不成对电子已结合）。

对于生物体整体而言，以人体为例，磁化率小且无剩余磁矩。一方面是由于体内的顺磁性物质与反磁性物质抵消，另一方面是由于磁性离子浓度很低，作用很弱，所以整体表现为非磁性。虽人体磁场非常微弱，人体磁场所反映出的信号对某些疾病诊断、预防、治疗等意义重大，对人体磁场的研究及检测日益增多。在对人体磁场进行检测时，常采用铁磁屏蔽技术和空间鉴别技术，同时运用高灵敏度的磁强计（超导量子干涉仪 SQUID）进行测量。人体磁场产生原因有：

（1）变动磁场：生物电荷运动产生。细胞膜内外的离子运动的生物电流产生的磁场；如心磁场 10^{-11} T，脑磁场 10^{-12} T。

（2）定常磁场：自然界含有铁性成分及某些磁性物质（如 Fe_3O_4 粉尘等）经呼吸道吸入或经消化道食入人体内而形成的磁场。

（3）感应磁场：生物磁性材料（如肝、脾）在外磁场的作用下产生的磁场。

（4）诱发磁场：在外界刺激下产生诱发电位，引起诱发磁。如诱发脑磁场 10^{-13} T。

7.3.1　人体磁信号的应用

人体磁场包括心磁场、脑磁场、肺磁场、眼磁场、肌磁场、人体穴位磁场等，这里简要介绍下前三种磁场。

7.3.1.1　心磁图

心肌细胞依次兴奋传导形成心电图。同时生物电信号的传导必然导致电荷的运动，由此产生磁场，即心磁场。在体外测定胸部周围的磁场变化，记录下来的即为心磁场的变化。心磁场随时间变化的曲线称为心磁图（Magnetocardiogram，MCG）。也称这种利用心磁场进行无创性心脏电功能检测的新型技术为心磁图。

Baule 和 McFee 于 1963 年用线圈式磁量计首次测得心脏的磁场。1970 年前后由于超导量子干涉仪（Superconducting Quantum Interference Device，SQUID）的发明，推动了心磁图的临床应用。因心磁场由心电场得来，心磁图与心电图（Electrocardiograph，ECG）相对应，显示的波群与心电图类似，也是由 P 波、QRS 波群、T 波和 S-T 段构成（见图 7-10）。

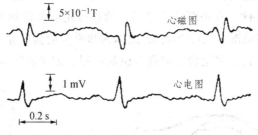

图 7-10　心磁图与心电图的比较

心磁图比心电图信号更微弱，但是更加稳定，灵敏度更高，因采用非接触记录，可不受肺、胸壁、肋骨等介质的干扰，获取的信号和信息更加真实、准确，且心磁图能比心电图提供更多的信息。但心磁图测量仪器相较于心电测量而言体积庞大、价格昂贵，目前尚无法替代心电图，仅作为心电图的辅助手段。

心磁图在临床上的主要应用包括以下几个方面：心肌损伤或心肌梗死的诊断和监测、胎儿先天性心脏病的诊断、心律失常介入治疗的辅助、心电图 T 波倒置患者的诊断和其他心电图无法确认的病情诊断等。

7.3.1.2　脑磁图

神经冲动的传输同样由生物电信号的传导实现，即产生动作电位的变化，继而产生微弱的脑电流。脑电流的存在也必然引起脑磁场的存在。1968 年科恩（Cohen）博士在美国麻省理工大学磁场研究所磁屏蔽室内首次进行了脑磁场图像测量，并成功记录脑磁图（Magnetoencephalography，

MEG）。脑磁图是现代生物工程的超导技术、影像融合技术和计算机技术相结合的产物。其核心硬件包括磁屏蔽室、探头部分和专用刺激系统、采集和处理工作站。

脑磁图可以分为：自发性脑磁场、诱发脑磁场、内因性脑磁场。诱发脑磁场又分为体感意识、听觉、视觉诱发磁场。内因性脑磁场主要是对意识、随意运动前主观设想、抽象思维等产生的大脑信号分析。

脑磁图不受组织电阻的影响，无损伤，对脑内兴奋部位推断有独特性。现阶段脑磁图仪已广泛应用于神经科学、神经外科学、癫痫、小儿神经疾病等临床学科的研究和诊断，而其典型的临床应用实例如颅脑手术前脑功能区和手术靶点定位、癫痫病灶定位、脑功能损害判定、神经精神疾病诊断和胎儿脑磁图等。

7.3.1.3 肺磁图

肺磁图（Magnetopneumogram，MPG）与传统的 X 射线胸片、肺功能状况检测相比，肺磁场测量具有无损伤、灵敏度高、可重复性好等优点。但肺磁场的强度低，约为 $10^{-7} \sim 10^{-4}\,\mathrm{Gs}$，虽然肺磁场在人体磁场中是比较强的，但仍较弱于地磁场、交流磁噪声，测量干扰大，不易测量。

肺磁场的产生不同于脑磁场、心磁场，它不是由于体内生物电流产生的，而是由侵入肺中的强磁性物质（肺滞留尘）产生的。在某些工作环境的空气含有较多的强磁性微粒，那里工人的肺中强磁性微粒多于一般人，如电焊工人、石棉工人、钢铁工人等。进入人体肺中的强磁性微粒在地磁场与其他外加磁场的作用下被磁化，而产生剩余磁场。从体外用磁化器将肺磁化使肺内粉尘带上磁性，在中断磁化之后，通过测定前面提到的剩余磁场即可知道其肺内蓄积的粉尘量及其分布情况（见图 7-11），此即为肺磁场的测定原理。而其测定装置主要由磁化器、磁强计、抗扰装置、测定台、测点方位显示器、记录器等构成。

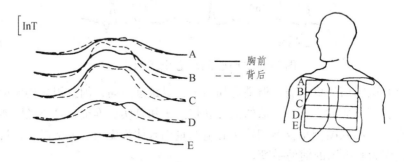

图 7-11　电焊工人的肺部剩余磁场扫描分布图

根据肺磁场的上述特点，肺磁图具体在医学领域的应用包括：肺内粉尘含量的测定、胸部慢性疾病的鉴别、肺部组织功能状况的检查、气道排尘净化功能（清除率）的评价和尘肺健康管理和作业环境粉尘卫生标准的制定等。

7.3.1.4 弱生物磁测量技术

在强的背景磁场（地磁场和环境磁场）下测量心磁图（MCG）和脑磁图（EMG）等微弱

生物磁信息场合，除靠屏蔽措施处，可采用 SQUID 超导量子干扰仪，因为 SQUID 具有高达 $10^{-14} \sim 10^{-15}$ T 的弱磁测量灵敏度，完全可测量心磁图的磁场（10^{-10} T）和脑磁图的磁场（10^{-12} T）等弱磁生物信号。

1. 约瑟夫森结

现在我们考虑相距一个宏观距离的两块超导体 S1 和 S2 时，两块超导体是彼此独立的，依旧是说，分别描述两块超导体 S_1 和 S_2 的电子对波函数 $\varphi_1 = \sqrt{p}\, e^{i\varphi_1}$ 和 $\varphi_2 = \sqrt{p}\, e^{i\varphi_2}$ 是彼此独立的，互不关联的，其中 ρ_1 和 ρ_2 分别是超导体 S_1 和 S_2 的电子对密度，φ_1 和 φ_2 是电子对的量子相位，根据超导中所有电子对波函数是相同的，所以 φ_1 和 φ_2 分别是宏观量子相位。当超导体 S_1 和 S_2 之间的距离约为 1 nm 左右时，我们将看到电子对从一超导体流入另一超导体，这时两块超导体 S_1 和 S_2 之间存在弱耦合，两块超导体形成了相位相关，组成弱相连超导体系统就是约瑟夫森结。电子对形成超导电流从一块超导体出发，通过隧道效应，穿过结区流向另一块超导体，若把 φ_1 和 φ_2 的表达式带入系统随时间变化的薛定谔方程可解得超导电流与两块超导体之间的宏观量子相位差有如下关系：

$$I = I_c \sin\varphi \tag{7-14}$$

式中，I 为超导电流，I_c 为临界超导电流，φ 为两块导体之间宏观量子相位差。

若考虑约瑟夫森结两端有一直流电压 V，则可以导出相位差与结两端电压之间的关系为：

$$\frac{\partial\varphi}{\partial t} = \frac{2e}{h}V \tag{7-15}$$

式中，$\dfrac{\partial\varphi}{\partial t}$ 是两块超导体之间的宏观量子相位差随时间的变化率。

（1）假定结两端直流电压 $V=0$，则由式 7-15 知 $\dfrac{\partial\varphi}{\partial t}=0$，故两块超导体之间的相位差是恒定的，根据式（7-15）可知，超导体电流 I 可以在结两端电压为零的情况下，流过势垒（中间绝缘层），这就是直流约瑟夫森效应的本质。

（2）若两端加以恒定电压 $V\neq0$，则由式 7-15 积分得到相位差 $\varphi = \varphi_0 + \dfrac{2e}{h}V_t$ 是随时间变化的，式中 φ_0 是初相位，这是由式（7-14）可得一交变电路通过势垒，即：

$$I = I_e \sin\left[\varphi_0 + \frac{2e}{h}V_t\right] \tag{7-16}$$

其交变电流角频率 $\omega = \dfrac{2e}{h}V$，其频率 $\omega = \dfrac{2e}{h}V$，其频率 $\nu = \dfrac{\omega}{2\pi}$（Hz）。

2. 超导量子干涉器原理

我们用超导材料将 2 个约瑟夫森结并联起来，构成超导环路。超导量子干器分为两大类：一类为直流供电方式，称作直流量子干涉器件 DC-SQUID，如图 7-12 所示，在双 SQUID 中，两个弱连接未被超导路径短路，在工作情况下，器件被电流偏置于略大于临界电流 I_c 值，并可测量器件两端电压。另一类是射频供电方式，称作射频量子干涉器件（RF-SQUID），如图 7-13 所示，它是由另一个单结超导环所构成，这时超导路径短路，因此电压响应是把超导环耦合到一射频偏置的储能电路（谐振槽路）上而得到的。

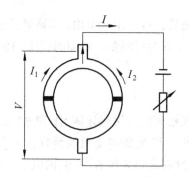

图 7-12　双结直流量子干涉器件示意图

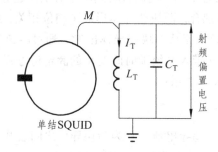

7-13　通过互感 M 与储能电路耦合单结射频量子干涉器件及电路示意图
（图中 L_T、C_T、I_T 分别是储能电路的电感、电容和电流）

以直流超导量子干涉器为例，分析最大超导电流与加于超导环的外磁通量 $\phi_{外}$ 的关系。设两个超导结具有相同的超导临界电流 I_c，那么通过超导结 1 和 2 的电流 I_1 和 I_2 分别为：

$$I_1 = I_c \sin\varphi_1 \qquad I_2 = I_c \sin\varphi_2 \tag{7-17}$$

式中，φ_1 和 φ_2 分别是结 1 和结 2 的宏观量子位相差，于是超导环总超导电流为：

$$\begin{aligned} I = I_1 + I_2 &= I_c(\sin\varphi_1 + \sin\varphi_2) \\ &= 2I_c \sin\left(\varphi_1 + \frac{\varphi_2 - \varphi_1}{2}\right)\cos\left(\frac{\varphi_2 - \varphi_1}{2}\right) \end{aligned} \tag{7-18}$$

当两个超导结独立时，他们的位相差是相互独立的，但将它们并连成一个超导环，φ_1 和 φ_2 之间就存在着互相关联，当磁场存在时，根据超导电流与超导电子波函数的关系，可以证明：

$$\frac{\varphi_2 - \varphi_1}{2} = \frac{\pi\phi}{\phi_0} \tag{7-19}$$

式中 ϕ 是穿过超导环的总磁通量，当 $\sin(\varphi_1 + \pi\phi/\phi_0) = 1$ 时，超导环中的最大电流为：

$$I_{max} = 2I_c \cos(\pi\phi/\phi_0) \tag{7-20}$$

考虑到穿过超导体的总磁通量为外加磁场磁通量和环形电流产生的磁通量之和，即：

$$\phi = \phi_{外} + LI_{外} \tag{7-21}$$

对于 $I_{环}$，是 I_1 和 I_2 分别通过结 1 和结 2 时，在环内产生相反方向磁通量的合成效果，环流电流定义为：$I_{环} = \dfrac{1}{2}(I_1 - I_2)$。若满足 $\sin\varphi_1 = \sin\varphi_2$，则 $I_{环} = 0$，可得：

$$I_{max} = 2I_c \qquad\qquad\qquad (7-22)$$

当外加磁场 $\phi_{外}$ 等于磁通量子 ϕ_0 的整数倍时，最大超导电流达到极大值。

SQUID 除具有高的弱磁测量灵敏度外，还由于它是一种非接触的无创测量方法，因而不受被测对象表面干扰状况的影响，可避免生物电测量中安放电极的麻烦，安全可靠。另外，SQUID 不像生物电那样，需测量体表两点之间的电位差，而只需在人体的某一点或某一部位进行非接触测量；而且 SQUID 能直接提取体内的生物磁信息，就不会像生物电那样需经人体组织传导至体表进行检测而导致信号的畸变。由于采用非接触测量，因而生物磁信息可采用探头在空间扫描的方法直接提取磁场强度分布，可以建立二维图像，而且还可提取多类别的人体功能信息。

7.3.2　磁对人体的生理效应

前面已提到生物体的磁效应，此方面常用于诊断。另一方面，磁场作用于生物体产生的效应取决于磁场和生物体的某些相互作用因子，可应用磁场对人体的生物效应对人体进行保健或治疗，但磁场对人体的具体生理影响机制、效果、作用等现还有待于进一步研究。

对于生物效应有影响的磁场因子有：磁场类型（如恒磁场、交变磁场、脉动磁场、脉冲磁场等），以及磁场梯度、磁场方向、作用部位与范围、作用时间等。影响磁场作用的生物因素有：生物材料、生物体的磁性、组成、部位、种属、机能状态及敏感性等。

根据磁场的强度，将磁场的生物效应分为强磁场效应、低磁场效应和极弱磁场效应。高于 10^{-2} T 的属于强磁场效应，低于 10^{-7} T 的属于极弱磁场或近零磁场。一般所说的磁场生物效应，多指外加强磁场的生物效应。

7.3.2.1　机体与为磁场的相互作用

（1）感应电动势：生物（带电）体在磁场中运动所致。分子在磁场作用下会产生极化，其电荷再分布。人体内带电粒子迁移产生传导电流。

（2）洛伦兹力：运动电荷在磁场中所受到的力称为洛伦兹力。人体带电粒子在磁场中，改变原来的运动方向，造成化学物质内部再分布。

（3）磁化：具有固有磁矩的永磁偶极子、磁性微粒、正负离子、自由基等受磁场力矩作用产生磁化，使得人体内的离子、分子沿外磁场取向，离子转动，改变分子键角。

（4）磁力：使具有固有磁矩的微粒产生位移。导致人体内化学物质的扩散和积累。

外加磁场对生物体内的水和组织细胞都会有一定的影响。对于水而言，外加磁场可使水的比重、沸点、冰点、黏度、渗透压、光密度、折光率、电导率、介电常数、表面张力等均发生变化，而水是生物体生命活动的基础，磁场对生物体内水的作用与对自由水的作用类似。

磁场对生物组织细胞的影响，它能使细胞内电荷运动方向发生变化，使电子或离子不能达到正常的功能位置，生物分子之间的亲和力受到破坏，从而抑制细胞周期的正常进行，导致细胞分裂停止。在较高感生电势作用下，细胞可能被击穿，或被感生电流烧坏，或被磁矩扭曲，甚至引起细胞死亡。另一方面，磁场作用亦可促进组织细胞带电微粒的运动，调整生物分子的液晶结构，改变胞膜的通透性，促进代谢过程，加强组织细胞的生长。

利用磁场的生物效应可以用来进行相关治疗，例如脉冲磁场可以抑制癌细胞的生长，通过在磁场作用下使得癌细胞线粒体肿大，内质网水肿，癌组织内部的微血管减少，细胞萎缩变形。

7.3.2.2 外加磁场对生物体的影响

磁场对于生物体整体的生物效应包括磁致遗传效应、磁致生长（死亡）效应、磁致生理生化效应和磁致放大效应等。

（1）磁致遗传效应。磁致遗传效应是指磁场处理导致生物后代发生遗传变化的现象，也称磁生物遗传效应。生物遗传与生物个体的 DNA 有关，而磁场如何影响 DNA 分子结构变化进而导致遗传畸变，目前仍了解甚少。一般的观点是，磁场可能引起 DNA 分子的氢键发生畸变，影响了 H^+ 离子的隧道效应，导致部分遗传物质结构的变化，从而引起生物遗传变异。

（2）磁致生长（死亡）效应。磁场对生物体的生长、发育、衰老和死亡等整个生命过程中的各个阶段均能产生影响，这就是磁致生长（死亡）效应。

（3）磁致生理生化效应。磁致生理生化效应是指磁场作用于生物机体，可使机体的某些功能发生变化。但磁场对人体的作用和的影响因素很复杂，具有明显的时间积累性和滞后性，因此很难有一个公认的安全标准，因此在实验研究和产品设计中需注意。

（4）磁致生物放大效应。在许多观测到的磁场生物效应中，外加磁场的能量常常是很小的，但产生的生物效应反映出的能量却往往较大，从能量角度考虑，较弱的磁场只是起到了激发作用，生物体本身起到了能量放大作用，相当于一个线性放大器，这种现象就叫作磁致生物放大效应，而且前面提到的几种磁致生物效应均符合这一规律。

磁场作为一种物理因素，要引起生物体局部或整体在结构和功能上发生变化，必须通过一系列物理、化学和生理的变化，经过信息反馈和放大系统，最后才能导致较大的能量变化和显著的生物效应。当外加磁场达到阈值时，生物效应开始产生，随着磁场作用的增大，生物效应相应增大，这是一种积累效应。还有一种情况，生物效应随磁场的频率而变，在某一频率时，生物效应最大，称为生物共振。当物理因子的参数符合组织器官的结构物化或机能特征时，生物效应也最大，这也是生物共振，是更具广泛意义的共振。生物共振是生物放大的典型情况，也在医疗中得到广泛应用。

7.4 其他物理量的测量

7.4.1 深部体温的测量

深部体温的测量随着各种热作用治疗而广为重视，尤其是加温治癌疗法的成功应用，要求加热温度控制在一个较窄的范围后，深部温度的测量成了一个研究的热点，各种有创、微创及无创方法都有报道。以在体表检测的深度体温检测方法——热流补偿法为例，在这种热补偿法的探头中采用 2 个温度敏感元件 T_1 和 T_2 来测量通过探头的热流，如图 7-14 所示。将探头内部的外侧加热器加温至热流 $t_1-t_2=0$，而使热绝缘层几乎完全无热失散，由此体表温度与深部组织的温度就可达到平衡，深部体温的测量就变成了体表温度 t_1 的测量。探头的热开关是为了避免误动作而产生过热现象。实验及临床均已证明热流补偿法的有效性。其缺点是加热器功耗较大，可采用绝热材料包覆的方法来减小功耗。

为防止经绝缘层的散热作用，可在热绝缘层外侧进行自动升温，以保持热绝缘层两侧的温度平衡，即两侧的温差为零。因此，通过在加热器附近设置另一个测温元件 T_2，两个测温元件接在检测电桥中，由电桥检测对应 T_1 和 T_2 的电压，并由比较器检出与 t_1-t_2 成比例的电压差值，该差值用来控制加热器加热，当达到热平衡时，绝缘层两侧的温差为零，即 $t_1=t_2$。由于采用了自动温度调节系统，保证热绝缘层无热散失，因此经一定时间后，当体表温度与深部温度平衡时，即可从体表检测的温度 t_1 反映体内深部的温度。

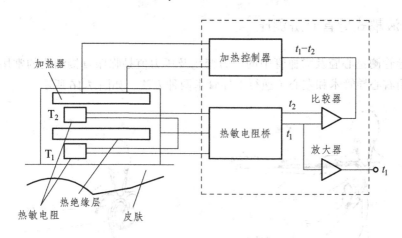

图 7-14　用热补偿法测量深部体温

7.4.2　运动量的测量

随着运动医学的不断发展，人体运动量及能耗的测量显得非常重要。人在运动过程中通过摄取物质而得到的能量以热量和做功的形式消耗出去，故常用耗氧量 $V(O_2)$ 和能量消耗（EE）来衡量运动量，运动量大时，耗氧量增加。目前，耗氧量和能量消耗可通过运动传感器实现实时和准确测量。大量的实验数据已表明：身体运动加速度对时间的积分与能量消耗或耗氧量呈线性关系，故测量身体加速度绝对值的积分，即可对能量消耗进行较好的评估。目前已开发了对心电（ECG）、身体加速度（ACCEL）进行长期、连续测量和记录的装置。如图 7-15 所示，用心电极测量心电（心率），用加速度传感器测量加速度，用倾斜开关测量体位（姿态），心率、加速度、体位等数据通过编码后存放在便携式记录盒中，可得到受试者 24 h 的连续记录，记录数据进行高速回放和分析处理后，可获得心率（HR）、加速度输出（AO）。根据能量消耗与加速度输出的线性关系，就可从加速度求出能量消耗。实验同时证明：加速度输出（AO）与心率（HR）之间也有较好的对应关系。

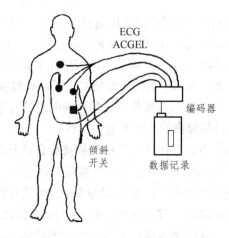

图 7-15　运动量的测量

7.4.3　液耦式导管心脏测压

采用心导管测量心腔及大血管中的压力变化及压力值是临床直接测压的常用方法。心导管测压常采用右心导管术和左心（逆行）导管术两种方法，如图 7-16 所示。

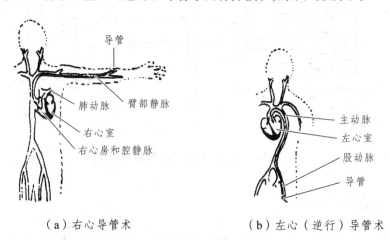

（a）右心导管术　　　　　　　　　（b）左心（逆行）导管术

图 7-16　右心导管术和左心导管术

右心导管测压也称静脉导管测压，是将心导管插入静脉后，沿臂部静脉送达右心房、右心室、肺动脉及其分支。通过右心导管测量和检查可以得到有关心脏血流动力学的测量数据，了解上腔静脉、下腔静脉、右心房、右心室、肺动脉及其分支压力，心导管嵌入肺小动脉的末梢部，可以测量肺动脉楔（嵌）压，从而间接地了解左心房的压力变化。心导管还可从右心房进入冠状静脉窦，了解心脏静脉血的化学变化等。

右心导管测压可采用液耦式或导管端头测压两种方法，前者采用充满液体的导管将压力传递到体外的压力传感器后转换成电量来测定，后者是将压力传感器直接置于导管的顶端直接测量血压，这种方法前面已经介绍。这里讨论液耦式导管测压方法。图 7-17 给出了导管测压系统的示意图。

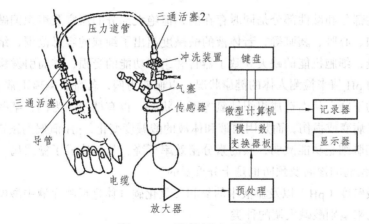

图 7-17　导管测压系统

该系统是由以下 3 部分组成：

（1）包括心导管连接压力导管和三通活塞开关组成的液压（导管）系统；

（2）机—电变换（传感器）系统；

（3）电子系统，将传感器转换后输出的压力信号经放大、滤波及信号处理后进行显示和记录。

这种液耦式测压系统是由上述 3 个环节串联组成的复合系统。相对说来，电子系统是这 3 个系统中带宽最宽的部分，因而系统响应主要由液压与传感系统决定。通过机—电对偶法可以将其等效成一个简化的二阶系统，如果测压导管管径和长度选择不当，致使阻尼系数过大或过小，引起血压测量的误差。同时，在实际运用过程中操作不当，或管道中出现气泡和阻塞等，也会影响血压的测量精度。

7.5　人体生化参数测量

人体本身的温度及 pH 值、人体各组织器官的组成成分及密度、血液等的流动性等均对人体的健康、防护、治疗等有一定影响。

7.5.1　人体的 pH 特性

氢离子浓度指数是指溶液中氢离子的总数和总物质的量的比，简称 pH 值，是表示溶液酸性或碱性程度的数值，即所含氢离子浓度的常用对数的负值。pH 值一般在 0 ~ 14 之间，7 为中性，小于 7 为酸性，大于 7 为碱性。

1. pH 检测意义

人体组成中水约占 65%，同时体液中存在多种离子成分，共同构成了人体微妙的体液环境，因此人体在正常生理状态下，各个组织器官的 pH 值保持在某一特定范围内处，即维持着酸碱平衡。

人体内酸性部分和碱性部分是同时存在的，但绝大部分的器官及组织偏碱性，如血液、骨骼、肌肉、脑、心脏、胰脏等，若体液的酸碱度超出了细胞的容忍范围，细胞的正常生理功能就难以为继，细胞机能的缺失导致了器官和组织功能的受损，继而引发疾病。根据此特性，可由人体的 pH 值来检测人体的健康状况。以血液为例，若血液偏离正常 pH 值，将造成血液供氧能力的下降，从而造成组织缺氧等不良状态。再有糖尿病为例，某些情况下的糖尿病胰脏细胞并未病变或损伤，而是因血液和体液的酸碱度变化，pH 值偏离正常值，胰脏细胞环境变化诱发胰脏细胞功能减弱，胰岛素分泌效率下降，从而造成了糖尿病。因此检测人体的 pH 值对某些疾病的诊断及预防也是十分重要的。

血液中的酸碱度（pH）以及血液中的氧和二氧化碳气体是反映血液中酸碱平衡状态的常用指标，可以用来鉴别酸碱失调的种类。

血液 pH 值测量通常采用电极电位法，亦即利用电极电位与被测溶液中离子浓度的关系来测定氢离子浓度。用来测量氢离子浓度的电极称为 pH 电极。血液中的氧分压 $P(O_2)$ 反映血浆中的溶解氧量。血氧分压的测量可采用氧电极来完成。氧电极是由铂丝电极作为阴极、Ag-AgCl 电极作为阳极，用透氧膜覆盖电极顶端，膜和电极间放入电解液 KCl，膜只允许血液中的氧分子与电极接触，这种电极通常称为克拉克（Clark）电极。透氧膜的性质和厚度不同，氧电极的灵敏度、响应时间和稳定性也随之改变。氧电极可用来测量离体的血液标本，也可以置于血管内或皮肤表面（经皮）测量血氧分压。血液中的二氧化碳分压 $P(CO_2)$ 的测量，通常也采用电极电位法。血液中的 CO_2 透过薄膜可溶解在电极的外缓冲液中，使电解液的 pH 值随二氧化碳分压 $P(CO_2)$ 呈对数变化，也就是说血液中的 pH 值与 $P(CO_2)$ 的对数呈线性关系，因而通过测量电解液中的 pH 值就能实现对 $P(CO_2)$ 的测量，或者说二氧化碳电极实际上是 pH 电极的另一种形式。

目前，进行血气分析时，常将 pH 电极、$P(O_2)$ 电极和 $P(CO_2)$ 电极安装在一起，成为一个组合电极。在测量时，血液流进测量室，不同电极分别响应，并测出各个值。

采用光电极（而不是化学电极）测量 pH、$P(O_2)$ 和 $P(CO_2)$ 的方法得到了发展，光电极内所含染料的荧光数量会随 pH、$P(O_2)$ 和 $P(CO_2)$ 而变，因而可制成能同时测定 pH、$P(O_2)$ 和 $P(CO_2)$ 的传感器，当动脉血样注入样品室时，即可同时测定 pH 值和血气 $P(O_2)$、$P(CO_2)$。图 7-18 是一个微机控制的便携式血气分析仪框图。仪器包括一个产生激发光的蓝色受控光源，一根光导纤维与一个光电极相连，光电极受激发的光或荧光由另一根光导纤维送至光电二极管检测，微机根据光电二极管接收到的荧光数量计算 pH 值、$P(O_2)$ 和 $P(CO_2)$，并在屏幕上显示其结果。采用光电极后，无论在生产和使用上都带来了很多方便，便于批量生产，不需经常校正，不工作时不消耗任何试剂，响应时间快，可制成携带式仪器，便于急诊使用，且可在病人家中或边远地区提供服务。

2. 吞服式 pH 胶囊无线电遥测

植入式遥测是生物医学测量技术发展最快的分支之一。由于植入式遥测能直接用埋植于人体内部的传感—检测装置直接获取体内的信息，用来长期实时跟踪处于无拘束状态下生物体的生理或生化参数的变化，这对生物体本身的研究，以及对采用药物、人工器官和辅助装置的疗效评估都有十分重要的意义，而且由于测量装置植入体内后，可保证植入装置处在接近恒温和少干扰的良好环境中，使处在自然状态下的生物体参数的测量准确度大幅度提高。

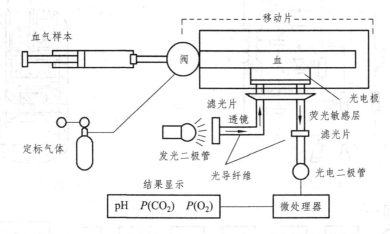

图 7-18 血气分析仪：pH、$P(O_2)$、$P(CO_2)$ 的同时测定

植入式遥测系统可归纳为两大类：一类是吞服式无线电胶囊，主要用来研究消化道机能；另一类是固定植入式遥测装置，广泛应用于测量体内各部分生理和生化参数的提取。

科学家为了研究消化道机能，采用了吞服式无线电发送器来向体外传送消化道器官中的各类生理和生化信息，由于这种微型无线电发送器的外形酷似医用胶囊（药丸），因而通常称为医用无线电胶囊（radio capsule）。目前，这种无线电胶囊已广泛应用于消化道内的 pH 值、压力、温度、酶活性以及出血部位的测定。

这种技术除已用来诊断疾病外，对研究分析消化道的药物吸收作用、劳动防护及环境保护等方面都有积极的作用。

图 7-19 给出了一个在消化道中检测 pH 值的无线电胶囊的电路结构、体外接收装置以及在空腹时自口腔至空肠各部分的 pH 值变化。

pH 值的检测采用玻璃电极，振荡电路采用互感耦合电路，用变容二极管实现调频。pH 值遥测胶囊的接收装置在体外，采用定向跟踪方法测定各部位的 pH 值，接收装置应具有较高的频率稳定度，以保证 pH 值测量精度，采用自动频率控制（AFC）环路有利于保证接收可靠性。作为定标装置，接收端设有采用 pH 值标准溶液的校正槽，先定标后测定。图 7-20（d）给出了采用该系统测定的消化道各部位的 pH 值及其变化曲线，一般认为胃液的 pH 值的正常范围为 1.5～2.0；而 1.4 以下属高酸，2.1～3.0 属低酸，3.1 以上认为是无酸；在口腔和食道内的 pH 值为 6.0～7.0。由图 7-20（d）可见，当胶囊进入胃内后，pH 值急剧下降至 1.5～2.0，到达十二指肠时又上升至 6.0，且出现周期性下降的波形，这是胃内高酸度胃液周期性排放以及十二指肠液中和稀释的共同作用的结果。远离十二指肠球部后，pH 值周期性的下降波消失，至空肠后再次到达 7.0 左右，且趋稳定。

目前已发展了多种类型的无线电遥测胶囊，调制方式大部分采用频率调制（FM），也有采用脉冲频率调制（PFM）和脉冲位置调制（PPM）；振荡频率在几百 kHz 至几 MHz 间，供电方法有的采用电池供电，有的采用自身发电形式，还有采用经皮耦合电磁供电式遥测胶囊的。

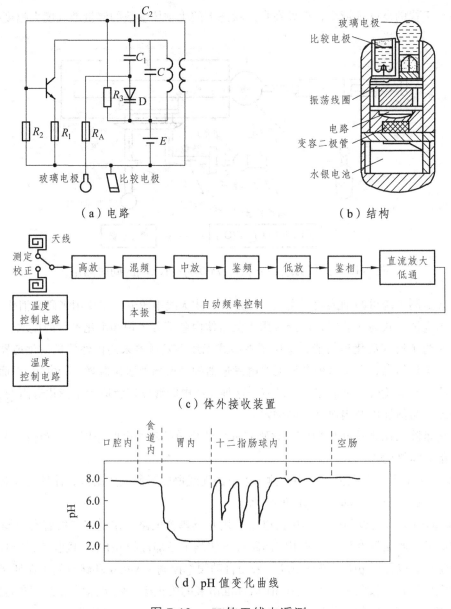

（a）电路　　　　　　　　　　　　　　（b）结构

（c）体外接收装置

（d）pH值变化曲线

图 7-19　pH 值无线电遥测

7.5.2　血氧饱和度监测

氧在血液内的运输有两种形式，物理溶解和化学结合。从肺泡进入到肺泡毛细血管的氧气，首先溶解在血浆（水）内。氧在血浆的溶解量，受氧在水中的溶解系数、氧分压、温度的影响。正常人（常压下、呼吸空气、体温 37 ℃）100 mL 液可溶解氧气 0.3 mL（0.3 ml%）。化学结合使指与血液红细胞中的血红蛋白（Hb），结合成氧合血红蛋白（HbO_2）。血液中的氧分子绝大部分与红细胞中的血红蛋白作可逆结合，即

$$Hb+O_2 \Leftrightarrow HbO_2 \tag{7-23}$$

成人血液通常含有四种的血红蛋白：氧合血红蛋白（HbO_2）、还原血红蛋白（Hb）、正铁血红蛋白（MetHb）和碳氧血红蛋白（COHb），MetHb 和 COHb 浓度很低，仪器通常测定 HbO_2 和 Hb 这两项。动脉血氧饱和度（SaO2）由下式决定：

$$SaO_2 = \frac{HbO_2}{Hb + HbO_2 + COHb + MetHb + SfHb + COSfHb} \times 100\% \tag{7-24}$$

血氧饱和度的测量通常分电化学法和光学法两类。采用电化学法，如临床和实验室常用的血气分析仪，要取血样来检测。尽管可以得到精确的结果，但属于有创测量，操作复杂，分析周期长，不能连续监测。光学法对脉搏血氧饱和度的测量，采用的是光电技术，通常有两种方法：透射法和反射法。光电技术常测量的是脉搏血氧饱和度（SpO_2），利用不同组织吸收光线波长的差异性，从而测定氧合血红蛋白及脉率。具体的测量操作是，由探头所产生的光线穿过组织，然后被探头内的光电探测器转换成信号，监测器对电信号进行处理并用波形及数值将 SpO_2 及脉率显示在屏幕上。一般认为 SpO_2 正常应不低于 94%，否则为供氧不足。

在脉搏血氧测量法中，其假设条件是指忽略动脉血管中其他成分影响仅考虑氧合血红蛋白（HbO_2）和还原血红蛋白（Hb），所以脉搏血氧饱和度 SpO_2 的定义是

$$SpO_2 = \frac{C_{HbO_2}}{C_{HbO_2} + C_{Hb}} \tag{7-25}$$

式中，C_{HbO_2} 表示氧合血红蛋白含量，C_{Hb} 表示还原血红蛋白含量。

1. 血氧饱和度的测量原理

血液中氧合血红蛋白（HbO_2）和还原血红蛋白（Hb）对不同波长的光的吸收系数不同，如图 7-20 所示，在波长为 600～700 nm 的红光区，Hb 的吸收系数比 HbO_2 的大；而在波长为 800～1 000 nm 的近红外光区，HbO_2 以的吸收系数比 Hb 的大；在 805 nm 附近是等吸收点。

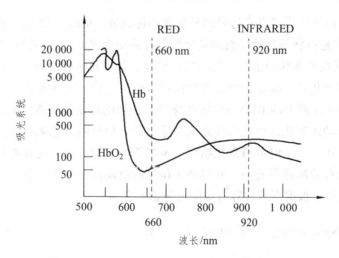

图 7-20　HbO_2 和 Hb 的光吸收系数变化图

血氧饱和度测量基于光学 Lambert-Beer 定律，当一束光照射到某种物质的溶液上时，物质对光有一定的吸收衰减，透射光强 I 与入射光强 I_0 之间有以下关系：

$$I = I_0 e^{-\varepsilon cd} \tag{7-26}$$

式中，ε为物质的吸光系数，c为溶液的浓度，d为光穿过的路径。

I_0和I比值的对数称为吸光度A，因此（7-26）式可表示为

$$A = \ln(I_0 / I) = \varepsilon cd \tag{7-27}$$

若保持光的路径不变，式中吸光度A便与物质的吸光系数和溶液的浓度成正比。只需要考虑氧合血红蛋白和还原血红蛋白两者在吸收光谱上的差别实现测量和计算，这是脉搏血氧测量法的基础。

2. 血氧饱和度检测技术

基于氧合血红蛋白（HbO_2）和还原血红蛋白（Hb）的这种光谱特性，血氧饱和度探头中的发光元件发出两种波长的光信号，通常用 660 nm 的红光和 925 nm 的近红外光照射被测组织，将含动脉血管的部位（如手指、脚趾、环垂等，本书以手指为例）放在发光二极管管和光电管之间，如图 7-21 所示。

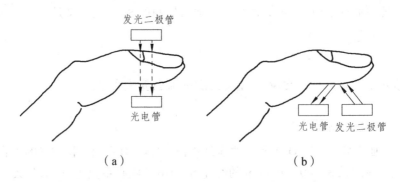

图 7-21　透射式传感器示意图

光电管所接收的光吸收或者光透射信号包含两种成分（见图 7-22）：一种是搏动成分（即交流信号 AC），它是由脉动的动脉血的光吸收引起的交变成分；另一种是非搏动成分（即直流信号 DC），它反映各非脉动组织（如表皮、肌肉、骨骼和静脉血等）引起光吸收的大小。能反映血氧饱和度变化的仅仅是构波长的交流信号幅度之比，而两波长的直流信号可用于对交流信号定标。由于血液中的 HbO_2 和 Hb 浓度随着血液的脉动做周期性的改变，因此，它们对光的吸收也在脉动地变化，由此引起光电管输出的电信号强度也随血液的脉动而周期件改变。监护仪电路中用一个定时电路来控制两个发光管的发光次序。两种波长的光交替通过检测部位，由光电元件检测透射光强，并将两个信号的脉动成分分离出来，经过滤波、放大、A/D 转换成数字信号，根据下式计算对应的血氧饱和度值：

$$SpO_2 = k_1(I_{IR} / I_R)^2 + k_2(I_{IR} / I_R) + k_3 \tag{7-28}$$

式（7-28）中，(I_{IR} / I_R)为近红外光和红外光脉动变化量之比；k_1、k_2、k_3 为经验常数，各个厂家不尽相同。出于光电信号的脉动规律与心脏的搏动一致，根据检出的信号重复周期可确定脉率，所以称之为脉搏血氧饱和度检测。

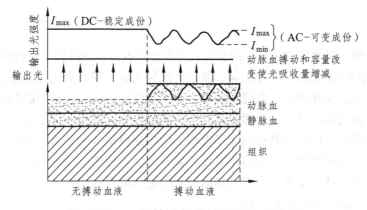

图 7-22　血氧搏动与非搏动吸收示意图

SpO_2 连续监测能及时连续反映临床瞬间变化的问题，为早期发现低氧血症提供有价值信息，也可在机械通气时，可通过 SpO_2 帮助调节呼吸频率、潮气量及 PEEP、IMV 等通气方式。

7.6　光对人体的生理效应

7.6.1　光辐射

皮肤的角质层由扁平表皮细胞组成，可强烈吸收光化紫外线 UV、远红外线。少量吸收紫外线可减少皮肤表面的细菌、真菌等，但若过度照射紫外线可能引起皮肤晒伤甚至皮肤癌。最常见的有基底细胞癌、鳞状细胞癌和黑色素瘤这三种皮肤癌。紫外线是导致皮肤癌发生的重要因素，特别是波长 280～320 nm 的中波紫外线最具致癌性或突变性。其诱发皮肤癌的确切机制尚未阐明，仅可得知，科学家已证实紫外线可能通过引起 DNA 损伤、对细胞周期分子的调节、对细胞通路以及对某些酶类的影响来发挥作用。

如图 7-23（a）所示，在光照下，正常皮肤吸收紫外线时黑色素细胞会相应分泌释放黑色素，以此抵御紫外线对皮肤的损害。但此情况只适用于紫外线强度不高或光照时间短时，细胞可对紫外线及时做出反应。若长期暴露在高强度紫外线中，紫外线光子会侵入细胞内，并对细胞核内的 DNA 造成损伤，如图 7-23（b）所示，进而逐渐积累导致细胞癌变，最终在皮肤表面形成肉眼可见的皮肤癌，如图 7-23（c）所示。

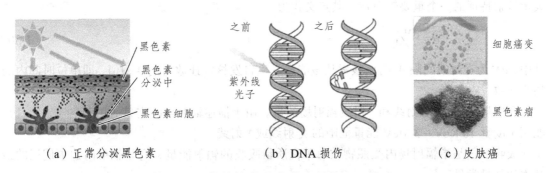

（a）正常分泌黑色素　　　　　（b）DNA 损伤　　　　　（c）皮肤癌

图 7-23　紫外线导致皮肤癌的机理示意图

7.6.2 激光

激光是由受激发射的光放大产生的辐射，其主要特点为方向性强（定向传播）、单色性好（远优于任意其他单色光源）、亮度极高、能量密度极大等。同时激光对人体的作用可分为温热效应、压力效应、光化效应、电磁场效应。对生物体而言，激光对眼睛的损害最大，因眼睛本身既是一个透光器，又是一个聚光器，眼内的虹膜和眼底组织由于含有大量色素，又是一个良好的光吸收器，因此极易受到激光损伤。激光照射眼睛，使得大量的光能在瞬间聚中于视网膜上，致使视网膜的感光细胞层温度迅速升高，造成感光细胞凝固变性坏死而失去感光的作用。激光聚于感光细胞时产生过热而引起的蛋白质凝固变性是不可逆的损伤，因此一旦损伤以后就会造成眼睛的永久失明。

7.6.3 放射线

放射线是短波长的电磁波，医疗上是用 X 射线及更宽范围波长和能量的放射线。放射线对人体的影响程度可用式（7-29）表示：

$$rem = rad \times RBE \tag{7-29}$$

式（7-25）中 rem 即为放射性射线对人体的影响（人体伦琴当量）；rad 是表示物理强度的单位；RBE 是某波长的放射线对人体影响强度的系数，即相对生物有效性。

1. 放射线的常用物理量

在实际的放射线防护中有如表 7-3 所示的几种物理量。

表 7-3　辐射量常用单位及换算关系

物理量	SI 单位	老单位	新单位	换算关系
放射性活度	s^{-1}	居里（Ci）	贝可勒尔（Bq）	$1Ci=3.7\times10^{10}Bq$
照射量	C/kg	伦琴（R）	库仑/千克（C/kg）	$1R=2.58\times10^{-4}C/kg$
吸收剂量	J/kg	拉德（rad）	戈瑞（Gy）	1Gy=100 rad
剂量当量	J/kg	雷姆（rem）	希沃特（Sv）	1Sv=100 rem

注：贝可勒尔可简称贝可。

放射性活度是指在给定时刻处于一给定能态的一定量的某种放射性核素的活度 A，是用于表示核素特征的一个重要辐射量。其定义式为

$$A = \mathrm{d}N\big/\mathrm{d}t \tag{7-30}$$

其中，$\mathrm{d}N$ 为在时间间隔 $\mathrm{d}t$ 内该核素从该能态发生自发核跃迁数目的期望值，即单位时间内的核衰变数。

照射量是描述 X 射线和 γ 射线辐射场的量。用于描述辐射场时它只适用于空气，而且只能用于度量 10 KeV ~ 3 MeV 能量范围的 X 射线或 γ 射线。

吸收剂量是指辐射场内受照物质每单位质量吸收的辐射能量，它是辐射防护中使用的最基本的剂量学量。

吸收剂量表示受到辐射照射后人体组织器官的能量沉积，而放射线引起的生物效应及其严重程度不仅取决于能量沉积，还取决于放射线的种类。为了使不同辐射的吸收剂量能更好地与低剂量照射后随机性效应的发生概率相联系，因此采用与辐射类型及其能量有关的权重因数，即品质因素 Q，对组织或器官的吸收剂量 D 进行加权，加权的吸收剂量称为剂量当量 H，按下列方程定义：

$$H = DQN \tag{7-31}$$

式中，N 是修正因子的乘积，实际取 $N=1$。当组织或器官同时受到几种辐射照射时，则相应的剂量当量等于每种辐射的剂量当量的总和。

2. X 射线对人体的损伤

当 X 射线照射到人体时，与人体的细胞、组织等物质相互作用，从而引起物质原子的激发和电离，可破坏体内某些大分子的结构。例如 X 射线可导致蛋白质分子链及核糖核酸链的断裂；亦可电离体内的水分子，形成自由基，这些自由基的作用可间接损伤机体等。

一定量的电离辐射作用于机体后引起病理反应，称为躯体效应；如果影响被照射的后代，称为遗传效应。此外放射线引起的生物效应还有全身效应（急、慢性放射病）、单一组织效应（皮肤损伤、眼晶体损伤）、胎内照射效应（如胎儿畸形等）、近期效应和远期效应、随机效应和非随机效应等。照射方式和照射范围不同，产生的生物效应也不尽相同。

人体不同部位对 X 射线的敏感程度不同。淋巴、胸腺、骨髓、胚胎组织等属于高度敏感组织，角膜等感觉器官、内皮细胞、皮肤等属于中度敏感组织，中枢神经系统、心脏等属于轻度敏感组织，肌肉、软骨、骨组织、结缔组织等属于不敏感组织。

7.6.4　其他辐射损害

除 X 射线之外，α 粒子穿透能力弱，不易引起外照射损伤。β 粒子穿透能力也较弱，外照射时只能引起皮肤损伤。γ 射线穿透能力强，与 X 射线相似，能穿透人体，对细胞产生电离损伤。

表 7-4 给出短期内不同放射线强度照射对人体的影响。吸收剂量在 0.25 Gy 以下时，人体一般不会有明显效应。但是，剂量再增加，就可能出现损伤。当达到几个戈瑞时，就可能使部分人死亡。接受同样数量的"吸收剂量"，受照射时间越短，损伤越大；反之，则轻。吸收同样数量剂量，分几次照射，比一次照射损伤要轻。

表 7-4　不同放射线剂量对人体损伤程度列表

剂量（$\times 10^{-2}$Gy）	损伤程度
小于 25	不明显和不易察觉的病变
25～50	可恢复的机体变化，可能有血液学变化
50～100	功能变化、血液变化，但不伴有临床症状
100～200	轻度骨髓型急性放射病
200～550	中度骨髓型急性放射病
550～1 000	重度骨髓型急性放射病
1 000～5 000	肠型急性放射病
大于 5 000	胸型急性放射病

7.6.5　放射线防护

GB 18771—2002《电离辐射防护与辐射源安全基本标准》已有条款明确规定 X 射线的辐射剂量限制。对于长期受到 X 射线辐射的医用 X 射线诊断工作者而言，所受的职业照射应遵守实践正当性和防护的最优化原则，并不应超出下述剂量的限制：连续五年内平均有效剂量 20 mSv；任何一年中有效剂量 50 mSv；眼晶体的当量剂量每年 150 mSv；手脚及皮肤的当量剂量每年 500 mSv。我国环保局制定的 GB 8702—1988 中也已规定，职业辐射限值为 1 mW/cm²，ANSI/IEEEC95.7—1992 中规定，辐射限值为 10 mW/cm²。

现阶段已有多种防护措施可使相关工作者和受测者受到全面或定点的保护。整体防护有防护帘和防护玻璃等。而对人体具体部位的防护包括防护衣、防护手套、防护围脖、防护面罩、防护眼镜、防护帽等。这些防护设备含有不同程度的铅当量。

第8章 医学成像基础

医学成像是现代科学技术领域在医学中应用的重要分支，它包括图像的形成、获取、传输、存储、处理、分析与识别等。医学图像能直观地向人们展示人体内部的形态或脏器功能，是临床与医学研究中不可缺少的工具，已成为现代化医院的重要标志。在医学图像研究领域中包含以下两个研究方向：医学成像（Medical Imaging System）和医学图像处理（Medical Imaging Process）。前者是指图像形成的过程，包括对成像机理、成像设备、成像系统的分析等问题的研究；后者是指对已经获得的图像进行计算机数字图像处理。

1895 年 11 月 8 日，德国物理学家伦琴在维尔茨堡大学物理研究所从事阴极射线的研究时，发现 X 射线。同年 12 月 28 日，伦琴向维尔茨堡物理医学会递交了第一篇 X 射线的论文"一种新射线——初步报告"。他因此于 1901 年获得第一次诺贝尔物理学奖。这一发现宣布了现代物理学的到来，揭开了医学革命的序幕。在这之后的几十年中，X 射线成像质量得到了很大的发展，包括旋转阳极 X 射线管、影像增强管、运动断层成像等。为了获得血管的清晰的图像，人们设计了 X 射线数字减影装置（Digital Subtraction Angiography，以下简称 DSA），在注入造影剂前后对同一部位分别摄取 X 射线图像，然后将这两幅图像相减，那么就可以消除图像中的相同部分，而注入造影剂的血管部分被突出显示。为克服 X 射线中的影像重叠问题，1917 年 Radon 就证明了从投影重建图像的原理，但他的论文一直未被重视。对图像重建贡献最杰出的物理学家 A. M. Cormack。他自 20 世纪 50 年代开始发表了一系列论文，不仅证明了医学领域中从 X 射线投影数据重建图像的可能性，而且提出了相应的实现方法并完成了仿真与实验研究。1972 年，G.N.Hounsfield 在英国放射学年会上推出第一台 X-CT 机。出现了 X 射线计算机断层成像（X-ray Computed Tomography，以下简称 X-CT）。

超声诊断起于 20 世纪 40 年代，由德国精神病医生 Dussik 首先将 A 型用于颅脑的诊断，开创超声医学新的领域。1952 年美国 Howry 医生开始研究 B 型切面显像。1954 年瑞典的 Edller 医生首先用 M 型诊断心脏疾病。超声成像以实时、便捷、无创在腹部、胎儿、心脏疾病诊断上发挥了巨大的作用。超声成像突出的优点是对人体无损、无创、无电离辐射，同时它又能提供人体断面实时动态图像。20 世纪 80 年代初问世的超声彩色血流图（Color Flow Mapping，以下简称 CFM）是把血流信息叠加在二维 B 型图像上，在同一张图像上既能看到脏器的解剖形态，又能看到动态血流，它在血管疾病诊断中发挥了很大的作用。

1946 年美国加州斯坦福大学 Bloch 和哈佛大学的 Purcell 教授同时发现了核磁共振现象，这一发现在物理、化学、生物化学、医学上具有重大意义。1971 年美国纽约州立大学的达曼迪恩 Damadian 教授在《科学》杂志上发表了题为"NMR 信号可检测疾病"和"癌组织中氢的 T_1、T_2 时间延长"等论文。1973 年，Paul C Lauterbur 和 Peter Mansfield 首先报道了磁共振成像技术，并解决了梯度磁场问题，从而使磁共振开始应用于医学领域。1978 年第一台头部 MRI 设备投入临床使用，1980 年全身的 MRI 研制成功。核磁共振成像系统又称为磁共振成像

（Magnetic resonance imaging 以下简称 MRI），是将人体置入一强磁场中，这时，同时在垂直方向上施加一个特定频率的交变射频磁场，那么满足条件的质子就会产生共振，并向外辐射共振信号。所接受的信号经过计算机处理后，得到人体断面图像，磁共振成像可以得到核子（一般是氢质子）密度以及弛豫时间 T_1 和 T_2 图像。磁共振成像的突出优点是对人体无创、无电离辐射。磁共振成像分辨率比较高，而且可以较容易获取人体的三维图像。近年来磁共振成像技术发展十分迅速，不仅能提供解剖学影像，并能获得功能性成像。

核医学影像设备是向人体内注射放射性示踪剂（同位素药物），使带有放射性核的示踪原子进入要成像的组织，然后测量放射性核素在人体脏器的分布图像，以诊断脏器是否存在病变和确定病变所在位置。与 X 射线、超声、磁共振成像相比，属于功能性显像，能更早地发现和诊断某些疾病。1926 年，美国波士顿内科医师布卢姆加特（Blumgart）等首先应用放射性元素氡的研究人体动、静脉血管之间的循环时间，在人体内第一次应用了示踪技术。1951年。美国加州大学的卡森（Cassen）研制出第一台扫描机，通过逐点打印获得器官的放射性分布图像，促进了显像发展。1957 年，安格（Hal. O. Angel）研制出第一台 γ 照相机，称为安格照相机，使得核医学显像由单纯的静态步入动态阶段，并于 60 年代初应用于临床。70 年代X-CT 的出现推动了核医学计算机断层扫描（Emission Computed Tomography，ECT）的发展，ECT 可分为单光子发射性 CT（Single Photon ECT，SPECT），和正电子 CT（Positron Emission Tomography，PET），PET 采集系统与 SPET 完全不同，它是根据同位素在衰变过程中放出正电子的物理现象来设计的。

其他成像手段有红外成像，内窥镜成像，电阻抗成像等。本章主要介绍 X 射线成像、超声成像、磁共振成像与放射性核素成像系统。

8.1 X 射线物理基础及其医学应用

8.1.1 X 射线的物理基础

X 射线是一种高能量的光子束，属于电磁波，具有波粒二象性，以光速传播，同时服从光的干涉、衍射、反射、折射等一般规律。X 射线频率约在 $3 \times 10^{16} \sim 3 \times 10^{20}$ Hz，波长约在 0.01 ～ 10 nm 之间。

8.1.1.1 X 射线的特性

1. 物理特性

（1）穿透作用。X 射线波长很短，对物质有很强的穿透能力。一方面，穿透能力与 X 射线本身有关，波长越短，穿透能力越强；另一方面，其贯穿本领的强弱与物质的性质有关，物质的原子系数越高，物质对 X 射线吸收越多，穿透射线越少。人体组织对 X 射线吸收能力由强到弱：骨—肌肉—液体—脂肪—空气。

（2）荧光作用。X 射线是肉眼看不见的，但当它照射到某些物质时，如磷、铂氰化钡、硫化锌、钨酸钙等，能够使这些物质的原子处于激发态，当它们回到基态时就能够发出荧光，这类物质称为荧光物质。医学中透视作用的荧光屏、X 射线摄影用的增感屏、影像增强器中的输入屏和输出屏都是利用荧光特性做成的。

（3）电离作用。具有足够能量的 X 光子能够撞击原子中轨道电子，使之脱离原子产生一次电离。脱离了原子的电子还能与其他原子产生二次电离。电离作用也是 X 射线损伤和治疗基础。

（4）热作用。X 射线被物质吸收，绝大部分最终都将变为热能。

2. 化学特性

（1）感光作用。X 射线与可见光一样，可以使摄影用的胶片感光。胶片乳剂中的溴化银受到 X 射线照射感光，经化学显影，还原出黑色的金属颗粒，其黑度取决于感光程度。X 射线摄影就是利用它的感光作用，使组织影像出现在胶片上。产生的化学反应如下：

$$A_g B_r \xrightarrow{h\nu} A_g + B_r \tag{8-1}$$

（2）脱水作用。某些物质（如荧光屏、增感纸、铅玻璃等）经过长期照射，因结晶脱水会逐渐改变颜色。

3. 生物效应

X 射线照射到生物机体时，可使生物细胞受到抑制、破坏甚至坏死，致使机体发生不同程度的生理、病理和生化等方面的改变。不同的生物细胞对 X 射线有不同的敏感度，可用于治疗人体的某些疾病，特别是肿瘤的治疗，在利用 X 射线的同时，X 射线对人体造成一定的伤害如致使病人脱发、皮肤烧伤、工作人员视力障碍，白血病等问题，所以在应用 X 射线的同时，也应注意其对正常机体的伤害，注意采取防护措施。

8.1.1.2　X 射线的产生

1. 连续辐射（轫制辐射）

X 射线管的阴极加热产生电子，在管电压的作用下，撞击阳极靶面。撞击过程中，电子突然减速，其损失的动能有一部分会以光子 $h\nu$ 形式放出，形成 X 射线光谱波长连续的谱线，称为连续辐射。如图 8-1（a）所示。

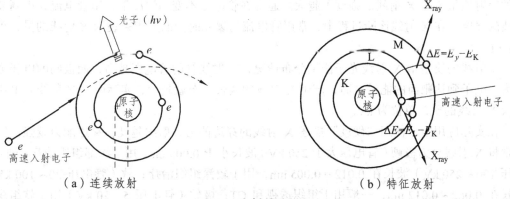

（a）连续放射　　　　（b）特征放射

8-1　X 射线产生

由于各高速运动电子所具有的能量不同，与靶原子相互作用后损失的能量也是随机的，因此，这种情况下所释放的 X 射线光子的能量分布是连续的。所释放光子能量主要取决于 X 射线管电压。电压愈高，电子动能愈大，其转换成 X 射波长整体分布愈短，连续辐射所产生的 X 射线最大能量（短波极限）取决于管电压，即管电压使电子获得的动能，全部转换为 X 射线的能量时，获得的 X 射线频率最高，波长取最小值，即为短波极限，如图 8-2 所示。

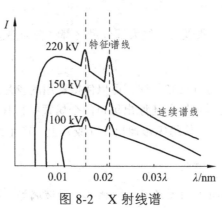

图 8-2　X 射线谱

2　特征辐射（标识辐射）

当具有较大动能的电子撞击阳极靶面时，靶原子的内层轨道电子有可能获得能量而克服核引力并脱离自己的轨道逸出（如：K 层电子），使该原子呈不稳定状态。如图 8-1（b）所示，此时能量较高的电子将会来填补此空位（如：L，M，N 或更外层电子）填补，电子在跃迁过程中发出一个光子，其能量等于两能级能量之差。从而形成确定波长的线状 X 射线谱。由于外层电子跃迁放出的能量是量化的，形成了 X 光谱中的特征线如图 8-2 中峰值所示。这就是特征辐射，又称为标识辐射。

8.1.1.3　X 射线的量与质

X 射线的量表示 X 射线束内的光子数目，X 射线的质表示这些 X 射线光子的能量。X 射线的量与质难以直接测出。在实际工作中，通常采用 X 射线管的工作参数来表示。如用管电压来描述 X 射线的质，利用管电流描述 X 射线的量。

增大管电流，会使产生的 X 射线条数增加，单位时间内通过与 X 射线方向垂直的单位面积的辐射能量（即 X 射线的强度）越大。通常在管电压不变的情况下，用管电流大小调节 X 射线的强度。在 X 射线诊断过程中，常用管电流与曝光时间的乘积来表示 X 射线的量，单位 mA·s。

X 射线的质是指 X 射线光子能量分布情况，X 射线管的管电压越高，两极间的电场强度越大，电子到达靶面的能量越高，产生 X 射线的波长分布就越短，实际中用 X 射线管电压来反映 X 射线的质，单位为 kV。

在实际应用中，使用"硬度"描述 X 射线的穿透能力，射线越硬，穿透能力越强。医学上常将 X 射线分为极硬（管电压大于 250 kV）波长小于 0.005 nm，用于深部组织治疗；硬（管电压 100 ~ 250 kV）波长在 0.012 ~ 0.005 nm，用于较深组织治疗；软（管电压 20 ~ 100 kV）波长在 0.062 ~ 0.012 nm，一般用于组织透视和 CT；极软（管电压 5 ~ 20 kV）用于软组织摄影、表皮治疗四个等级。

在 X 射线穿透能力上常用半价层来表示。指入射的 X 线强度衰减为原来的一半时穿过某均匀吸收体的厚度，半价层越厚，表示 X 线的质越硬。

8.1.1.4 X 射线与物质的作用

当一束强度大致均匀的 X 射线照射到人体上时，会出现以下三种结果之一：入射光子在作用过程中被吸收；X 射线在作用过程中被散射；入射光子与介质没有作用而完全穿过。由于人体各种组织、器官在密度、厚度等方面的差异，对投照在其上的 X 射线的吸收量各不相同，从而使透过人体的 X 射线强度分布发生变化并携带人体信息，最终形成 X 射线信息影像。

1. 光电吸收

光电吸收是指光作用过程中光致电离的过程，一个辐射光子使原子的一个壳层电子脱离原子，变成光电子。光子的能量用来克服电子的结合能使原子电离，剩余部分能量变为光电子的动能，这一现象叫作光电效应。如果光电子来自较低能级的壳层（如 K、L 层），那么留出的空位在被高能级的电子填充时，会产生特征辐射，如图 8-3（a）。射线作用于不同物质时，其吸收与穿过的 X 射线不同，形成不同对比度的图像。

2. 康普顿散射

能量较大的 X 射线光子撞击原子外层那些松散的电子，使其脱位，但此时 X 射线光子只把自身一部分能量传给被击脱的电子使其获得动能。光子并没有消失，只是减少了一部分能量并改变了传播方向。康普顿散射需从光的量子假说进行解释，按照量子理论，入射 X 射线是光子束，光子同散射体中的自由电子碰撞时，将把自己的一部分能量给了电子，由于散射后的光子能量减少了，从而使光子的频率减小，波长变大，如图 8-3（b）。康普顿散射在整个成像的过程中对图像质量是不利的，为提高图像质量，应使用过滤栅对散射线进行处理。

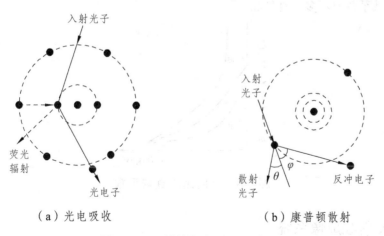

（a）光电吸收 （b）康普顿散射

图 8-3 X 射线与物质相互作用

X 射线与介质作用时，光电吸收和康普顿散射是主要的作用形式。另外还有可能发生瑞利散射（相干散射）和电子对效应。瑞利散射是指低能光子与单个自由电子之间的散射现象，散射过程中光子只改变方向，没有能量损失。电子对效应是指 X 射线光子能量超过 1.02 MeV

时，光子与原子核作用会产生一个正负电子对，其中的正电子与周围负电子发生湮灭，辐射出两个各为 511 KeV 的光子。

8.1.1.5　X 射线的衰减

因为光电吸收、相干散射和康普顿散射是相互独立的，因此总的衰减是这三项衰减的总和。X 射线与物质发生作用后产生衰减，主要与 X 射线的频率和介质特性有关。评价参数主要有线性衰减系数和质量衰减系数。

线性衰减系数是指与单位厚度的物质发生作用的光子数与总光子数的比值。其 SI 单位 cm^{-1}。窄能束 X 射线入射光子数正比于入射光强度，穿过 dx 厚度后，衰减 dI 为

$$-dI = \mu I_0 dx \qquad (8\text{-}2)$$

式中，$-dI$ 表示强度的衰减，μ 为线性衰减系数，I_0 为入射光强，dx 很薄的一层均匀物质。

对于厚度为 x 的物质，则对 x 上进行积分，有

$$I = I_0 e^{-\mu x} \qquad (8\text{-}3)$$

线性衰减系数 μ 的大小不仅取决于 X 射线束中管子的能量及所透射的物质，还与物质的密度 ρ 有关。同一物质当密度改变时，线性衰减系数也不相同，为避开同吸收物质密度的相关性，引入质量衰减系数 μ/ρ 的概念。

将线性衰减系数 μ/ρ 引入上式可得

$$I = I_0 e^{-\frac{\mu x}{\rho}} \qquad (8\text{-}4)$$

式中 ρx 实际是射线穿过的单位面积上的物质质量，称为质量厚度，单位是 cm^2/g。

肌肉、脂肪、骨等物质的衰减系数不同，与入射 X 射线的能量关系如图 8-4 所示，肌肉与水的质量衰减系数差不多，骨最高。

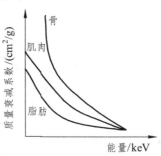

图 8-4　不同组织衰减系数

8.1.2　X 射线成像系统

8.1.2.1　X 射线成像装置

X 射线成像设备，一般构成由 X 射线的控制系统（电器部分）和 X 射线机的执行系统（机械部分）。X 线机控制系统包括：X 射线球管、高压发生器、控制台及其他电气附件。X 射线

的执行系统包括：诊视床、伸缩吊架装置、滤线器摄影装置、快速换片装置、断层摄影装置及其他机械附属装置。

X 射线产生的条件：

（1）有高速运动的电子流，阴极灯丝通过加热产生自由电子。

（2）真空条件下电压产生的强电场，该电压称为管电压，电子在这个几千伏高的电场作用下获得动能，飞速撞击阳极靶面。

（3）有阻碍带电离子流运动的障碍物—阳极靶面，用来阻止加速电子的运动，可以使电子的动能改变，放出 X 射线。实际能量转换的过程中约有 1%～2% 的动能转换为 X 射线，绝大部分均转化为热能，一般工业用 X 射线管的阳极靶选用原子序数大、耐高温的钨来制造。钨的原子序数为 74，密度为 19.3 g/cm³，熔点为（3 410±20）℃。乳腺 X 射线机常用钼靶。

自伦琴发现 X 射线以来，传统 X 射线成像有胶片和摄影屏成像系统，随着电子计算机的发展，尤其是 20 世纪 50 年代影像倍增管的出现，成像的质量大大改善，使 X 射线摄影系统成为可能。现在 X 射线机基本上是数字 X 射线成像设备，根据成像原理不同，可以分为计算机 X 线摄影（CR）系统和数字 X 线摄影系统（DR），如图 8-5 所示。

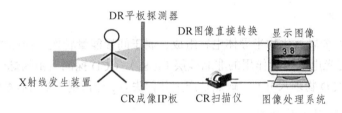

图 8-5　CR 与 DR 成像示意图

8.1.2.2　计算机 X 射线摄影（Computed Radiography，CR）

CR 是将透过人体后的 X 射线信息记录在成像板（Image Plate，IP）上，经读取装置读取后，由计算机以数字化信息的形成存储，再经过数字/模拟转换器将数字化信息转化成图像的组织密度（灰度）信息，最后在荧光屏上显示。

1. CR 系统的结构

（1）信息采集，CR 系统实现了用 IP 板接收 X 射线的模拟信号，然后经 A/D 转换实现图像数字化的过程，从而使传统的 X 射线影像能够进入存储系统进行图像处理和传输。

（2）信息转换系统，是一个把存储在 IP 板上的 X 线模拟信息转换为数字信息的系统。CR 信息转换主要有激光阅读器、光电倍增管和 A/D 转换器组成。IP 板在第一次激发时存储的连续模拟信号，在激光阅读器中进行激光扫描收到第二次激发而产生荧光，该荧光经光导器采集和导向，进入光电倍增管，转换为电信号，进而信号放大、A/D 转换为数字信号。

（3）信息处理系统，采用不同的技术，根据诊断要求，实施图像处理，从而达到图像质量的最优化。主要是计算机数字信号处理，不同厂家仪器，功能有所不同。

（4）信息存储与输出系统，经扫描后获得的信息可以进行网络传输和存储。现在 X 射线成像系统一般配有 DICOM 接口，图像可以通过医院 PACS 系统进行网络传输。

2. 成像板（IP）

成像板（IP）是使用一种含有微量元素铕（Eu^{2+}）的钡氟化合物结晶制作而成的能够采集（记录）影像信息的载体，可以代替 X 线胶片并重复使用上万次，当透过人体的 X 线照射到 IP 板上时，可以使 IP 板感光并形成潜影以记录 X 射线影像信息。成像板的构造由表面的保护层、辉尽性荧光层、基板（支持体）、背面保护层组成。X 射线一次扫描整个 IP 板，荧光物质将第一次被激发的信息存储下来，接下来 IP 板被送到激光扫描器，IP 板上的荧光体被第二次激发，发生光激励发光，产生荧光。该荧光由沿着激光扫描线设置的高效光导器采集和导向，导入光电倍增管，转化为电信号。

8.1.2.3 数字化 X 射线摄影系统（Digital Radiography，DR）

DR 是在具有图像处理功能的计算机控制下，X 射线探测器直接把 X 射线影像信息转化为数字图像信息技术。当前 DR 探测器有电荷耦合器件 CCD（Charge Coupled Device）探测器和平板探测器（Flat Panel detector，FPD）。其中平板探测器依照结构和能量转换方式不同分为两类，包括：非晶硒平板探测器和非晶硅平板探测器。

1. CCD 探测器

CCD 由一系列金属氧化物半导体电容组成，属于间接能量转换，探测器由闪烁体和荧光体层（C_sI）涂上有光电二极管作用的非晶硅层（α-Si）。CCD 探测器由闪烁荧光物质、光学镜头和 CCD 构成，CCD 物理尺寸小。缺点是产生几何失真，光散射，探测器系统厚度难易降低。

2. 非晶硒探测器工作原理

直接能量转换 TFT 探测器的结构是由非晶硒层（Amorphous Selenium α-Se）和薄膜半导体阵列（Thin Film Transistor Array，TFT）构成。入射 X 射线光子在硒层中产生电子空穴对，在外加偏压电场的作用下，电子空穴对向相反的方向移动形成电流，电流在薄膜晶体管中积分称为存储电荷。每一个晶体管的储存电荷量对应于入射光子的能量和数量。非晶硒探测器不产生可见光，只是电子传导，没有散射、折射等能量损失，如图 8-6 所示。

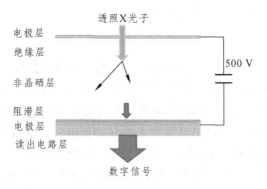

图 8-6　非晶硒平板成像原理

8.1.2.4 血管剪影造影 DSA

软组织间密度差异小，得到影像对比度小，X 射线诊断受到限制，如心脏、血管、脑、肾和胆囊等，腔道内充有的液体与软组织密度差别不大，利用给器官或病灶注射衰减系数较大或较小的物质来增加它与周围组织的对比度以便清晰显像，称为造影成像，常用的有食管造影和心血管造影。

将对比剂（Contrast Medium）引入待检查的器官内或其周围，改变器官与周围组织的 X 射线影像密度，显示出器官的形态功能。造影检查种类很多，可分为：支气管造影、钡剂灌肠检查、口服胆囊造影、静脉尿路造影、子宫输卵管造影、心脏和动脉造影等。利用图像处理剪影技术，从造影图像中减去原基像部分，使图像随参数变化的部分增强。

8.1.3　计算机断层成像

X 射线成像是使三维结构的人体，经过投影，成像在二维平面上，从而使沿 X 线束方向上的信息重叠在一起，分辨比较困难。1917 年数学家 Radon 提出图像重建理论，即任何物体都可以从它的投影的无限集合来重建其图像。反投影法重建思想是在对某一层面一个方向的扫描完成后，用得到的投影值沿着扫描路径均匀回抹到体素对应的像素上。改变方向后的多次扫描形成多次回抹，同一像素上多次回抹的灰度累加即完成图像重建。

8.1.3.1　CT 成像基础

CT 图像实际上是人体某一部位有一定厚度的体层图像，我们将成像的体层分成按矩形排列的若干小的基本单元。而以一个 CT 值综合代表每个小单元内的物质的衰减系数（密度），这些小单元我们称之为体素。同样，一幅 CT 图像是由许多按矩阵排列的小单元组成，这些组成图像的基本单元我们称之为像素。体素是一个三维概念，而像素是一个二维概念，像素实际上是体素在成像时的表现，像素越小，图像越清晰。

CT 值代表 X 射线穿过组织被吸收后的衰减值，计算公式为：CT 值=$1\,000\times(\mu-\mu_{水})/\mu_{水}$），CT 值又称为 Hounsfield 值。CT 值是一个相对值，水的 CT 值为 0，骨骼的 CT 值为 $1\,000$，空气的 CT 值为-$1\,000$，软组织的 CT 值为 20～70，脂肪的 CT 值为-50～-100。

人体组织 CT 值的范围为-$1\,000$～+$1\,000$，共 $2\,000$ 个分度，人眼不能分辨这样微小灰度差别，仅能分辨 16 个灰阶。为了提高组织的细节显示，分辨 CT 值差别较小的两种组织，操作人员可以根据诊断需要调节图像的对比度和亮度，这种调节技术成为窗技术，即为窗宽、窗位的选择。

窗宽是指显示图像时所选用的 CT 值范围，在此范围内的组织结构按其密度高低从白到黑 16 个等级（灰阶）划分。如窗宽为 160，则可分辨 CT 值 160/16=10。由此可见窗宽的大小直接影响图像的对比度。如检查脑组织宜选用窄的窗宽。

窗位是指窗宽上下限 CT 值的平均数。因为不同组织的 CT 值不同，观察细微结构最好选择该组织的 CT 值为中心进行扫描，这个中心即窗位。窗位的高低影响图像的量度，窗位低图像亮度偏高，图像窗位高图像偏暗。

8.1.3.2　反投影重建

1. Radon 变换

假设要重建的图像性质用一个密度函数 $f(x,y)$ 表示，图 8-7 中在（x,y）坐标系中给出此密度函数。沿某一投影方向，对每一条投影线计算密度函数的线积分，可得该投影线上的投影值。计算出该投影方向上所有的投影值，可以得到该方向的投影函数 $P_\theta(t)$。

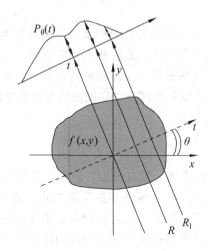

图 8-7　Radon 变换——$f(x,y)$及其投影示意图

CT 的思想可以追溯到 1917 年奥地利数学家 Radon 的贡献。他证明了如下定理：
若已知某函数

$$\overline{f}(x,y) = f(r,\theta)$$

$$p = \int_{-\infty}^{+\infty} \overline{f}(x,y)\mathrm{d}z = \int_{-\infty}^{+\infty} f(r,\theta)\mathrm{d}z = \int_{-\infty}^{+\infty} f\left(\sqrt{l^2+z^2}, \psi + \tan^{-1}\frac{z}{l}\right)\mathrm{d}z \qquad (8\text{-}5)$$

则可得到

$$f(r,\theta) = \frac{1}{2\pi}\int_0^x \int_{-\infty}^{+\infty} \frac{1}{r\cos(\theta-\psi)-l}\frac{\partial p}{\partial t}\mathrm{d}l\mathrm{d}\psi \qquad (8\text{-}6)$$

考虑图 8-7 所示坐标系中的函数 $f(x,y)$，

因为 $\cos\theta = \dfrac{x}{t}, \sin\theta = \dfrac{y}{t}$，所以 $x\cos\theta + y\sin\theta = \dfrac{x^2+y^2}{t} = t$

直线 R 的方程为

$$x\cos\theta + y\sin\theta = t$$

函数 $f(x,y)$ 沿直线 R 的线积分为

$$P_\theta(t) = \int_{(\theta,t)\mathrm{line}} f(x,y)\mathrm{d}s$$

此投影称为函数 $f(x,y)$ 的 Radon 变换。

2. Fourier 中心切片定理

Fourier 切片定理是计算机断层成像中最重要的定理，它将投影与二维 Fourier 变化联系起来。二维 Fourier 变换和逆变换定义为

$$F(u,v) = \int_{-\infty}^{\infty} \int_{-\infty}^{\infty} f(x,y) e^{-j2\pi(ux+vy)} dxdy$$

$$f(x,y) = \int_{-\infty}^{\infty} \int_{-\infty}^{\infty} F(u,v) e^{-j2\pi(ux+vy)} dxdy \qquad (8-7)$$

x,y 表示图像的横纵坐标；

u,v 为对应的二维平面的空间频率。

投影的 Fourier 变换为

$$S_{\theta}(\omega) = \int_{-\infty}^{+\infty} P_{\theta}(t) e^{-j2\pi\omega t} dt$$

也就是说，图像 $f(x,y)$ 在 θ 方向的平行投影，得到其二维 Fourier 变换 $F(u,v)$ 的一个与 u 成 θ 角度的切片，如图所示。即 $P_{\theta}(t)$ 的 Fourier 变换得到频率域中的一条线。其详细推导如下：

设 (t,s) 坐标系是由 (x,y) 坐标系旋转得到，即

$$\begin{bmatrix} t \\ x \end{bmatrix} = \begin{bmatrix} \cos\theta & \sin\theta \\ -\sin\theta & \cos\theta \end{bmatrix} \begin{bmatrix} x \\ y \end{bmatrix}$$

在 (t,s) 坐标系中，沿着 t 为常数的线上的投影为

$$P_{\theta}(t) = \int_{-\infty}^{+\infty} f(t,s) ds$$

上式的 Fourier 变换为

$$S_{\theta}(\omega) = \int_{-\infty}^{+\infty} P_{\theta}(t) e^{-j2\pi\omega t} dt = \int_{-\infty}^{+\infty} \left\{ \int_{-\infty}^{+\infty} f(t,s) ds \right\} e^{-j2\pi\omega t} dt$$

转变到 (x,y) 坐标系

$$S_{\theta}(\omega) = \int_{-\infty}^{\infty} \int_{-\infty}^{\infty} f(x,y) e^{-j2\pi\omega(x\cos\theta + y\sin\theta)} dxdy$$

上式右边表示函数 $f(x,y)$ 的二维 Fourier 变换，空间频率 $u = w\cos\theta, v = w\sin\theta$

$$S_{\theta}(w) = F(w,\theta) = F(w\cos\theta, w\sin\theta) \qquad (8-8)$$

此式说明，函数 $f(x,y)$ 在 θ 方向投影函数（Radon 变换式）的一维 Fourier 变换，等于极坐标系下该函数二维 Fourier 变换域中沿同一方面且过原点的直线上的值。这就是 Fourier 切片定理。

上式表面，通过先获得物体在 $\theta_1, \theta_2, \cdots, \theta_k$ 方向的投影，并对每个投影作 Fourier 变换，可以得到 $F(u,v)$ 在径向的值。

如果取无穷多个角度，$F(u,v)$ 在 uv 一平面上的每个值都可以得到。

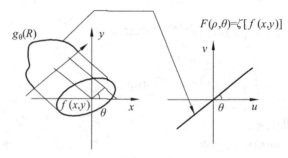

图 8-8　中心切片定理

8.1.4　评价成像系统与图像质量的客观标准

在评价一个成像系统与其所生成的图像时，往往需要借助一些客观指标，常用的有信噪比、对比度、分辨力、量子探测效率等，这些指标不但对 X 射线成像系统有用，同样适用于其他成像系统。

8.1.4.1　信/噪比

在 X 射线成像系统中，由于 X 射线源分布的统计方差和胶片响应空间的不均匀性，造成 X 射线在探测器上分布不均匀，由于 X 射线能量的量子化特性，此类噪声被称为量子噪声。

在投影 X 射线成像系统中，影响系统信/噪比的因素主要有：

（1）曝光时间和 X 射线管电流，信/噪比与曝光时间和 X 射线管的乘积的平方根成正比。

（2）X 射线管的峰值电压，峰值电压越高，则产生的高能量射线越多，这样会有更多射线穿过人体达到检测器，于是提高了信/噪比。

（3）检测器中闪烁屏厚度，闪烁屏越厚，其截获的 X 射线比例越高，形成图像的信/噪比也越高。

（4）屏/胶片系统响应的不均匀性，均匀性越差，则信/噪比越低。

8.1.4.2　对比度

为了检测出正常组织中的病灶，不仅要求组织结构在 X 射线照片中有较高的亮度，更重要的是要求它与周围的组织间存在较大的反差，即对比度的概念。假设图像的背景亮度为 I_1，观察目标亮度为 I_2，则对比度为

$$C = \frac{|I_1 - I_2|}{I_2} \tag{8-9}$$

数字 X 射线仪器可以通过计算机后处理，增加对比度，提高病灶的检出率。

8.1.4.3　空间分辨率

空间分辨率是指图像区分相互靠近的物体的能力，它实际上是指系统所能分辨的两个相邻物体间的最小距离。当成像系统所生成的图像发生模糊时，图像的分辨力就降低了。通常可选用一组平行的铅条作为探查物来测试投影 X 射线成像系统的空间分辨力。习惯上用单位

距离（如毫米单位）里的线对数（Line-Pairs，LP）来描述系统的分辨力。在常规影像系统中，由于成像机理不同，伽马照相机的分辨力最差，超声次之，X-CT 和 MRI 图像分辨力较高。

8.1.4.4　调制传递函数

一般通过光学系统的输出像的对比度要比输入像的对比度要差，这个对比度的变化量与空间频率特性有密切的关系。把输出像与输入像的对比度之比称为调制传递函数（Modulation Transfer Function，MTF）。调制传递函数是以空间频率为变量的函数，在物理意义上调制传递函数表示的是不同空间频率的输出与输入调制度（即对比度）之比。MTF 反映了光学系统传递不同空间频率物象信息的能力，也可以说 MTF 客观而又精确描述成像系统和其组成部分的信息再现率。某一空间频率 MTF 值越高，说明在此空间频率下光学系统成像能力越好，所得到图像越接近于原始物体。MTF 广泛用于各种成像系统的成像质量评价。

8.1.4.5　量子检测效率

对于数字 X 射线成像系统，通常使用量子检测效率（Detective Quantum Efficient，DQE）作为评价 X 射线转换成有效图像信息能力的客观物理量。它将 X 球管产生的 X 射线与平板探测器中产生的图像联系起来考虑。

用量子检测效率来描述 DR 系统对入射 X 射线光子数探测的效率，是成像系统从输入到输出转换效率的表达式，它反映了 DR 系统对其所产生 X 射线穿过人体被探测器转换成有用信息的能力。其公式可表示为

$$DQE(u, v) = \frac{SNR_{\text{out}}^2}{SNR_{\text{in}}^2} \tag{8-10}$$

式中：u，v 分别代表平板探测器输出图像在 x、y 方向的空间分辨率；SNR 表示信噪比。

8.2　超声波物理基础及超声成像

8.2.1　超声波的物理基础

8.2.1.1　超声波特性

声波是物体机械振动状态的传播形式。声波按照频率划分可以分为：次声波（$f<20\,\text{Hz}$）；可听声波（$20\,\text{Hz}<$频率 $f<20\,000\,\text{Hz}$）；超声波（$f>20\,000\,\text{Hz}$）。通常用于医学诊断的超声波频率为 $2\,\text{MHz} \sim 10\,\text{MHz}$。超声波可分为纵波和横波，纵波是质点的振动方向与波的传播方向相同的波，纵波可以在固体、液体、气体中传播。横波是质点振动方向与波的传播方向垂直的波，横波只能在固体中传播。用于人体成像的基本是纵波。

8.2.1.2 超声波的组织特性

1. 速度

反射回波成像的基础是假设超声在人体中传播速度是恒定的，我们用每个回波的往返时间计算它的深度。虽然不同材料中声速有很大的差异，但人体各种软组织中声速变化范围在 ±5%。表 8-1 中给出一些代表性的值。因假定速度恒定，速度变化使重建的像有轻微的几何失真。例如，某些恶性肿瘤的传播速度增大，按照 1 540 m/s 的声速计算成像有一定的误差，在诊断其边界时，医生应考虑到这一点。

表 8-1 超声波传播速度与声阻抗

组织	密度/（g/cm³）	平均速度/（m/s）	声阻抗/（×10⁵瑞利）
空气	0.001 29	330	0.000 428
水	0.993 4	1 420	1.513
脂肪	0.955	1 450	1.410
人体组织平均值	1.016	1 540	1.524
肝脏	1.050	1 549	1.648
血液	1.055	1 570	1.656
肌肉	1.074	1 585	1.684
头骨	1.658	4 080	5.570

2. 声阻抗

声场中某一位置的声压 P 与该处质点的振动速度 v 之比定义为声阻抗 Z，即 $Z=P/v$。对于平面波可以将介质中任意点的密度 ρ 与该点处声波传播速度 c 之积作为此介质在该点处的声阻抗，即 $Z=\rho c$。声阻抗的单位是瑞利（rayl）。

声阻抗表征材料对声波传播能力的物理量，声波在存在声阻抗差的界面产生反射，是反射回波法超声成像的物理基础。按声速和阻抗不同，人体组织可分为 3 类：气体占较大比例大的组织，液体和软组织，骨骼和矿化物组织。由于这三种组织的特性阻抗差距太大，声波很难从其中一类传到另一类组织区域中去。常见组织的声阻抗见表 8-1。

3. 超声波的传播特性

超声波通过不同的两种介质时，在界面上将发生反射和透射。声阻抗差别越大，反射的强度越大。反射能量与入射能量之比值，称为反射系数。两种材料之间的平面界面的行为如图 8-9 所示，基于平衡条件，界面两侧的压力必须相等，并且界面两侧的粒子速度必须连续，则有：

$$P_i + P_r = P_t \tag{8-11}$$

及：$v_i \cos\theta_i - v_r \cos\theta_r = v_t \cos\theta_t$

这里下标 i，r，t 分别表示入射、反射和透射分量。应用斯涅尔定律有：

$$\frac{\sin\theta_i}{\sin\theta_t} = \frac{c_1}{c_2} \tag{8-12}$$

反射率定义为反射压和入射压之比，根据上式可以求出：

$$R = \frac{P_r}{P_i} = \frac{Z_2 \cos\theta_i - Z_1 \cos\theta_t}{Z_2 \cos\theta_i + Z_1 \cos\theta_t} \tag{8-13}$$

其中 Z_1 和 Z_2 是两交界面的媒质中的声阻抗。在垂直入射的情况下 $\theta_i = \theta_t = 0$。有：

$$R = \frac{Z_2 - Z_1}{Z_2 + Z_1} \tag{8-14}$$

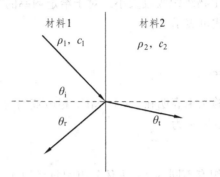

图 8-9　超声波的反射和折射

表 8-2 所示为垂直入射情况下，不同组织界面的反射率。从表中可以看出，软组织间的反射率 R 很小（<0.01）。这表明只有百分之几的能量被反射，称这种情况为"弱反射"，在"弱反射"情况下，组织界面与超声换能器之间的多次反射的问题可以忽略。然而，在某些界面（例如，软组织-空气）上，存在着很强的反射。这将导致界面与超声很能器之间形成多次反射，造成超声图像中的伪像。

在超声探测中，探头表面与人体体表之间存在一个很大的声阻抗界面，甚至被空气所填充，造成难以使超声波进入人体组织，必须采用一种利于声能通过的物质代替空气，这种物质就是耦合剂。耦合剂为液体或半液体状的材料，如石蜡和油类物质。由于声束截面积相对于被检查治疗体的截面积小得多，耦合剂的厚度也极小，所以超声通过的情况相当于声束垂直通过介质薄层。

表 8-2　不同组织界面的反射率

界面两边的组织	反射率 R	界面两边的组织	反射率 R	界面两边的组织	反射率 R
脑—颅骨	0.66	脂肪—肌肉	0.10	肌肉—肝	0.01
脂肪—骨	0.69	脂肪—肝	0.09	软组织—水（均值）	0.05
脂肪—血	0.08	肌肉—血	0.03	软组织—空气	0.999
脂肪—肾	0.08	肌肉—肾	0.03	软组织—PZT5 晶体	0.89

4. 衰减

超声波在介质中传播时，其能量随着距离的增加而减小，这种现象称为超声波的衰减。引起超声波衰减的主要原因有三个：①扩散衰减，超声波在传播中，由于声束的扩散，使单位面积内超声波的能量随着传播距离的增加而减小，导致声压和声强的减小。②反射、散射衰减，当声波在传播过程中，遇到不同声阻抗的介质组成的界面时，将发生反射，从而损耗声波能量，当遇到与波长相比的物质时，将发生散射，导致声波能量的损耗。③黏滞衰减，声波在介质中传播时，由于介质的黏滞性而造成质点之间的内壁摩擦，从而使一部分声能变为热能，因而使声能减小，这一过程比较复杂，主要有黏滞吸收、弛豫吸收、相对运动吸收和空化吸收等。

超声波的衰减与频率有关，与传播距离成正比。超声波传播到强度减弱一半的距离称为半价层。可以用半价层表明生物组织吸收大小。对于给定频率的超声波，其声强和声压都随着距离增大成指数下降，公式可表示为：

$$I(x) = I_0 e^{-2\alpha x} \tag{8-15}$$

$$P(x) = P_0 e^{-2\alpha x} \tag{8-16}$$

其中 α 是衰减系数，实验结果表明在 $1 \sim 15$ MHz 超声范围内，人体组织对超声波的衰减系数几乎与频率成正比，可以表示为：

$$\alpha = \beta f_{\text{MHz}} \tag{8-17}$$

其中 β 为常数，不同组织有不同的 β。人体软组织每增加 1 cm，则组织对超声的衰减增加 0.81 dB。若要成像更适合于观察，则要对深度信息进行补偿，通常是进行一个对衰减函数的逆运算，即通过对数放大器将衰减信号压缩成线性衰减，然后进行一个线性增益补偿。

8.2.2 超声探头与声波发射

8.2.2.1 换能器的性能参数

超声换能器是借助于压电材料完成机械能与电能之间的转换。在第六章生物医学传感器中，已经介绍压电材料。常用的压电材料有石英晶体，压电陶瓷钛酸钡、锆钛酸铅晶体、高分子材料聚偏氟乙烯，ZnO 等。发射超声波是压电材料加上变化的电场，形成与电场成正比的形变——逆压电效应。接收超声波是对压电材料施加压力（声能）产生形变，形成与应力成正比的电荷密度—压电效应。

超声换能器又称为超声探头，压电振元（或称压电振子）是构成各种超声探头的基本单元，其两端被覆有激励电极的压电体。一个压电换能器可以有一个或多个振元构成。当所施加的电场频率与振元的固有频率一致时，振元获得最大形变振动，在介质中形成超声波输出。

根据诊断部位可将超声探头分为眼科探头、心脏探头、腹部探头、颅脑探头、子宫探头、儿童探头。根据超声探头形状可分为矩形探头、柱状探头、凸形探头、环形探头等。根据探头波束控制方式可分为线扫探头、机械扇扫探头、电子相控阵探头、凸阵探头等。

压电材料作为电能机械能的转换器件，对超声成像的质量起到关键因素，主要评价参数如下：

（1）弹性系数。压电材料是弹性体，力学效应服从胡克定律：在弹性限度内，应力与应变成正比。应力 T=弹性模量 C_D×应变 S，应变 S=弹性柔顺常数 s×应力 T。

（2）介电特性。压电材料同时又是铁电体，在电学效应中，其电学参数—电场强度 E 和电位移 D 之间服从介电关系，即 $D = \varepsilon E$。ε 为介电常数，反映材料的介电性质，对压电体则反映其极化性质，与压电体附上电极后的电容有关。介电关系的物理意义在于当一个电介质

处于电场 E 中时，其内部电场可以用电位移 D 来表示。

（3）压电应变常数。压电应变常数表示在压电晶体上施加单位电压时所产生的应变大小。是衡量压电晶体材料发射灵敏度高低的重要参数。由于压电材料的各向异性，应注意压电常数的方向性，压电常数是压电体所特有的一组参数，是三阶张量，它反映了压电体的力学性质与介电性质之间的耦合关系，其值越大，发射性能越好，发射灵敏度越高。

（4）压电电压常数。压电电压常数表示作用在压电晶体上单位应力所产生的电压大小。是衡量压电晶体材料接收灵敏度高低的重要参数。其值大越大，接收性能越好，接收灵敏度高。

（5）机电耦合系数。对于机电互换的换能器都可以分成机械系统和电路系统两部分，我们把机械振动系统的机械能和电路系统中的电能按照某种物理效应进行转换称为机电耦合。利用机电耦合系数 kt 表示压电材料机械能（声能）与电能之间的转换效率。kt 无量纲，最大值为 1，当 $kt=0$ 时，无压电效应。

在一个有电学量（E、D）、力学量（T、S）的压电体线性系统中，单位体积所具有的能量 E_o 由弹性能 E_a、压电能 E_b 及介电能 E_c 三部分组成。即：$E_o=E_a+E_b+E_c$

$$k = \frac{转换的能量}{总的输入能量} \tag{8-18}$$

对于正压电效应是：转换的电能/输入的机械能；逆压电效应是转换的机械能/输入的电能。

（6）机械品质因子 Q_m。压电晶片在谐振时贮存的机械能 $E_{贮}$ 与在一个周期内损耗的能量 $E_{损}$ 之比称为机械品质因子（$Q_m=2\pi E_{贮}/E_{损}$）。压电晶片振动损耗的能量主要是由内摩擦引起的。Q_m 大，机械能损耗小，灵敏度高，但脉冲宽度大，分辨率低，即要折中考虑。

（7）电学品质因数 Q_e，Q_e=谐振时压电振子储存的电能/谐振时每周期内损耗的电能。它反映了压电体在交变电场作用下消耗电能转变为热能的大小。Q_e 越大，意味着电能损耗越小。Q_e 的存在表明任何压电材料都不可能把电能完全转变成机械能，其能量损耗的原因即是上述的介质损耗。Q_e 也并非越大越好。Q_e 值大，意味着压电效应过程中能量消耗小，在大功率和高频应用或者纯发射功率应用的情况下能减少发热量，这是有利的一面。但是对于以检测为目的的换能器，Q_e 值大则对展宽频带、改善波形、提高分辨率等都是不利的，即要折中考虑。由于 Q_e 值的大小还随负载性质而改变，在设计换能器时还必须考虑到负载媒介的影响。

（8）频率常数 N_t。压电体的谐振频率不仅与材料本身特性有关，而且还与材料的外形尺寸有关。引入频率常数这个参数的目的就是避开材料外形尺寸的影响而仅作为与材料性质相关的一个压电性能参数以便于评价，单位 Hz·m。根据压电体的不同振动模式，可以分为：

① 厚度振动频率常数 $N_t=f\cdot t$；

② 长度伸缩振动频率常数 $N_l=f\cdot l$；

③ 径向伸缩振动频率常数 $N_d=f\cdot d$；

式中 f 为谐振频率；t 为振子厚度；l 为振子长度；d 为振子直径。

压电晶片的厚度与固有频率的乘积是一个常数，这个常数叫作频率常数。晶片厚度一定时，频率常数大的晶片固有频率高。

根据 $C=\lambda f$（λ 为波长），可知压电晶体以基频作厚度谐振时的厚度 $t=\lambda/2$，由此可以确定某一基频谐振的压电晶片厚度。

例 8-1：已知钛酸钡 $N_t=2\,520$ Hz·m，欲制作中心频率为 2.5 MHz 的压电晶片，其晶片厚度应为多少？

解： N_t=2 520 Hz·m=2.52×10⁶ Hz·mm，且 f=2.5 MHz=2.5×10⁶ Hz，则 $t=N_t/f$=1.008 mm

（9）居里温度 T_c。居里点是表征压电体可承受的温度极限值，当超过此温度时，电畴结构解体，介电、弹性及热学等性质均出现反常现象，压电性能消失。压电体材料的上居里点（高温临界点）和下居里点（低温临界点）相差越大越好，即工作温度区域宽。

8.2.2.2 换能器的基本原理

由于压电材料是绝缘电介质，构成了一个电容器，建立模型及其电学等效电路如图 8-10 所示，其中 C_0 是静态电容，C_m 是动态电容，L_m 为动态电感，R_T 辐射电阻，R_m 为摩擦阻尼力阻，R_L 辐射阻尼力阻，$R_T=R_m+R_L$

其电容值为

$$C_0 = \varepsilon_s A / d \tag{8-19}$$

式中 ε_s 是无变形情况下晶体的介电常数。晶体内部会产生弹性波，应力 T 和应变 S 用来描述弹性波。它们的关系如下：

$$T = C_D S - hD \tag{8-20}$$

式中：h 为压电常数；C_D 是弹性刚度常数。此方程为修正的 Hooke 定律，右边第一项是应变引起的，第二项是外加电场引起的应力。弹性刚度常数 C_D 是在介质位移量设定为 D 的情况下测得的。如果外加电场为 E，则

$$D = \varepsilon_s E = \frac{\varepsilon_s A V}{dA} = C_0 V / A \tag{8-21}$$

式中：A 为两个侧面的截面积；d 为压电晶体的厚度；V 两端面电压。

如果在两个电极之间加上一个电压脉冲，换能器两边由压电效应产生的冲击力为

$$F(t) = TA = \left(\frac{hC_0V}{2}\right)\left[-\delta(t) + \delta\left(t - \frac{d}{c}\right)\right] \tag{8-22}$$

式中：δ 为冲激函数；c 为声速。

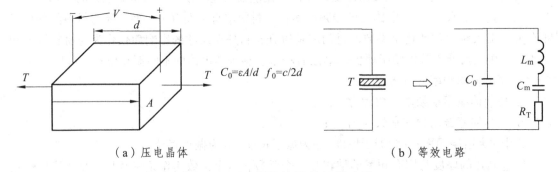

（a）压电晶体 　　　　　　（b）等效电路

图 8-10　压电晶体及其等效电路

如果压电晶体两侧的外部介质与晶体换能器有相同的声阻抗 Z_c，那么两个电极间的声速为 $c = \sqrt{C_D}/\rho$。

压电晶体会产生机械波（声波），将式（8-19）进行傅立叶变换可以得到此处的冲击响应

的频谱为

$$F(f) = -i(hC_0V)\mathrm{e}^{\frac{-\pi fd}{c}} \sin\left[\frac{\pi(2n+1)f}{2f_0}\right] \tag{8-23}$$

其谐波的基波频率为 $f_0=c/2d$，奇次谐波处具有最大值。

换能器两侧产生声压时候，在两个电极之间形成一个辐射阻抗 Z_A，该阻抗与晶体电容的容抗串联，换能器的总阻抗为

$$Z_T = Z_A - i(1/\omega C_0) = R_A(f) + i[X_A(f) - 1/\omega C_0] \tag{8-24}$$

实部和虚部分别为 $R_A(f_0) = \dfrac{k_T^2}{\pi^2 f_0 C_0}$，$X_A(f) = R_{AC}\dfrac{[\sin(\pi f/f_0) - \pi f/f_0]}{2(\pi f/2f_0)^2}$

其中：f_0 为谐振频率；C_0 为电容量；K_T 为电声耦合系数。

换能器一方面要满足带宽要求，具有较窄的冲激响应波形，同时要提高其电声效率，即达到人体组织被测介质声功率 W_R 与电源最大输出功率 W_g 之比。换能器的结构主要部分有背衬层、黏附了导电电极的薄层压电晶体、匹配层以及声阻抗接近于水的声透镜。为了提高前向声波的转换效率，通常需要使用多层匹配层。在谐振频率上，匹配层设计为 1/4 波长的厚度，其阻抗等于需要匹配的两种阻抗的均值，即 $Z_m = \sqrt{Z_1 Z_2}$。

8.2.2.3　换能器的类型

1. 线阵探头

电子线阵超声探头配用于小器官的线性扫描成像。它主要由 6 部分组成：开关控制器、阻尼垫衬、换能器阵列、匹配层、声透镜和外壳如图 8-11 所示。

（1）开关控制器，用于控制探头中各振元按一定组合方式工作，若采用直接激励，则每一个振元需要一条信号线连接到主机，目前换能器振元数已普遍增加到数百个，则与主机的连线需要数百根，这不仅使工艺复杂，因此而增加的探头和电缆的重量也是不堪设想的，所以采用开关控制器，就可以使探头与主机的连线数大大减小。根据不同的扫描方式，通过主机产生控制码，使不同阵元选通，并发射超声波。

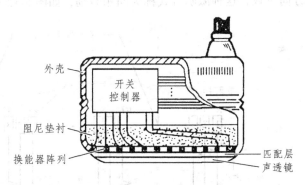

图 8-11　线阵探头结构示意图

（2）阻尼垫衬，用于产生阻尼，抑制振铃并消除反射干扰。要求衬垫材料具有较大的声衰减能力，并具有与压电材料接近的声阻抗，吸声材料一般为环氧树脂加钨粉或铁氧粉加橡

胶粉配合而成。

（3）换能器阵列，换能器的晶体振元通常是采用切割法制造工艺，即对一宽约 10 mm，一定厚度的矩形压电晶体，通过计算机程控顺序开槽。开槽宽度应小于 0.1 mm，开槽深度即用晶片的厚度，取决于探头的工作频率，相当于半波长厚度的频率叫作压电晶体的基础共振频率。

（4）匹配层，由于声透镜同时与晶体振元和人体接触，两者的声阻抗差较大。压电晶体振元的阻抗 $Z_f \approx (20 \sim 35) \times 10^6 kg \cdot s^{-1} \cdot m^{-2}$，人体组织的阻抗 $Z_e \approx (1.58 \sim 1.7) \times 10^6 kg \cdot s^{-1} \cdot m^{-2}$，超声经不同阻抗界面传播将产生反射，会增加能量损耗并影响分辨力，因此，往往需要采用匹配层来实现探头与负载之间的匹配。对匹配层除厚度与声阻抗的要求外，还要求其声阻尼要小，以减小对超声能量的损耗。在工艺上应保证其同时与晶体振元和声透镜接触良好。

2. 电子凸阵探头

凸阵探头的结构原理与线阵探头相类似，同样有开关控制器、阻尼衬垫、换能器陈列、声透镜、匹配层构成，只是振元排列成凸形。线阵探头主要用于小器官检查，凸阵探头用于腹部、产科检查。相同振元结构凸形探头的视野要比线阵探头大。由于其探查视场为扇形，故对某些声窗较小的脏器的探查比线阵探头更为优越，比如检测骨下脏器。但凸形探头波束扫描远程扩散，必须给予线插补，否则因线密度低将使影像清晰度变差。

3. 相控阵探头

相控阵超声探头可以实现波束扇形扫描，因此又称为相控电子扇扫探头。相控阵超声探头外形及内部结构与线阵探头颇有相似之处。所用换能器也是多元换能器阵列，探头的结构、材料和工艺亦相近，主要由换能器、阻尼垫衬、声透镜以及匹配层几部分组成。但相控阵的发射和接收与线阵和凸阵探头完全不同。

应用相控技术对施加于线阵探头的所有晶体振元的激励脉冲进行相位控制，则可以实现合成波束的扇形扫描，用此技术称为电子相控阵扇型扫描 B 超仪。对成线阵排列的多个声学上相互独立的压电晶体振元同时给予电激励，可以产生合成波束发射，且合成波束的方向与振元排列平面的法线方向一致，这种激励方式称为同相激励，如图 8-12（a）。

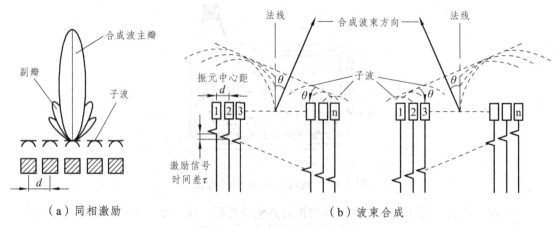

（a）同相激励　　　　　　　　　　　（b）波束合成

图 8-12　相控阵扫描示意图

对线阵排列的各振元不同时给予电激励，使施加到各振元的激励脉冲有一个等值的时间差 τ，则合成波束的波前平面与振元排列平面之间，将有一相位差 θ。因此，合成波束的方向与振元排列平面的法线方向就有一相位差 θ。各相邻振元激励脉冲的等差时间 τ 与波束偏向角 θ 之间的关系由下式给出：

$$\theta=\sin^{-1}(\tau \cdot c/d) \tag{8-25}$$

式中，c=1 540 m/s，为超声波在人体软组织中传播的平均速度；d 为相邻振元的中心间距。

8.2.3　超声显示系统

8.2.3.1　B 超工作原理

超声诊断成像的基本原理以遵循三个假设为前提：声束在介质中以直线传播，以此可估计成像方位；在各种介质中声速均匀一致，以此估计成像界面的距离；在各种介质中的吸收系数均匀一致，以此确定增益补偿技术参数。在人体组织和脏器不同层面上，由于声阻抗不同，产生回波的位置可根据探头到界面的往复时间与声速关系确定：

$$l = \frac{ct}{2} \tag{8-26}$$

依据回波时间可以求出界面与换能器之间的距离，这是回波脉冲测距的理论基础。超声波有连续波也有脉冲波，除连续多普勒超声外基本上都采用脉冲式。超声回波信号中含有目标的众多信息，如幅度、频率、相位、时间等，对所携带信息不同，经过数字信号处理，将信息转换为图像，提取有用的诊断信息。

不同类型的超声诊断仪器，其回波接收电路亦有其不同的结构和原理。图 8-13 为某一超声仪器线扫式 B 型超声诊断仪的回波接收与预处理系统典型结构框图。主要包括以下几个方面：

（1）探头，完成声—电换能。一般脉冲回波成像发射、接收为同一探头。

（2）前置放大器，放大微弱的接收信号，以利于声波信号传输，提高信噪比。要求放大器外部干扰小，内部噪声低，灵敏度高，频带宽。

（3）接收多路转换开关，根据仪器需要，选择相应的前置放大器输出（图 8-13 中 11 路扫查。并合成为 6 路信号——$F_0 \sim F_5$）。

（4）可变孔径电路，为了成像提高分辨率，实现可变孔径接收，近距离（近场）回波，用小孔径接收，波束窄，分辨率高。远距离（远场）回波，用大孔径接收，以利聚焦。

（5）相位调整（接收聚焦电路），是对回波信号接收灵敏范围的聚焦，对本图中的 $F_0 \sim F_5$ 各信号按二次曲线变化延迟，再相加。控制 $FCN_0 \sim FCN_2$ 码，控制延迟变化的二次曲线曲率，也即控制聚焦焦距。

（6）增益控制和动态滤波，时间增益补偿（Time Gain Compensate，TGC）电路完成时间增益控制技术，补偿回波因深度增加而造成的衰减：$I=I_0e^{-2\alpha x}$。由 TGC 控制电压放大器的增益，随接收深度而上升。使近区增益适当小，远区增益逐渐增大，以提高成像质量。

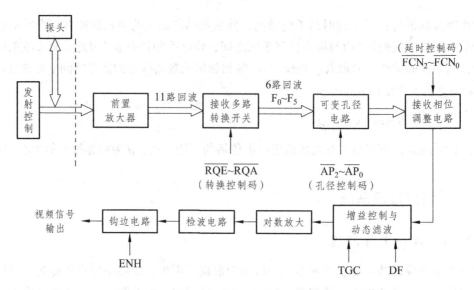

图 8-13　超声回波成像流程图

（7）动态滤波技术 DF，根据深度不同，分段滤波电路，滤除近场过强的低频，和深部的高频杂波干扰。由 DF 控制电压，控制压控带通滤波器的通带中心频率，随接收深度而下降。近场滤除低频，提高分辨力；远场滤除高频，提高信噪比。

（8）对数放大器，超声回波信号的动态范围可达到 100 dB，显像管约 30 dB，为了进行匹配，压缩信号的动态范围，适配显像管的动态范围。为了防止有用信息的丢失。通过对数放大器进行非线性变换，使得信号越大，增益越小。

（9）检波器，检出叠加在高频超声上的组织界面信息，将超声回波信号从射频信号变为视频信号。

（10）图像处理电路，根据需要进行图像处理，如增强视频信号的边缘，突出图像的轮廓，使之便于识别和测量。

8.2.3.2　常用的超声成像诊断

（1）一维显示，即 A 型（Amplitude Modulation）超声成像，它对回波实施幅度调制，即回波的脉冲大小决定显示器中脉冲的幅度。脉冲的幅度代表反射回波的强度为坐标纵轴，脉冲的位置，即反射界面的距离为横轴。是以波形来显示组织特征的方法，主要用于测量器官的径线，以判定其大小。可用来鉴别病变组织的一些物理特性，现主要用于眼科。

（2）断层显示，B 型（Brightness Modulation）超声成像，对回波大小以辉度强弱表示，纵轴表示深度，横轴表示声速扫描方向，可以得到一个纵切面断层成像。检查时，首先将人体界面的反射信号能量大小转变为强弱不同的光点，这些光点可通过荧光屏灰度编码显现出来。

（3）时间—运动型，M 型（Motion Modulation）超声成像，探头位置固定，用纵轴表示脏器深度，横轴表示时间，可以构成一幅反射界面的活动曲线图。适用于检查心脏的活动情况，其曲线的动态改变称为超声心动图，可以用来观察心脏各层结构的位置、活动状态、结构的状况等，多用于辅助心脏及大血管疫病的诊断。

（4）多普勒超声（Doppler）：当声源和接受体在连续的介质中存在相对运动时，接受体所接收到的超声频率和声源发出的频率发生改变，两者存在着频率差（频移），这就是多普勒效应。当超声波与运动介质相作用时，如运动的血液红细胞，对超声波的背向散射信号，将产生频移，通过检测频移大小，反算出反射体速度。主要用于检测心内血流方向和速度称为血流多普勒（Color Doplor Flow Image，CDFI）。用于检测组织运动的称为组织多普勒（Tissue Doppler Imaging，TDI）。

声源和接收器固定，在稳态介质中，入射声波频率、声速、波长分别是 f_i、c 和 λ_i，φ_i 是入射波与运动目标速度矢量的夹角，如图 8-14 所示，反射波与 V 之间的夹角是 $180°-\varphi_r$，$\varphi_i = \varphi_r = \theta$，则多普勒频移公式为：

$$f_d = f_r - f_i = -\frac{V}{c}(\cos\varphi_i + \cos\varphi_r)f_i = \frac{2v\cos\theta}{c}f_0 \tag{8-27}$$

多普勒超声利用运动目标产生频移，再从频移计算运动速度。其中必须做角度矫正，否则，计算显示出的流速读数全无科学意义；φ_i 必须在 60° 以下，否则，误差过大。

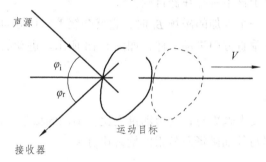

图 8-14　多普勒效应原理图

（5）其他超声成像模式，主要有三维超声成像、弹性超声成像，超声全息等。三维超声成像利用探头的面振，直接到人体三维体数据。

超声弹性成像是一种新型超声诊断技术，能够研究传统超声无法探测的肿瘤及扩散疾病成像，可应用于乳腺、甲状腺、前列腺等方面。组织的弹性依赖于其分子和微观结构，临床医生通过触诊定性评价和诊断乳腺肿块，其基础是组织硬度或弹性与病变的组织病理密切相关。新的弹性成像技术提供了组织硬度的图像，也就是关于病变的组织特征的信息。根据不同组织间弹性系数不同，在受到外力压迫后组织发生变形的程度不同，将受压前后回声信号移动幅度的变化转化为实时彩色图像，弹性系数小、受压后位移变化大的组织显示为红色，弹性系数大、受压后位移变化小的组织显示为蓝色，弹性系数中等的组织显示为绿色，借图像色彩反映组织的硬度。弹性成像技术，使超声图像拓宽，能更生动地显示及定位病变。

8.3　磁共振成像

8.3.1　磁共振成像物理基础

磁共振成像（Magnetic Resonance Imaging，MRI）是利用射频（Radio Frequency，RF）

电磁波对置于磁场中的含有自旋不为零的原子核的物质进行激发，产生核磁共振（Nuclear Magnetic Resonance，NMR）。

磁共振影像的特点：多参数成像，可提供丰富的诊断信息；高对比成像，可得出详尽的解剖图谱；任意层面断层，可以从三维空间上观察人体成为现实；功能性成像 fMRI，可用于人体能量代谢研究，有可能直接观察细胞活动的生化蓝图；不使用造影剂，可观察心脏和血管结构；无电离辐射，一定条件下可进行介入 MRI 治疗；无气体和骨伪影的干扰，后颅凹病变等清晰可见。

8.3.1.1 磁共振成像的物理基础

1. 主磁场下的原子核自旋

原子核一般包含高速旋转的质子和中子，因为他们的自旋且具有质量，因此具有角动量，由于质子带正电，它的自旋将产生一个小小的磁场，称为磁矩。当原子核中含有奇数个中子或奇数个质子时，这个原子核本身存在静自旋。

当自旋的质子被置入一个外加的磁场 B_0 时，它就会绕着磁场方向进动，类比于一个陀螺在地球引力场的作用下绕垂直方向进动一样，如图 8-15 所示。进动的角频率由著名的拉莫尔（Larmor）定理给出：

$$\omega = \gamma B_0 \qquad\qquad (8\text{-}28)$$

式中，γ 为旋磁比，它定义为磁矩与自旋角动量之比，不同的核素，旋磁比不同。B_0 为外加磁场的强度，进动角频率与外加磁场及核素的旋磁比有关。

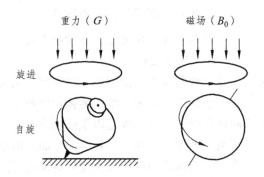

图 8-15　质子的进动

从宏观来看，研究被探测样本时，所涉及的是一群质子。这些质子在没有外加磁场作用时自旋的情况，其磁矩的方向是随机的。当他们被置入一个外加磁场后，质子将绕外磁场方向进动，其倾斜角都是一样。质子在外磁场的作用下，只有两种状态，平行和反向平行，低能态的处于平行状态，高能态的反向平行状态，如图 8-16 所示。置入磁场一段时间后，质子处于平行状态总数高于反平行状态，这时所处的状态称为磁化。这个变化过程，其总的磁化向量 M 表现为一个指数函数，这个函数的时间常数称为弛豫时间 T_1。

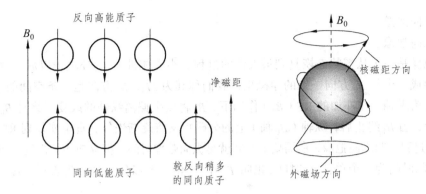

8-16　宏观磁化现象

2. 交变磁场作用于自旋质子

在样本磁化后，如果对它施加一个与主磁场垂直的交变磁场，当这个交变磁场的频率与进动频率一致时，原来处于随机相位的进动质子，将趋于同相位。如图 8-17（a）所示。这种同相的现象称为相位相干现象。当质子的进动相位完全一致时，就发生了共振现象。发生共振时，质子大量吸收交变磁场的能量，同时向外辐射能量，这就是用于磁共振成像的信号。在研究人体成像时，这个交变磁场的频率一般都在射频范围内，因此通常称这个交变磁场为射频场。

当进动的质子在射频场的作用下出现相位相干时，静磁化向量 M_0，将偏离 z 轴，并绕着 z 轴以共振频率进动。此时磁化向量可以分解为一个 z 方向的 M_z，与一个在平面上旋转的 M_{xy}，如图 8-17（b）。这时，如果在 xy 平面内安放一个接收线圈，那么磁化向量绕 z 轴旋转将在接收线圈中感生出一个与进动频率一致的正弦波，如图 8-17（c）所示，这个检测到的信号将用于最后成像。

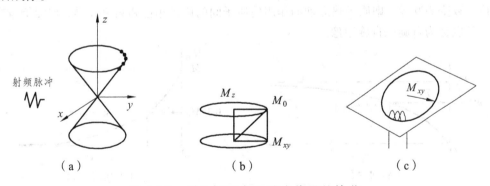

图 8-17　磁共振现象及感应信号的接收

3. 弛豫现象

原子核在外加的射频磁场 RF（B_1）作用下产生共振后，吸收了能量，磁矩旋进的角度变大，偏离 B_0 轴的角度加大了，处在了较高的能态中，在 B_1 消失后将迅速恢复原状。原子核发生磁共振而达到稳定的高能态后，从外加的 B_1 消失开始，到恢复至发生磁共振前的磁矩状态为止，整个变化过程就叫弛豫过程。弛豫过程是一个能量转变的过程，需要一定的时间，磁矩的能量状态随时间延长而改变，磁矩的整个恢复过程是较复杂的。但却是磁共振成像的关键部分。磁共振成像时受检脏器的每一个质子都要经过反复的 RF 激发和弛豫过程。弛豫有纵向弛豫和横向弛豫。

（1）纵向弛豫。

纵向弛豫是一个从零状态恢复到最大值的过程。当人体进入 B_0 环境中以后，数秒或数十秒钟后将形成一个与 B_0 方向一致的净磁矩，我们称其为 M_0，B_0 方向是一条空间的中心轴线，我们定义它为纵轴。在外加的 RF（B_1）作用下，B_0 将发生偏离纵轴的改变，此时 B_0 方向上的磁矩将减少，当 B_1 终止后，纵轴（B_0 轴）上的分磁矩又将逐渐恢复，直至恢复到 RF 作用前的状态，这个过程就叫纵向弛豫，所需要的时间就是纵向弛豫时间。把纵向磁矩恢复到原来的 63% 时，所需要的时间为一个单位 T_1 时间，也叫 T_1 值。T_1 值一般以秒或毫秒为表示单位，如图 8-18（a）所示。

T_1 是反映组织纵向磁矩恢复快慢的物理指标，人体各种组织因组成成分不同而具有不同的 T_1 值。T_1 进一步的物理意义的理解，只有从微观的角度分析。由于质子从射频波吸收能量，处于高能态的质子数目增加，T_1 弛豫是质子群通过释放已吸收的能量，以恢复原来高低能态平衡的过程，T_1 弛豫也称为自旋—晶格弛豫。

（2）横向弛豫。

横向弛豫是一个从最大值恢复至零状态的过程。在 RF 作用下，自旋质子相位趋于一致纵向的磁矩发生了偏离，与中心轴有了夹角，横向上则出现了分磁矩（M_{xy}），当 B_1 终止后，横向（xy 平面）上的分磁矩（M_{xy}）又将逐渐减少，直至回复到 RF 作用前的零状态，这个过程就叫横向弛豫。所需要的时间为横向弛豫时间。我们将横向磁矩减少至最大时的 37% 时所需要的时间为一个单位 T_2 时间，也叫 T_2 值。横向弛豫与纵向弛豫是同时发生的，如图 8-18（b）所示。

横向磁化矢量由大变小直至消失的原因是：组织中水分子的热运动持续产生磁场的小波动，周围磁环境的任何波动可造成质子共振频率的改变，使质子振动稍快或稍慢，使质子群由相位一致变为互异，即质子热运动的作用使质子间的旋进相位和频率互异，但无能量交换。这种弛豫也称为自旋—自旋弛豫。

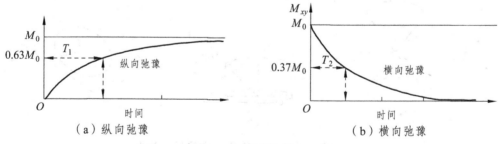

图 8-18　弛豫时间

4. 自由感应衰减信号

磁共振过程中受到射频激励而产生的横向磁化矢量垂直，并围绕主磁场 B_0 方向旋进，按照电磁感应定律（即法拉第定律），横向磁化矢量 M_{xy} 的变化，能使位于被检体周围的接收线圈产生随时间变化的感应电流，其大小与横向磁化矢量成正比，这个感应电流经放大即为 MR 信号。由于弛豫过程中 M_{xy} 的幅度按指数方式不断衰减，决定了感应电流为随时间周期性不断衰减的振荡电流，因为它是自由进动感应产生的，所以称之为自由感应衰减（Free Induction

Decay, FID）如图 8-19 所示。90°RF 脉冲后，磁化向量从绕 B_0 进动，变为绕 B_1 进动，如图 8-20 所示，由于受纵向弛豫时间 T_1 和横向弛豫时间 T_2 的影响，磁共振信号以指数曲线形式衰减，因此它是一种自由衰减信号。

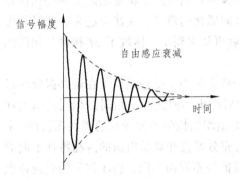

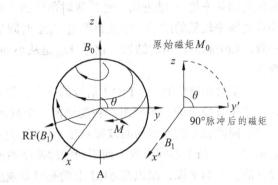

图 8-19　自由感应衰减信号　　　　　　　　　图 8-20　90°射频脉冲

自由感应衰减（FID）信号描述的是信号瞬间幅度与时间的对应关系。实际上各质子群的 FID 过程并不相同，所叠加在一起的总信号也不会是一个简单的指数衰减曲线。因此，有必要将振幅随时间变化的函数变成振幅随频率分布变化的函数。"傅立叶变换"就是将时间函数变换成频率函数的方法。FID 信号不仅提供幅值和频率，它还提供幅值和频率相关的相位的信息。

8.3.1.2　自旋回波序列（Spin Echo，SE）

自旋回波序列是磁共振成像信号采集中常用的脉冲序列。1955 年，Hahn 提出了一种可以自均匀度不是十分理想的磁场条件下，得到横向弛豫时间的方法，即自旋回波序列，由一个 90°射频脉冲，紧跟着一个 180°脉冲组成。如图 8-21 所示，90°脉冲间隔时间为 T_R（Time of Repetition，重复时间），90°至回波时间为 T_E（Time of Echo，回波时间）。

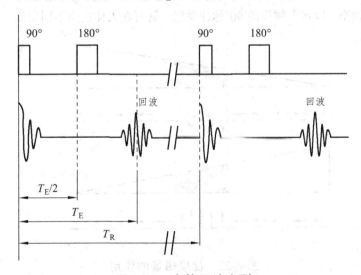

图 8-21　自旋回波序列

自由衰减信号 FID 由 90°脉冲作用后直接产生，在 $T_E/2$ 时间后，我们对观察样本加上一个 180°射频脉冲，这个脉冲将使各个进动质子都绕 x 轴旋转 180°，结果原先相位领先的质子现在变成落后的了，也就是说，进动频率较高的质子落在了进动频率较低的后面，仍以它原来的进动频率绕 z 轴进动。这样暂时落后的进动进动频率较高的质子将逐渐赶上那些相位领先进动频率较低的质子。致使再经过 $T_E/2$ 时间后，横向磁化向量又一次建立起来，此时相位一致。180°脉冲作用的结果，信号 M_{xy} 是从小到大然后再从大到小，体现了 M 相聚与相散的变化。

一个自由感应衰减（FID）信号的产生，都是一个特定组织（受检组织）在磁共振成像过程中产生且特有的。不同组织在受到同一个脉冲激发后产生的回波各不相同，相同的组织在受到不同的脉冲激发后的回波特点也不一样，这是因为组织结构的不同导致的磁共振特性（主要指 T_1、T_2 值）不同所致，而不同的脉冲序列就是要充分发掘和显示组织的内在特性不同而设计的。总的来说，组织在 MRI 上的亮暗差别随回波信号不同而不同，FID 信号的表现特点要受到组织本身的质子密度、T_1 值、T_2 值、运动状态、磁敏感性等因素影响，成像时采用的不同脉冲组合序列及其相关的 T_R、T_E 值、翻转角等都是为了显示组织特性的。

8.3.3 磁共振成像系统

8.3.3.1 数据采集方法

1. 梯度磁场（Gradient Magnetic Field）

利用梯度磁场（G）实现 MRI 的空间定位，共有三种梯度磁场：横轴位（G_z）、矢状位（G_x）和冠状位（G_y）。

梯度磁场是在主磁场基础上外加的一种磁场，使成像时感兴趣人体段块受到的磁场强度出现微小的差别。根据磁共振的拉莫尔（Lamor）定律，人体组织在不同的磁场强度下，其共振频率就会不同，这就形成了根据梯度磁场的变化达到空间定位的理论和实际应用基础。质子群有相同的旋进频率，以这个频率的 90°脉冲激励，就可在人体选出不同层面，如图 8-22 所示。

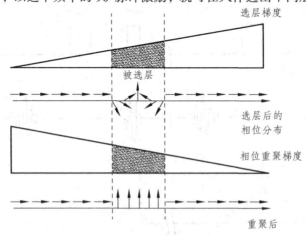

图 8-22　梯度磁场的作用

MRI 的空间定位主要由梯度磁场来完成。在相对均匀的主磁场基础上施加梯度磁场，将使人体不同部位的氢质子处于不同的磁场强度下，因而具有不同的拉莫尔（Lamor）频率。用不同的 RF 激发，结果将选择性地激发对应的质子，不断变化的梯度磁场与对应变化的 RF 发生配合，将达到空间定位的目的。

根据梯度磁场的变化来确定位置时，不需受检病人的移动，这是与 CT 成像明显不同。梯度磁场性能是磁共振机性能的一个重要指标，它可提高图像分辨能力和信噪比，可做更薄层厚的磁共振成像，提高空间分辨率，减少部分容积效应。同时梯度磁场的梯度爬升速度越快，越有利于不同 RF 频率的转换。

2. 层面选择

磁共振成像是多切面的断层显像。要使某一段大块的人体组织分层面显示，就要进行层面定位，人为地分解组织器官成为许多具有一定层厚的断面。横轴位（G_z）、矢状位（G_x）和冠状位（G_y）的梯度磁场可作为层面选择梯度场，根据要求做矢状面、冠状面还是横断面，只要通过电脑控制启动某一轴上的梯度场即可。如果采用第一层对应梯度强度和频率的 RF 激发，RF 停止后出现的具有特定频率的回波信号，将被计算机认为是第一层面质子的信号，然后再采用第二层对应频率的 RF 激发，如此重复，至最后一层，可以达到层面选择的目的，所以 MRI 做断面扫描都不需移动病人，只启动不同的梯度场即可。

8.3.3.2　MRI 断层平面信号的空间编码

以上仅对不同层面进行选择，出现的回波信号仅仅为一个层面的总和。如何进行分辨，对一个层面而言，平面上位置有左右和上下不同，可以再用相位和频率两种编码方法来实现定位。

层面分辨梯度是 z 轴方向的话，我们可以在 y 轴方向上施加第二个梯度磁场，将上下空间位置的体素用不同相位状态来分辨，我们称这个梯度磁场为相位编码梯度磁场。如一个 128×256 矩阵可用 128 种不同相位来编码，这时成像时间就与相位编码数直接相关。这样，我们用梯度磁场使层面的 z 轴上和 y 轴上均有不同。但是，此时某一次 RF 激发后的回波仍是 x 轴方向上一排像素（128 或 256 个）的总和，这一排像素要用频率编码的方法来区分，在一个 RF 激发停止后，立即在这一排像素所在方向上再施加另一梯度磁场，称为频率编码梯度磁场。使这一排上不同像素的质子在弛豫过程中出现频率不同，计算机可以识别此频率的差异而确定不同质子的位置。层面梯度、相位编码梯度和频率编码梯度的时间先后排列和协同工作，可以达到对某一成像体积中不同空间位置体素的空间定位。由以上可知，一次 RF 激发是对某一层面中的某一排像素的同时激发，而且要间隔一个 TR 时间后再进行该层面下一排像素的第二次激发，时间就与 TR、层数、像素数有关。这个定位过程是一个反复的过程，较 CT 的定位更复杂。

1. 频率编码梯度 G_x

在启动 G_z 选出被激励的横轴层面后，在采集信号的同时启动 G_x 梯度磁场，由于人体 x 轴的各质子群相对位置不同，其对应的磁场 G_x 也不同，磁感应强度较大处的体素共振频率比磁感应强度较弱处的体素要高一些，从而达到了按部位在 x 轴上进行频率编码的目的。这时被激励平面发出的为一混合信号，用数学方法（傅立叶变换）区分出这一混合信号在频率编码梯度上不同的频率位置，则可在 X 轴上分出不同频率质子群的位置，如图 8-23 所示。

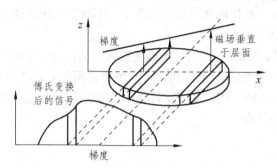

图 8-23　频率编码梯度场

2. 相位编码梯度场 G_y

在施加 90°脉冲 G_z 梯度磁场后，人体相应的 xy 平面上质子群发生共振。如果在采集信号以前启动 G_y 梯度，到采集信号时停止。由于 G_y 梯度的作用，磁感应强度较大处的体素与磁感应强度较小处的体素相比，前者磁化矢量转动得快，后者转动得慢，从而使磁化矢量失去相位的一致性，其相位的改变取决于体素在垂直方向上的位置。当 G_y 停止时，所有体素又以相同的速率转动。G_y 诱发的相位偏移依然存在，所以每一横排发出的信号之间相位不一致。如图 8-24 所示。

通过以上 G_x 和 G_y 两路梯度的编码，一幅二维 MRI 影像由不同的频率和相位组合成的每个体素在矩阵中有其独特的位置，计算每个体素的灰度值就可形成一幅影像。

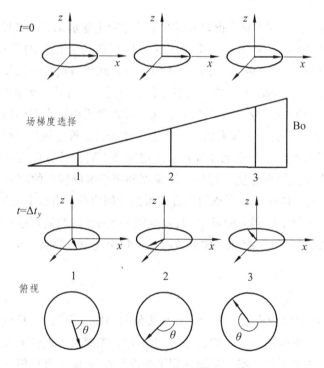

图 8-24　相位编码梯度场

8.3.3.3　磁共振成像系统

磁共振成像系统大体上可以看作是由磁体系统、NMR 波谱仪、图像重建系统、辅助设备系统这四部分组成。

（1）磁体系统，是由主磁体、梯度线圈、射频线圈组成。主磁体是主要基本部件，用以产生均匀磁场。梯度线圈是在主磁体内 x、y、z 三个方向分别叠加微弱的梯度磁场，严格相互垂直，采用脉冲工作方式。射频线圈是安装在主磁体内用以产生旋转磁场的高频脉冲线圈。射频线圈既是发射线圈，又是接收线圈，由一组鞍形线圈呈圆环形至于人体周围。

（2）NMR 波谱仪的作用是采集产生 NMR 后的自由感应衰减（FID）信号。

（3）图像重建系统主要是运用二维或者三维傅立叶变换法重构图像，并同时完成图像的存储、显示、归档管理等功能。

（4）辅助设备系统主要为供电系统等。

8.4　放射性核素成像

核医学又称原子（核）医学，是研究同位素及核辐射的医学应用及理论基础的科学，是核技术和医学相结合的一门新兴学科，也是人类和平利用原子能的一个重要方面。核医学的任务是用核技术诊断、治疗和研究疾病。核医学诊断技术包括脏器显像、功能测定和体外放射免疫分析。

γ 照相机可同时记录脏器内各个部分的射线，以快速形成一帧器官的静态平面图像，可观察脏器的动态功能及其变化，既是显像仪又是功能仪。同位素发射计算机辅助断层显像（Emission Computed Tomography，ECT），利用仪器探测人体内同位素动态分布而成像，可作功能、代谢方面的影像观察。现有 ECT 可分为两种单光子放射性核素成像（SPECT），和正电子放射性成像（PET）。

8.4.1　放射性核素成像的物理基础

原子是元素的最基本单位，具有相同质量数、中子数和核能态的一类原子核，称为一种核素。目前已知的核素有 2 300 多种，分别属丁 109 种元素。人们发现的天然元素有 92 种。核内质子数相同而中子数不同的核素称为同位素。核内质子数和中子数都相同，而能量状态不同的核素称为同质异能素。

8.4.1.1　元素的放射性

稳定性核素是在没有外来因素作用时它能稳定地存在，不会或几不易自发地发生核内成分或能级的变化的核素。放射性核素是指能自发地转变为别的原子核或自发地发生核能态的变化，且伴有射线的发射的核素。

在已知的 2 000 多种核素中，稳定的核素仅有 274 种，其余均为不稳定的核素。原子核是否稳定，与核内的质子数和中子数的比例有密切的关系，核素中核子间的吸引力和质子间的库仑斥力能否处于平衡关系。核力属于强力，作用力大而作用距离短，核子数越大，核力吸引越弱；正电荷质子间的斥力属于电磁力，作用力与核子数多少关系不大，作用力程长，当 $Z>83$ 时，核力不再与库仑斥力保持平衡，于是就不存在稳定的核素，故天然存在的 $Z>83$ 的核素均为放射性核素。

核衰变是一种核素能自发地发射出一种或一种以上的射线而转变成另一种核素的现象称为衰变。不同的核衰变的速度、方式及放出射线的种类和能量各不相同，通常把衰变前的原子核称为'母核'，把衰变后的原子核称为'子核'。衰变的类型可分为 α 衰变、β 衰变和 γ 衰变。

1. α 衰变

是指放射性核素的原子核放出 α 粒子而变成另一种核素的过程。母核失去两个质子和两个中子组成一个氦原子 $_2^4He$，子核原子序数减少 2，质量数减少 4，并伴有能量 Q 产生。

$$_Z^A X \rightarrow\ _{Z-2}^{A-4} Y +\ _2^4 He + Q \tag{8-29}$$

如 α 衰变：

$$_{88}^{226} R_a \rightarrow\ _{88}^{222} R_n +\ _2^4 He + 4.937 MeV \tag{8-30}$$

α 粒子是带正电的粒子流，速度约为光速的 1/10 左右，α 粒子在空气中射程很短，穿透力弱，一张厚纸就可以将其阻挡，但它的电离能力很强。α 衰变发生在 $Z>83$，核子数>209 的天然重元素核素。

2. β⁻ 衰变

主要是发生在富中子核素，因核子不平衡，导致核内一个中子转变为质子，同时释放出一个负电子及一个反中微子的过程称为 β⁻衰变。

反应式：

$$_Z^A X \rightarrow\ _{z+1}^A Y + \beta^- + \bar{\nu} + Q \tag{8-31}$$

衰变后子核的原子序数增加 1，质量数不变，式中 $\bar{\nu}$ 代表反中微子，是比电子的质量还小的基本粒子，穿透力极强，一般探测器探测不到。常见的有：

$$_{15}^{32} P \rightarrow\ _{16}^{32} S + \beta^- + \bar{\nu} + 1.71 MeV \tag{8-32}$$

$$_{42}^{99} M_0 \rightarrow\ _{43}^{99} T_c + \beta^- + \bar{\nu} + 1.211 MeV \tag{8-33}$$

β⁻ 粒子的穿透能力较 α 粒子强，在空气中射程约为数米以内，电离能力较 α 粒子弱，比 γ 射线强。

3. β⁺ 衰变

主要是发生在贫中子核素，因核子不平衡，导致核内一个质子转变为中子，同时释放出一个正电子及一个中微子的过程称为 β⁺衰变，反应式：

$$_Z^A X \rightarrow _{z-1}^A Y + \beta^+ + \nu + Q \tag{8-34}$$

衰变后子核的原子序数减少 1，质量数不变，式中 ν 代表中微子，常见的 β⁺衰变有：

$$_9^{18}F \rightarrow _8^{18}O + \beta^+ + \nu + 0.663\text{MeV} \tag{8-35}$$

$$_7^{13}N \rightarrow _6^{13}C + \beta^+ + \nu + 1.19\text{MeV} \tag{8-36}$$

β⁺粒子衰变，只有人工富质子放射性核素衰变时才会发生。

4. γ 衰变

α、β 衰变后的子核可能仍处于激发状态，在退回到基态时，以光子的形式释放出多余的能量，此过程称为 γ 衰变或 γ 跃迁。有时原子核发生 γ 跃迁时不发射 γ 光子，而是将能量传给一个核外电子（k 层的几率最大），使之脱离轨道而发射出去，此过程称为内转换。发生内转换后该层轨道的空缺随后由外层电子填补，从而又产生标识 X 射线或俄歇电子。对大多数 γ 跃迁来说，子体处于激发态的时间都极短，约为 10^{-13} s，所以 γ 跃迁通常看作是与母体衰变同时发生的。有些核素子体处于激发态的时间较长，此时这种核素被看作一种单独核素，通过 γ 跃迁衰变成原子序数和质量数都与母核相同，只是核能级不同的子核，称为同质异能跃迁。反应式为

$$_Z^{Am} X \rightarrow _Z^A Y + \gamma \tag{8-37}$$

常见的 γ 衰变有

$$_{43}^{99m}T \rightarrow _{43}^{99}T_C + \gamma(142\text{keV}) \tag{8-38}$$

$$_{49}^{113m}I \rightarrow _{49}^{113}I + \gamma(393\text{keV}) \tag{8-39}$$

8.4.1.2　放射性核素评价指标

1. 衰变常数

放射性核素衰变时，服从指数衰减规律：

$$N = N_0 e^{-\lambda t} \tag{8-40}$$

式中，N_0 表示 $t=0$ 时原有的放射性核数，N 为经过 t 时间后所存在的放射性核数。λ 为衰变常数。它可以表示为各种放射性核数的相对衰变速度，λ 的值越大，核素衰变速度越快，所以衰变常数是放射性核数的一种重要特征参数。

2. 半衰期

放射性核素因衰变而减少到原有数目的一半时所需的时间，常用 $T_{1/2}$ 表式

$$T_{1/2}=0.693/\lambda \tag{8-41}$$

上式是指物理半衰期，在核医学实践中，由于生物代谢的作用，生物体内放射性核素数目减少到一半所需的时间称为生物半衰期 T_b，生物体内的放射性核素由于放射性衰变和生物代谢共同作用，使得放射性活度减少到一半所需的时间称为有效半衰期 T_e。

3. 放射性活度

单位时间内发生核衰变数目,又称为活度,实际含义是每秒衰减次数,可以用仪器测量衰变时放射出的射线来决定。

4. 临床上对放射性核素的要求

(1)半衰期的要求,既要在被检部位形成足够的放射性活度,又要在检查之后在体内的残存迅速减弱以至消除,常用半衰期短的核素。

(2)衰变类型及放射能量的要求,对 γ 射线的能量一般要求在 50～500 keV,能量过低,组织吸收过多,不利于探测,且对机体损伤大,能量过高则不宜防护,准直困难。

(3)化合物的核素标记能简单易行,其化合物应具有较好的生物活性,以供分子水平的医学研究,最后生物毒性小。常用的放射性药物如表 8-3 所示:

表 8-3　放射性药物及其临床应用

临床	放射性核	放射性药物	能量 keV	$T_{1/2}$/h
骨显像	T_c-99m	MDP	140	6
心肌显像	T_c-99 m	SestaMibi	140	6
	T_l-201		70	73
脑	T_c-99 m	HMPAO	140	6
甲状腺	I-131		364	8 days
肾脏	I-131	Hippuran	364	8 days
	T_c-99 m	Mag-3	140	6
肺脏	T_c-99 m	MAA	140	6
	X_e-133	Gas	81	62
肿瘤显像	G_a-67	Citrate	90	78
	F-18	FDG	511	2
肝脏	T_c-99 m	Sulfur	140	6

5. 放射性核素的来源

(1)核反应堆生产,用 ^{235}U 或 ^{234}Pu 作为核燃料,在核反应堆内进行核裂变反应过程中,产成大量的中子流,轰击靶原子,生产放射性核素。

(2)加速器生产,常用经回旋加速器加速的高能带电粒子(主要是质子)轰击靶核,引起核反应结果是元素的原子序数加 1,质量数加 1,新核中由于富质子(贫中子),造成不稳定,从而大多数发生 β$^+$ 衰变,同时放射 γ 射线。

(3)核素发生其置备,从一种长寿命放射核素(母体)中获取短寿命的放射核素(子体)的装置,其中母体可由反应堆或加速器制得。

8.4.2 核医学成像基本装置

8.4.2.1 γ 照 相 机

图 8-25 是 γ 照相机原理框图，整个系统由准直器、闪烁晶体、光电倍增管阵列、位置计算电路、脉冲高度分析器与相应的显示装置组成。

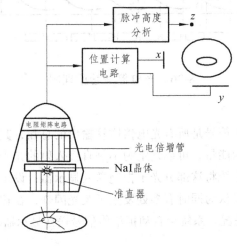

图 8-25 γ 相机原理框图

1. 准直器

准直器位于晶体之前，是探头中首先和 γ 射线相接触的部分。准直器的性能在很大程度上决定了探头的性能。准直器能够限制散射光子，允许特定方向 γ 光子和晶体发生作用。

2. 闪烁晶体

它与入射的 γ 射线光子发生相互作用时会发出短暂的荧光。要求对入射 γ 射线有较高的俘获效率。常用材料为铊激活碘化钠[NaI（TI）]，其密度为 3.67 g/cm³。且含有高原子序数的碘（Z=53），是 γ 射线良好的吸收物。NaI（TI）对 150 keV 能量的入射光子衰减系数为 2.22 cm⁻¹。如果闪烁屏厚度为 10 cm，可吸收约 90% 的入射光子。材料发光效率高，具有良好的光学性能，对荧光传播呈透明且折射小。NaI（TI）晶体，每 keV 辐射能量平均产生 40 个可见光子，而且闪烁光亮度与入射 γ 光子的能量成正比。

3. 光电倍增管

如图 8-26 所示，它的前端为一个光电阴极，当可见光照射到这个光电阴极时，它会被激发产生一些能量的光电子，这些光电子被聚焦电极 D 加速和聚焦后，达到第一个倍增极 D_1 上，由此产生比入射光子数目更多的二次电子，这些电子又被加速与聚焦，直到打到最后阳极，并形成电流，经过多级倍增，电子数目可以增加 100 万倍。

4. 位置电路与计算机

位置逻辑电路紧跟在光电倍增管阵列后面，并在求和矩阵电路（SMC）中接收来自倍增管的电流脉冲。这使得位置电路能够决定闪烁事件在探测晶体的何处发生。最后，一台数据处理计算机处理进来的投影数据，使它成为一张可读的反映病人体内三维活性分布的图像。

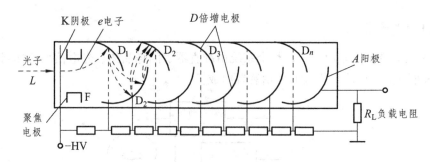

8-26　光电倍增管原理图

5. 脉冲高度分析仪

脉冲高度分析器的输入信号是所有光电倍增管输出的总和，其作用为滤出散射光子。设一个能量下限，低于该值的能量，可以判定为不是直接入射的光子，很可能在传播的过程中发生了康普顿散射，因此系统将这部分光子拒绝送入显示器；设定一个输入上限，一旦入射能量超过了该阈值，就可以认为同时有多处发生了荧光闪烁，在这种情况下无法估计出闪烁点的位置，一旦出现这种情况，系统会自动拒绝将信号送往显示器。

8.4.2.2　发射性计算机断层成像

发射性计算机断层摄影有两种：单光子发射型计算机断层成像 SPECT 和正电子发射型计算机断层成像 PET。两者的共同点都是对从病人体内发射出的 γ 射线进行成像，因此统称为发射型 CT。

1. 单光子发射型断层成像（SPECT）

单光子发射型断层摄影是用一台 γ 照相机围绕被探查者旋转运动，在不同角度上检测人体发射出的 γ 射线光子并计数，γ 照相机在各个不同的角度上获得投影数据（放射性药物沿投影线的浓度分布线的积分）后，就可以沿用 X-CT 中使用的重建方法，得到人体某一断面上放射性药物浓度分布图像。

影响 SPECT 系统性能的一个重要因素是 γ 射线在传播过程中的衰减。这使得系统很难确定体内辐射源强度的绝对值大小。实际上，核医学检测的 γ 射线能量大约在 80 ~ 500 keV 范围。人体组织对这个能量范围里的射线衰减还是很明显的，如果在重建算法中忽略人体对 γ 射线产生衰减的因素，就会使所得的图像失去定量的意义和产生伪像。对人体衰减引起的伪像进行校正同时获取"透射"和"发射"两种图像，从透射图像中得到被探测部位的三维衰减系数分布图，然后借助于衰减系数分布信息来校正发射型 CT 图像。

2. 正电子发射型断层成像（PET）

有一类放射性同位素（如 ^{11}C，^{13}N，^{15}O，^{18}F），它们通过回旋加速器产生，其质子、中子比例失调，在衰变过程中，一个质子转变成一个中子，并发射出正电子，正电子很快（10^{-12} ~ 10^{-11} s 内）就会与周围的电子相结合发生质量湮灭，并由此转化成两个能量为 511 keV 且传播

方向完全相反的 γ 射线。利用这两个 γ 射线光子向相反方向传播特性，可以在探查对象的周围安放一圈探测器。各个检测电路在一个很小的时间间隔内，同时获得两个检测信号输出，则认为在这两个检测器空间的连线上有释放正电子的核素，符合检测器的原理如图 8-27 所示。

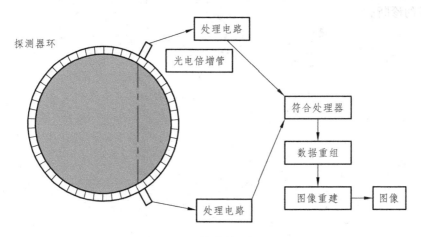

图 8-27　符合检测原理

与 SPECT 相比，由于 PET 不必使用铅准直器，因而提高了系统的灵敏度。符合检测器输出将送到计算机中做进一步处理以获得同位素在体内分布浓度的断面图像。为了准确地确定放射性核素在人体内的密度分布，PET 系统也需要进行衰减校正。PET 系统的一个主要噪声是来自"随机符合"。随机符合是指符合检测器在时间窗内检测到两个入射光子，并将其记为一次湮灭事件，但实际上这两个光子并不是发生湮灭事件产生的两个光子。

PET 系统空间分辨率受两个固有因素限制，一个是两个湮灭光子传播方向不是严格的 180°；另一个是正电子在发生湮灭时，已经传播了一定的距离。也就是湮灭事件不是发生在放射性核素衰变的位置。以上两个因素引起的误差为约为 1 mm。

PET 是目前十分先进的核医学影像设备与技术，能从分子水平反映人体组织的生理、病理、生化、代谢等功能性变化和体内受体的分布情况；CT 是临床上广泛应用且仍在迅速发展的 X 线成像设备与技术，在显示机体解剖结构形态与组织密度等方面具有独特的优势。PET-CT 是将高性能的 PET 与 CT 有机地结合在同一设备上同时提供受检者在同一条件下的解剖结构与功能代谢相融合的图像的一种先进新型的医学影像技术。PET-CT 正是实现了 PET 与 CT 两种设备的同机整合与两种图像的同机融合。

各种医学影像设备的成像原理不同，其临床适用特点也不完全相同，彼此只能互补而不能取代。

例如：超声脉冲适用于腹腔器官或心脏成像，而利用 X 线对腹部进行检查，只能显示极少的腹部器官。如果采取一些特殊措施，如用 X 线造影法，则可有选择地对特定的器官显像。对于胸腔，因肺部含有空气而不宜用超声检查，但可用 X 线获得较为满意的影像。PET 能很好地获取脑功能和代谢的诊断信息，对显示癫痫病灶、早期脑疾患较灵敏，但空间分辨率和组织对比分辨率均比 MRI 要低。X-CT 对钙化的显示很敏感，但对软组织对比分辨率较低，而 MRI 对显示钙化不敏感，对软组织对比分辨率却很高，易于发现和显示肿瘤全貌。X 线数字减影（DSA）技术较 X-CT、MRI 能更清楚显示颅内细小的血管分支，但弱化了周围结构，若将 DSA 与 MRI 或 X-CT 影像结合，则能显示出血管及周围结构。因此采用多种医学影像融合诊断技术，将有助于更全面地观察病变与周围组织结构的关系，早期发现病变并及时做出定性和定量的诊断。

参考文献

[1] ENDERLE J，BRONZINO J. 生物医学工程学概论[M]. 封洲燕，译. 北京：机械工业出版社，2014.

[2] DOMACH M M. 生物医学工程概论[M]. 西安：西安交通大学出版社，2010.

[3] 邓玉林，李勤. 生物医学工程学[M]. 北京：科学出版社，2007.

[4] 陈百万. 生物医学工程学[M]. 北京：科学出版社，1997.

[5] 冯元桢. 生物力学[M]. 北京：科学出版社，1983.

[6] 冯元桢. 生物动力学：血液循环[M]. 戴克刚，译. 长沙：湖南科学技术出版社，1987.

[7] BURSTEIN A H, WRIGHT T M. Fundamentals of ortbopaedic Biomechanics[M]. Williams & Wikins, Baltimore, 1994.

[8] 陶祖莱. 生物流体力学[M]. 北京：科学出版社，1984.

[9] 王以进，王介麟. 骨科生物力学[M]. 北京：人民军医出版社，1989.

[10] 陈槐卿. 细胞生物力学与临床应用[M]. 郑州：郑州大学出版社，2012.

[11] 李玉宝. 生物医学材料[M]. 北京：化学工业出版社，2003.

[12] 赵长生. 生物医用高分子材料[M]. 北京：化学工业出版社，2009.

[13] 赵斌. 生物医学数学简史[M]. 北京：科学出版社，2015.

[14] 樊艳平. 生物医学工程发展史与方法论研究[D]. 太原：太原理工大学，2015.

[15] LUCAS W F. 生命科学模型[M]. 翟晓燕，等译. 长沙：国防科技大学出版社，1996.

[16] 马知恩. 种群生态学的数学建模与研究[M]. 合肥：安徽教育出版社，1996.

[17] 彭承琳. 生物医学传感器原理与应用[M]. 重庆：重庆大学出版社，1992.

[18] 张先恩. 生物传感器[M]. 北京：化学工业出版社，2006.

[19] 蒋亚东，谢光忠. 敏感材料与传感器[M]. 成都：电子科技大学出版社，2008.

[20] 朱文玉. 人体解剖生理学[M]. 北京：北京大学医学出版社，2002.

[21] 永远，常向荣，韩奎. 生物医学电子学[M]. 北京：科学出版社，2014.

[22] 王保华. 生物医学测量与仪器[M]. 上海：复旦大学出版社，2003.

[23] 杨玉星. 生物医学传感器与检测技术[M]. 北京：化学工业出版社，2005.

[24] 余学飞. 医学电子仪器原理与设计[M]. 广州：华南理工大学出版社，2003.

[25] 邓玉林，李勤. 生物医学工程学[M]. 北京：科学出版社，2007.

[26] 高上凯. 医学成像系统[M]. 北京：清华大学出版社，2000.

[27] 袁易全. 近代超声原理与应用[M]. 南京：国防工业出版社，1996.

[28] 闫斌，王志惠，何喜梅. 电气设备 X 射线数字成像检测与诊断[M]. 北京：中国电力出版社，2015

[29] 王成. 医疗仪器原理[M]. 上海：上海交通大学出版社，2008.